wissen & praxis 110

Vereinigung Analytischer Kinder- und Jugendlichen-Psychotherapeuten (Hrsg.)

Therapeutischer Prozess und Behandlungstechnik bei Kindern und Jugendlichen

Die in diesem Reader versammelten Aufsätze repräsentieren schulenübergreifend herausragende Arbeiten analytischer Kinder- und Jugendlichen-Psychotherapeuten. Die Autorinnen und Autoren befassen sich darin mit schwierigen Fragen der Behandlungstechnik bei Kindern im Vor- und Grundschulalter sowie in der Pubertät und Adoleszenz. In den Beiträgen wird anhand von Fallbeispielen aus der ambulanten Praxis die Arbeitsweise in der psychoanalytischen Therapie mit Kindern und Jugendlichen dargelegt.

Der Reader vermittelt die differenzierte und auf das jeweilige Kind abgestimmte Herangehensweise im psychoanalytischen Prozess, zeigt die neurotischen Verstrickungen und Konflikte, die Lösungen und Entwicklungsschritte der Kinder und Jugendlichen auf. Die Dynamik im therapeutischen Prozess ist genauso Gegenstand der Beiträge wie der kreative Umgang mit schwerkranken Patienten.

Ein geschichtlicher Teil gibt einen Einblick in die Anfangszeit nach dem Zweiten Weltkrieg und fokussiert in einem Beitrag den Generationenkonflikt in den 1960er und 1970er Jahren in der Auseinandersetzung um die Erbschaft des Nationalsozialismus.

Vereinigung Analytischer Kinder- und Jugendlichen-Psychotherapeuten (Hrsg.)

Therapeutischer Prozess und Behandlungstechnik bei Kindern und Jugendlichen

Ausgewählte Aufsätze aus vier Jahrzehnten und Beiträge zur Geschichte

Zum 50-jährigen Bestehen der Vereinigung Analytischer Kinder- und Jugendlichen-Psychotherapeuten (VAKJP)

Vorwort von Renate Höhfeld

Beiträge von Rose Ahlheim, Klaus Aichele, Christa Behrendt-Hain, Barbara Diepold, Uta Einnolf, Rüdiger Haar, Manfred Kappeler, Irmgard Kreft, Christiane Lutz, Elisabeth Müller-Brühn, Barbara Pfleiderer, Jochen Raue, Barbara Rocholl, Gerhard Scheffler, Jörg Wiesse, Angelika Wolff

Brandes & Apsel

Auf Wunsch informieren wir regelmäßig über das Verlagsprogramm:
Brandes & Apsel Verlag, Scheidswaldstr. 33, D-60385 Frankfurt am Main
oder im Internet: www.brandes-apsel-verlag.de

wissen & praxis 110

1. Auflage 2003

Lektorat: Roland Apsel, Frankfurt am Main
DTP: Wolfgang Gröne, Groß-Zimmern
Umschlaggestaltung: Petra Sartowski, MDDigitale Produktion, Maintal, unter Verwendung von einer Kinderbilder-Geschichte
Druck: Tiskarna Ljubljana d. d., Ljubljana, Printed in Slovenia
Gedruckt auf säurefreiem, alterungsbeständigem und chlorfrei gebleichtem Papier.

Bibliografische Information *Der Deutschen Bibliothek:*
Die Deutsche Bibliothek verzeichnet diese Publikation in der Deutschen Nationalbibliografie; detaillierte bibliografische Daten sind im Internet über http://dnb.ddb.de abrufbar

ISBN 3-86099-310-0

Inhalt

Renate Höhfeld
Vorsitzende der Vereinigung der Analytischen Kinder- und Jugendlichenpsychotherapeuten

Vorwort

Sigmund Freud ist bis zum Ende seines Lebens dafür eingetreten, dass auch Nichtärzte die Psychoanalyse als Heilverfahren nach einer gründlichen Ausbildung ausüben können. In seiner Schrift *Die Frage der Laienanalyse* schreibt er:

»An die Kinderanalysen knüpfen sich mancherlei Interessen; es ist möglich, daß sie in Zukunft zu noch größerer Bedeutung kommen werden. Ihr Wert für die Theorie steht ja außer Frage. Sie geben unzweideutige Auskünfte über Fragen, die in den Analysen Erwachsener unentschieden bleiben, und schützen den Analytiker vor Irrtümern, die für ihn folgenschwer wären. Man überrascht eben die Momente, welche die Neurose gestalten, bei ihrer Arbeit und kann sie nicht verkennen. Im Interesse des Kindes muß allerdings die analytische Beeinflußung mit erzieherischen Maßnahmen verquickt werden. Diese Technik harrt noch ihrer Ausgestaltung.«

Diese fortschrittlichen Ideen Freuds wurden erst in der Nachkriegszeit wieder aufgegriffen, als erzieherische Maßnahmen die infolge des Krieges traumatisierten und verwahrlosten Kinder nicht mehr erreichten. 1948 wurde deshalb ein Ausbildungsgang von Felix Boehm für Psychagogen geschaffen, der 1950 in der Regelung der Ausbildung durch das Wissenschaftliche Landesprüfungsamt des Magistrats von Groß-Berlin festgeschrieben wurde. Die Psychagogen waren Erziehungsbetreuer, keine Kinderanalytiker, sie durften das Kind nicht behandeln. Der Wunsch, den Anschluß an die Kinderanalyse zu suchen, war jedoch von Anfang an vorhanden.

Es schien, dass durch den Beruf des Psychagogen der Zugang zur Kinderanalyse aus mehreren Gründen über lange Zeit verwehrt blieb. Dazu trugen die Ausdehnung des Berufes des Psychagogen und die Versorgung der Patienten durch diese bei. Darüber hinaus aber war der

Beschluß der Mitgliederversammlung der DGPT 1956 entscheidend, der von der Einrichtung einer »Voll-Ausbildung« zum Kindertherapeuten für Ärzte und Psychologische Psychotherapeuten in Solidarität mit den Psychagogen absah. Im Nachhinein war der Psychagoge als Beruf das Ergebnis eines Kompromisses, der bis heute nach Inkrafttreten des Psychotherapeutengesetzes 1999 nicht gänzlich ausgeräumt wurde.

Wertvoll für die Entwicklung des Berufsbildes des Psychagogen und seine Wandlung zum Analytischen Kinder- und Jugendlichenpsychotherapeuten 1975 ist die Anknüpfung an die pädagogischen Grundberufe mit ihren Kenntnissen und Erfahrungen mit Kindern und Jugendlichen, wie sie bereits bei den Begründern der Kinderanalyse bestand und wie sie folgerichtig bei der Etablierung des Kinder- und Jugendlichenpsychotherapeuten als Beruf im Psychotherapeutengesetz ihren Niederschlag gefunden hat. Bereits in den 1970er Jahren waren die Psychagogen intensiv mit der Beteiligung an der Entwicklung des Psychotherapeutengesetzes befasst und sorgten mit der Ausgestaltung des Berufsbildes des Analytischen Kinder- und Jugendlichenpsychotherapeuten und der sich anbahnenden Integration in die Kassenärztliche Bundesvereinigung für die Voraussetzungen, die sich erst 20 Jahre später mit der Aufnahme in das Psychotherapeutengesetz erfüllten.

Von Anfang an ließen sich die damaligen Psychagogen nicht von der Faszination, die die Psychoanalyse auf denjenigen ausübt, der professionell mit ihr in Verbindung tritt, abhalten. So ist die Ausübung des Berufes des Analytischen Kinder- und Jugendlichenpsychotherapeuten für die meisten KollegInnen, denen wir in der Ausbildung und danach begegnen, eine lebenslange Auseinandersetzung mit der Entwicklung des Berufsbildes und dem inneren Zugang zum Verstehen des Kindes und Jugendlichen.

Bereits 1953 schlossen sich in Stuttgart 23 KollegInnen in der »Vereinigung deutscher Psychagogen« (VDP) zusammen. Die Vereinigung der Analytischen Kinder- und Jugendlichenpsychotherapeuten (VAKJP) beruft sich auf diese Gründerzeit und feiert in diesem Jahr ihr 50-jähriges Bestehen mit ihren mindestens 1.400 Mitgliedern.

Die Weiterentwicklung der Analytischen Psychotherapie ist ohne eine institutionalisierte Zusammenarbeit in der Ständigen Konferenz der Ausbildungsstätten nicht zu denken. Die Entwicklung der Grundanforderungen war ein wichtiger Beitrag für die Verbindlichkeit der Weiterbildungsinstitute, sich den Standards einer qualitativ hochentwickelten analytischen Weiterbildung zu verpflichten, die ihre Entsprechung in den Psychotherapierichtlinien und -vereinbarungen bei der Kassenärztlichen Bundesvereinigung und den Spitzenverbänden der Krankenkassen fanden. Die Teilnahme an der Kassenärztlichen Versorgung im Delegationsverfahren war ohne Zweifel die wichtigste Voraussetzung dafür, dass die Verankerung des Berufes des Kinder- und Jugendlichenpsychotherapeuten im Psychotherapeutengesetz gelang.

Von der Entwicklung und der Technik der Kinderanalyse, die im englischen Sprachraum auf den Werken von Anna Freud und Melanie Klein aufbaute, nahm die Fachöffentlichkeit in Deutschland erst allmählich Kenntnis. Im Vordergrund der Theoriebildung stand in den 1980er Jahren die Triebtheorie. Der Zugang zum Inneren des Kindes geschah aufgrund der Kenntnisse und Erfahrungen mit den Abwehrformen in der Entwicklung des Kindes und dem Erleben von Progression und Regression als rotem Faden im psychotherapeutischen Prozess. Mit der zunehmenden Bedeutung der Objektbeziehungstheorie in den Behandlungen war die Wirksamkeit des Heilungsprozesses in der Therapie auf der Basis der Übertragungs- und Gegenübertragungsprozesse in den Mittelpunkt der Betrachtung gerückt. Der Fokus auf der Bedeutung der therapeutischen Beziehung und Entwicklung der verbalen Deutungstechnik im Hinblick auf das vom Kind in der Analyse produzierten Materials brachte in Deutschland vermittelt durch zahlreiche Fortbildungsveranstaltungen und fachlich produktive Kontakte zum *Anna Freud Centre* und zur *Tavistock Clinic* in London einen noch andauernden Prozess in Gang, der die Entwicklung der Kinderanalyse in Deutschland prägt.

Mit der Vertiefung der Ausbildung in Analytischer Kinder- und Jugendlichenpsychotherapie und der Sicherung der Prozess- und Ergebnisqualität drängt eine weitere Herausforderung an, die Wirkungsweise und die Heilfaktoren der Analytischen Kinder- und Jugendlichenpsychotherapie durch Forschung uns selbst und der Öffentlichkeit zu veranschaulichen, damit das Verfahren und der Beruf im Verhältnis zu anderen Verfahren in der Versorgung der Patienten innerhalb der Gesetzlichen Krankenversicherung seine Bedeutung behält und zukünftig ausgestaltet werden kann.

Heidemarie Eickmann/Marieanne Simon
Roland Apsel

Einführung

Aus Anlaß ihres 50-jährigen Bestehens legt die Vereinigung Analytischer Kinder- und Jugendlichenpsychotherapeuten in Deutschland (VAKJP) diesen Band vor. Er gliedert sich in zwei Teile, einen historischen und einen fachlichen.

Noch in den 1920er hat es eine rege Diskussion über die Anwendung der Psychoanalyse im Kindes- und Jugendalter, vor allem in Deutschland und Österreich, gegeben. Durch die Machtergreifung der Nationalsozialisten wurde diese Bewegung im deutschsprachigen Raum weitgehend zerstört. Ihre Protagonisten, Anna Freud und Melanie Klein, mussten emigrieren, andere wurden umgebracht, wiederum andere passten sich an oder unterstützen das Regime. Nach dem Zweiten Weltkrieg begannen die Versuche der inhaltlichen Wiederanknüpfung und die Schaffung und Entwicklung eines neuen Berufsbildes.

Wie die in diesem Band vorliegenden Aufsätze zur Geschichte im ersten Teil zeigen, war dies ein schwieriger Weg. Zwei wichtige Phasen lassen sich dabei identifizieren: die Anfänge bis weit in die 1950er Jahre und die Zeit der »Wiederentdeckung« der Psychoanalyse durch die 68er-Bewegung.

In seinem Beitrag »In den Annalen geblättert« vermittelt *Gerhard Scheffler* den Leserinnen und Lesern ein plastisches Bild von den Schwierigkeiten der Institutionalisierung des Berufes, der damals noch Psychagoge genannt wurde. So zeigen die 1950er Jahre, dass schon da ein erfolgreicher Weg beschritten wurde. Die Dokumente und Zitate des Beitrags lassen den Geist der Zeit lebendig werden.

Dass dieser Weg immer etwas mit den gesellschaftlichen Verhältnissen und Diskussionen zu tun hatte, die die alte Bundesrepublik und Westberlin bewegten, zeigt der Beitrag von *Barbara Rocholl*. Die Kinder- und Jugendlichenpsychotherapeuten waren in den sie bewegenden Themen nicht nur ein Spiegel ihrer Zeit, sondern in ihren Diskussionen zeigen sich Vorwegnahmen von Themen, die die Gesellschaft in ihrer Allgemeinheit dann auch aufgegriffen hat.

Dass aber die Kinder- und Jugendlichen-Psychotherapeuten selbst auch nicht vor Verdrängungen gefeit waren, beweist *Manfred Kappeler* in seinem fundierten Beitrag zur Verdrängung der NS-Zeit und derem unbewussten Fortwirken. Die Aufarbeitung des Nationalsozialismus mit seinem Zerstörungswerk und mit seiner Instrumentalisierung der Psychoanalyse war in den 1960er und 1970er Jahren eng mit dem Generationenkonflikt verwoben und führte zu harten Konflikten zwischen den Generationen.

Elisabeth Müller-Brühn gibt dann in ihrem Beitrag einen grundlegenden Überblick über die Entwicklungslinie zum analytischen Kinder- und Jugendlichenpsychotherapeuten fachlich-fundierter und hochqualifizierter-psychoanalytischer Prägung, der durch seine Ausbildung heutzutage wieder an nationalen und internationalen Entwicklungen der Kinder- und Jugendlichenpsychoanalyse anknüpfen kann.

So liest sich die Geschichte durchaus nicht als ein homogener, sondern als ein Reifungsprozess, der auch heute nicht als abgeschlossen verstanden werden kann. Die fachlichen Beiträge im zweiten Teil dieses Bandes sind Zeugnisse dieser Entwicklung.

Im psychoanalytischen Verständnis sind Symptome bei Erwachsenen, Jugendlichen und Kindern nicht Störungen, deren Beseitigung das alleinige Ziel der psychotherapeutischen Behandlung ist. Sie werden vielmehr als Ausdruck eines Konfliktes verstanden, der sich erst über seine Bearbeitung aufzulösen vermag. Ursache für Konflikte und deren symptomatischer Ausgestaltung können vielfältig sein. Allen gemeinsam ist, dass der »Dialog entgleist«, wie Winnicott es genannt hat. Damit ist nicht nur der Dialog mit der Außenwelt, bei Kindern und Jugendlichen mit den elterlichen Objekten und sozialen Bezugspersonen gemeint, sondern ebenso der Dialog mit der eigenen inneren Welt, den Wünschen, Ängsten, Aggressionen und unbewussten Phantasien. Die Kompromissbildung in einem Symptom erscheint als Lösungsmöglichkeit – und zugleich als Sackgasse von kreativer Gestaltung. Es kommt zu einer Art Stillstand seelischer Entwicklung und körperlicher Reifung bis hin zu somatischen Erkrankungen. Dies bildet die Ausgangssituation für Eltern, Kinder und Jugendliche, sich um psychotherapeutische

Hilfe zu bemühen, oder von sozialen Bezugspersonen, wie z. B. Kinder- und Jugendärzten, Hausärzten oder Lehrern, auf die Notwendigkeit psychotherapeutischer Hilfe aufmerksam zu machen.

Der vorliegende Band bietet Einblick in diesen Prozess der psychoanalytischen Heilung seelischer Erkrankungen im Kindes- und Jugendalter. Er zeigt darüber hinaus, wie neue theoretische Erkenntnisse der Psychoanalyse und ihrer angrenzenden Wissenschaften Eingang in die klinische Praxis fanden und umgesetzt wurden. Allen Aufsätzen gemeinsam ist die Frage nach dem unbewussten Konflikt, den es zu entschlüsseln gilt, um die Symptomatik zu überwinden und die Aufnahme des »entgleisten Dialogs« wieder zu ermöglichen.

Die Aufsätze zeigen unterschiedliche Ansätze auf dem Hintergrund psychoanalytischer Verstehenskonzepte. Die Rückschlüsse für den klinischen Alltag sind unterschiedlich und vielfältig. Die therapeutische Beziehung und deren Ausgestaltung im Behandlungszimmer bilden letztlich das Kernstück der analytischen Arbeit. Die Sammlung macht auch deutlich, warum es häufig einer langen Behandlungsdauer bedarf, um zu einem Behandlungserfolg zu kommen.

Des weiteren ist die vorliegende Sammlung auch als Reader für andere Berufsgruppen zu verstehen, die mit Kindern, Jugendlichen und deren Familien arbeiten. Sie gewinnen Einblick in den psychotherapeutischen Alltag und erhalten darüber hinaus eine Orientierungshilfe bei ihrer Suche nach psychotherapeutischer Hilfe für die ihnen anvertrauten Personen.

In dem Aufsatz von *Klaus Aichele* und *Christiane Lutz* von 1978 über die Behandlung eines 9-jährigen Jungen gilt die besondere Aufmerksamkeit der Symbolik der Spielhandlungen und der Auswahl des Spielmaterials durch den Patienten. Die Darstellung des Behandlungsverlaufs zeigt den weitreichenden Interpretationsansatz der Psychoanalyse C. G. Jungs. Die Therapeutin nimmt hier eine die Spielhandlungen des Patienten begleitende Haltung ein, die zum Spiel ermuntert und zugleich zwischen Spielhandlung und seelischem Konflikt einen Verstehenszusammenhang formuliert. Dies ermöglicht aus der Sicht der Therapeutin einen Identitätsfindungsprozess, der wieder seelische Reifung ermöglicht.

Auch *Christa Behrendt-Hain* spricht 1979 in ihrer Darstellung einer Behandlung eines 7-jährigen Jungen mit Trennungsproblematik von einem »gesunden Identitätsfindungsprozess«, der über die Therapie in

Gang gekommen ist. Ihr Augenmerk richtet sie auf die Aspekte der Triebentwicklung nach der Triebtheorie Freuds und den Subphasen des Loslösungs- und Individuationsprozesses. Die Theorien von Jacobson, Mahler und anderen dienen ihr als Verständnishintergrund für den seelischen Konflikt ihres Patienten. Zugleich zeigen ihre Ausführungen eindrucksvoll, wie sie als Therapeutin als Übertragungsobjekt in die unbewussten Phantasien des Patienten und dessen Inszenierungen verwickelt wird. Sie arbeitet die Notwendigkeit der »therapeutischen Haltung« heraus, die sich aus dem Spannungsbogen zwischen Darstellung des Konflikts, der inszenierten Verwicklung, der Reflexion der Gegenübertragungsimpulse und der Formulierung der Deutung ergibt.

Barbara Diephold und *Rüdiger Haar* wenden sich in ihrem Aufsatz von 1982 der Fragestellung zu, die sich mit der Diagnose frühgestörter Patienten im Kindesalter und die Konsequenzen für die psychoanalytische Behandlung befasst. Anhand der Falldarstellung eines 8-jährigen Mädchens zeigen sie, wie die anfängliche Diagnose der Überweisung »Hysterie« der Modifizierung bedarf. Im Verlauf der Behandlung erhärtet sich der Verdacht, dass es sich um eine früh gestörte Patientin handelt. Die Anfangsdiagnose wird durch die Diagnose »narzisstische Persönlichkeitsstörung« bzw. »Borderline-Symptomatik« differenziert. Neue Erkenntnisse Kernbergs, Kohuts und Mahlers werden hier vorgestellt und in die Überlegungen und die Betrachtung des Behandlungsverlaufs einbezogen.

Jörg Wiesse befasst sich in seinem Aufsatz von 1983 mit jugendlichen Borderline-Patienten. Verschafft er dem Leser anfangs einen Überblick über neue psychoanalytische Literatur zu dieser Problematik, um das Spezifische dieser Symptomatik und deren psychodynamischen Hintergrund darzustellen, zeigt er in seinen Kasuistiken die besonderen Probleme auf, die sich in Behandlungen früh gestörter Jugendlicher ergeben. Er arbeitet dabei sehr deutlich heraus, dass die analytische Psychotherapie »Beziehungsarbeit« ist. Er differenziert zwischen zwei Phasen des therapeutischen Prozesses, wobei er Fairbairn zitiert, der zum einen von »Dechiffrieren« statt Deuten spricht und zum anderen die Notwendigkeit der Aufmerksamkeit auf die Ich-Entwicklung betont. Zudem zeigt Wiesse anhand einer Statistik, welch gute Erfahrungen er mit seiner therapeutischen Arbeit mit früh gestörten Jugendlichen hat. Er hatte viele Jahre nach Abschluss der Behandlungen um eine Rückmeldung durch seine ehemaligen Patienten gebeten und darüber von den bleibenden Behandlungserfolgen erfahren.

Mit der Frage der Abstinenz in der Kinderbehandlung befasst sich *Uta Einnolf* in ihrem Beitrag von 1989. Sie stellt den Überlegungen zur Abstinenz die spezifischen motorischen Bedürfnisse des Kindes gegenüber und zeigt über die Darstellung der Kontroversen und theoretischen Diskussionen den Spannungsbogen auf, der über diese Frage entstand. Bei ihren Falldarstellungen arbeitet sie heraus, wie differenziert sie die Abstinenz in ihren Behandlungen handhabt: Indem sie sich am Spiel der kleinen Patienten beteiligt, sich selbst aber ebenso wie die Patienten zum Inhalt ihrer Reflexionen macht, also auch ihre eigenen Handlungsimpulse einer genauen Beobachtung unterzieht, gewinnt sie Zugang zu den unbewussten Konflikten der Patienten. Unter Berücksichtigung der spezifischen Abwehr und des Widerstandes eines jeden ihrer Patienten tastet sie sich sozusagen an die Konflikte heran. Ihre darauf folgenden Formulierungen und Deutungen öffnen einen intermediären Raum und machen die Bearbeitung der Konflikte möglich.

Das Moment der »Überraschung« in der psychoanalytischen Begegnung hat *Barbara Pfleiderer* 1990 zum Anlass genommen, sich über die »spontane Geste«, eine Formulierung Winnicotts, Gedanken zu machen. Ausgehend von der Beobachtung persönlicher Begegnungen mit einer Mutter und ihrem Säugling zitiert sie Briefe, die die Beschäftigung Winnicotts mit der spontanen Geste bezeugen. Sie greift darüber hinaus weitreichende Erkenntnisse der Säuglingsforschung auf, um dann aufzuzeigen, welchen Niederschlag diese Erkenntnisse für unsere klinische Tätigkeit haben können: Körperempfindungen als Gegenübertragung zu verstehen, die – in Phantasie umgewandelt – auf deren Ursprünge hin hinterfragt werden müssen, um auch hier einen intermediären Raum zu eröffnen und Entwicklung und Reifung zu ermöglichen.

Die Reinszenierungen vorsprachlicher Erfahrungen und Erinnerungsspuren in der psychoanalytischen Behandlung von Kindern macht *Uta Einnolf* 1991 zum Thema. Anhand einer Fallvignette zeigt sie, wie die Therapeutin sich nicht mehr fähig fühlt, Zusammenhänge zu erkennen und diese darüber hinaus in Deutungen zu formulieren. Erst die Zeit zwischen den Sitzungen ermöglicht ihr das Verstehen. Die Umklammerung der Therapeutin durch den Patienten wird so umfassend, dass ihr das Nachdenken über die Bedeutung des Geschehens erst nach den Stunden gelingt. In der darauf folgenden Stunde kann sie ihr Verstehen in deutende Formulierungen umsetzen. So sind die Reinszenierungen als Chance zu verstehen, über die mühsame Arbeit der Aufschlüsselung den Sinnzusammenhang – als Erleben der Patienten aus ihrer vorsprachlichen Vergangenheit – zu erkennen und ihnen zugänglich zu machen.

Dass bei gleicher Symptomatik das Störungsbild und dessen psychoanalytischer Hintergrund ganz verschieden sein können, zeigt *Rose Ahlheim* in ihrem Beitrag von 1993 »Salz auf der Haut und Tintenwolke«. Anhand zweier Fallbeispiele – Vorschulkinder mit Neurodermitis – wird die Wichtigkeit der Differenzierung beim Erstellen der Diagnose verdeutlicht. Ahlheim trifft auf sehr unterschiedliche Konfliktgeschichten und deren Ausgestaltung im psychoanalytischen Setting. Erlaubt ihr das symbolisierende Spiel der einen Patientin Rückschlüsse herstellen zu können auf unbewusste Phantasien der kleinen Patientin, trifft sie im zweiten Fallbeispiel auf verwirrende, vorsymbolische Kontaktgestaltung und Diffusion. Die Analyse beider Behandlungsfälle ermöglicht die Differenzierung zwischen neurotischer Störung einerseits und früh gestörter Symptomatik andererseits.

Die Behandlung eines jugendlichen Borderline-Patienten wird von *Irmgard Kreft* aus dem Jahr 1995 vorgestellt. Sie beschreibt die außerordentlich schwierige Handhabung von Gegenübertragungsimpulsen, denen sie sich in dieser Behandlung ausgesetzt sah, deren Analyse zur Auflösung der Symptomatik führte. Wir sehen hier den Behandlungsverlauf als eine Gratwanderung zwischen Aushalten der Konfusionen und der aggressiven Gegenübertragungsgefühle einerseits und dem Nachgeben des Impulses zu scheitern andererseits. Die Frage, ob ein institutioneller Rahmen, wie z.B. der einer Beratungsstelle, für diese Therapie sinnvoll gewesen wäre, bejaht Kreft aus der Erkenntnis heraus, dass auch die Therapeutin eines geschützten Rahmens bedarf, der ihr das Aushalten der Belastung, die solch eine Behandlung mit sich bringt, ermöglicht.

Den Abschluss bildet die Darstellung von *Jochen Raue* und *Angelika Wolff* des Diagnose-Profils des Frankfurter Instituts für analytische Kinder- und Jugendlichen-Psychotherapie in der überarbeiteten Fassung aus dem Jahr 2002, zuerst 1995 veröffentlicht. Die Autoren entwickeln aus psychoanalytischer Sicht ein Modell, das dem Verständnis von »szenischem Verstehen« einerseits und dem Übertragungs-Gegenübertragungsgeschehen andererseits Rechnung trägt und das gleichsam die Grundlage für die Formulierung einer Diagnose bildet. In dem Spannungsbogen vom »freien Raum ohne Vorgaben« bei den Erstgesprächen, der gleichschwebenden Aufmerksamkeit und den psychoanalytisch theoretischen Erkenntnissen gilt es, eine hypothetische Grundannahme zu formulieren, die einer eingehenden Überprüfung standhält. In diesem Verständnis bildet die Diagnose keine statische Einheit mit fertig abgeschlossenem Ergebnis, sondern eine Aussage, die im Behandlungsverlauf verifiziert, falsifiziert, erweitert oder ergänzt werden muss, um Entwicklung als prozesshaftem Geschehen Rechnung zu tragen.

Die Vereinigung der Analytischen Kinder- und Jugendlichenpsychotherapeuten Deutschlands dankt allen an diesem Werk Beteiligten. Sie ist der Überzeugung, mit diesem Buch ein die Entwicklung der analytischen Kinder- und Jugendlichenpsychotherapie repräsentierendes Werk vorzulegen, deren Beiträge[1] nicht mehr so einfach zugänglich waren, aber deren inhaltliche Bedeutung es rechtfertigt, sie wieder zu veröffentlichen.

---

[1] Diese Beiträge wurden in ihrer ursprünglichen Version der Rechtschreibung belassen.

Gerhard Scheffler

In den Annalen geblättert

Ein Blick zurück in die Gründerzeit der Berufsvereinigung

Der Psychagoge ist dazu aufgerufen,
am kostbarsten Material,
das die Menschheit besitzt,
am Kinde,
hingebend zu arbeiten
und eine gesunde Zukunft zu gestalten.
J. Krannhals-Russel

Am 20. Juni 2003 feiert unsere Vereinigung ihr 50jähriges Bestehen. Ein solches Jubiläum veranlaßt mich, einen Blick zurück in die schwierigen Gründerjahre zu werfen. Als Chronist will ich versuchen, den Blick für das Werden unserer heutigen beruflichen Identität zu schärfen. Dieser Beitrag beschäftigt sich ausschließlich mit den »Geburtswehen« unserer Vereinigung in den ersten 10 Jahren, herausgelesen aus einem regen Briefverkehr und Protokollen von Mitgliederversammlungen aus dieser Zeit. Mag ein solcher Stoff zunächst beim Lesen »trocken« erscheinen, so liegt die Spannung wohl dennoch in dem werdenden Ringen um den Berufsstand.

11. September 1952: In Stuttgart erfolgt die 1. Versammlung zur Gründung einer »Vereinigung Deutscher Psychagogen e.V.« auf Bundesebene in enger Kooperation mit der bereits bestehenden »Vereinigung Berliner Psychagogen e.V.«. Hatten in Berlin schon bald nach Beendigung des Zweiten Weltkrieges im Juni 1945 dort verbliebene Psychoanalytiker ihre poliklinische Arbeit und Ausbildungstätigkeit wieder aufgenommen, so konstituierte sich im Mai 1947 das Institut für Psychotherapie (Ausbildung) unter Leitung von Dr. Kemper. An diesem Ort arbeiteten »Freudianer«, »Jungianer« und eine Gruppe um Dr. H. Schultz-Hencke kooperativ zusammen.

Bereits vor Eröffnung dieses Instituts war in den Jahren 1946/47 ein

Entwurf für eine Psychagogenausbildung erarbeitet worden. Auf Betreiben von Erna Maraun, damalige Stadträtin in Berlin, war es mit Mitgliedern des Berliner Instituts für Psychotherapie zu eingehenden Beratungen gekommen. Seinerzeit fehlten überall Erziehungsberatungsstellen. Nun sollten Institutionen geschaffen werden, die die Aufgabenbereiche der in den USA und Großbritannien entstandenen *Child Guidance Clinics* – vergleichbar unseren Erziehungsberatungsstellen – übernehmen könnten.

1947 hielt Herr Ahlgrimm einen Vortrag mit dem trefflichen Titel »Aus Kindertagen von Psychagogen oder Erinnerungen an Geburt und Werden der Kindertherapeuten.« Vom Titel her will ich vermuten, daß er in seinem Vortrag ein Band zur kindertherapeutischen Arbeit vor 1933, bevor also durch das Naziregime die psychoanalytische Arbeit mit Kindern weitestgehend unterbrochen worden war, knüpfen wollte. Gleichzeitig mag in seinen Ausführungen eine Ermutigung für die künftige Ausbildung von Psychagogen »beabsichtigt« gewesen sein.

Es ist dann vor allem Dr. Felix Böhm zu danken, daß auf seine Initiative und seine intensive Förderung hin bereits 1948 ein erster Ausbildungsgang zum Psychagogen am Institut eingerichtet werden konnte. Gemäß seinem Konzept war die Ausbildung als Weiterbildung für Berufstätige aus sozialen und pädagogischen Berufen gedacht, die später als ausgebildete Psychagogen neurotisch erkrankte, verhaltensauffällige und verwahrloste Kinder und Jugendliche mit ihrem erworbenen tiefenpsychologischen und psychoanalytischem Wissensrepertoire »betreuen« sollten. Nur die sog. »leichteren Fälle« sollten ihnen überwiesen werden. Damit lag die berufliche Tätigkeit zunächst einmal unterhalb einer heilkundlichen Psychotherapie.

Als Berufsbezeichnung war der Name »Psychagoge« (Erziehungsbetreuer) gewählt worden, wodurch für diesen neuen Berufsstand in der Öffentlichkeit eine Verbindung von Pädagogik und Psychotherapie deutlich werden sollte. Zuvor war auch noch die Berufsbezeichnung »Psycho-Pädagoge« im Gespräch gewesen. Anfänglich mußte zur Berufsbezeichnung Psychagoge immer in Klammern auch Erziehungsbetreuer beigefügt werden.

Nach einer Ausbildung von vier Semestern und einem einjährigen Berufspraktikum erfolgte in Berlin die staatliche Anerkennung. Bis zum Jahre 1952 hatten bereits 17 Studierende ihr Psychagogenexamen abgelegt. Schon bald hatten sich die Psychagogen dann zur »Vereinigung Berliner Psychagogen e.V.« zusammengeschlossen. Als 1. Vorsitzende fungierte Ruth Bang, Psychagogin und Leiterin einer Erziehungsberatungsstelle.

Ein Zitat aus den frühen Berliner Tagen mag belegen, mit welch hohem inneren Auftrag und Anspruch die ersten Psychagogen (Erziehungsbetreuer) in ihr neues Berufsfeld gestartet sind.

> »Wir glauben, daß das Ziel der Psychagogenausbildung, Helfer für Jugendliche, Kinder und ihre Eltern in ihren seelischen Nöten und ihren Fehlhaltungen dem Leben und den Mitmenschen gegenüber heranzubilden, durch die praktischen Erfolge psychagogischer Betreuungsarbeit erreicht wird«.

War das Berliner Institut für Psychotherapie die erste Ausbildungsstätte, die nach dem Zweiten Weltkrieg außer der Heranbildung von »Volltherapeuten« – so war die damalige Sprachregelung – auch einen Ausbildungsgang zum Psychagogen installiert hatte, so folgten doch bald in der Bundesrepublik das Institut für Psychotherapie in Stuttgart und das Institut für Psychagogik in Heidelberg. Wenig später wurden die Institute in Hannover und Göttingen gegründet.

Als im Jahre 1952 eine Tagung der DGPT vom 8.-11. September in Stuttgart abgehalten wurde, trafen sich am 11. September Psychotherapeuten und Psychagogen zu einer Versammlung, die die Gründung einer »Vereinigung Deutscher Psychagogen e.V.« auf Bundesebene vorbereiten sollte.

Auf Vorschlag von Herrn Dr. Laiblin aus Stuttgart, Leiter der dortigen Erziehungsberatungsstelle, wurde die 1. Vorsitzende der »Vereinigung Berliner Psychagogen e.V.« Frau Ruth Bang mit der Leitung der Versammlung betraut. Sie führte zunächst die Anwesenden in die Satzung der Berliner Vereinigung ein. Nach ausführlicher Diskussion unter den Teilnehmern wurde festgestellt, daß es in den Ausbildungsgängen in Berlin, Stuttgart und Heidelberg eine ungefähre Übereinstimmung in den Grundanforderungen gab. Daraufhin schlug Dr. Schultz-Hencke vor, es mögen sich doch »Initiativ-Personen« aus verschiedenen deutschen Städten melden, um ein Gremium zu bilden, das sich mit der Durchführung der Gründung der Vereinigung befassen soll.

Engagiert meldeten sich: *Frau Dr. phil. Margarete Krauss-Ablas, Kiel, Psychagogin, Frau Elisabeth Gräfin Vitzthum, Heidelberg, Psychagogin, Dr. phil. Karl Tornow, Hannover, Hilfsschullehrer, Annemarie Franschütz, Kirchheim/Teck, Psychagogin, Hanna Wilkens, Bremen,*

Irma Freese, Hamburg und Ruth Bang, Berlin, Psychagogin.

Zu diesem Gremium wurden weiterhin als Berater zur Konstituierung der Vereinigung Dozenten der einzelnen Ausbildungsinstitute hinzugewählt: *Frau dipl. rer. pol. A. Sänger, Heidelberg, Herr Dr. W. Laiblin, Stuttgart und Herr Dr. H. Schultz-Hencke, Berlin,* dieser verspätet nach einer Sitzung der Berliner Psychagogen, nachdem in Stuttgart zunächst Herr Dr. F. Böhm vorgesehen war.

Auf Grundlage der Berliner Satzung sollte innerhalb der nächsten drei Monate eine Satzung ausgearbeitet werden, wobei sich Frau Sänger bereit erklärt hatte, die Berliner Satzung abzuändern und allen Mitgliedern einen Entwurf zur späteren Diskussion zuzusenden.

Zunächst wurde auch erwogen, die »Vereinigung Berliner Psychagogen e.V.« kooperativ der neu zu gründenden Bundesvereinigung beitreten zu lassen. Dieser Gedanke wurde aber bald wieder fallen gelassen.

Wesentlich war außerdem die Frage, ob Psychotherapeuten Mitglieder der künftigen Vereinigung werden könnten. Ein Beitritt wurde mit Einschränkung bejaht, sofern die Psychotherapeuten »in unmittelbarer psychagogischer Arbeit stehen«.

Anschließend erfolgte ein intensiver Briefwechsel zwischen den beteiligten Personen. Hervorzuheben sind an dieser Stelle vor allem die berufspolitischen Aktivitäten und die publizistische Tätigkeit von Frau Sänger aus Heidelberg sowie der hohe Einsatz von Frau Bang aus Berlin und Herrn Laiblin aus Stuttgart.

Beim Lesen der Korrespondenz scheint es mir im nachhinein unmöglich, all die Mißverständnisse, Animositäten und Widerstände in dem regen Briefverkehr nachzuvollziehen.

Doch bei dem guten Willen aller Beteiligten konnte in wenigen Monaten trotz immer wieder auftauchender Probleme eine konstruktive Zusammenarbeit geschaffen werden. Das war umso dringender erforderlich als gerade aus anderen Berufsgruppen immer wieder Anfeindungen gegen die Psychotherapeuten und den neuen Berufsstand der Psychagogen festgestellt werden mußten. Argwöhnisch und mißtrauisch wurde der Psychagogenberuf unter die Lupe genommen.

Im Anhang zu diesem Beitrag verweise ich auf zwei Memoranden der Deutschen Gesellschaft für Psychologie hin. Diese wurden von Herrn Prof. Kafka an verschiedene Ministerien und Gremien versandt. In ihnen wird ein Kompetenzkonflikt überdeutlich dargestellt. Hatte das Memorandum vom April 1952 insbesondere die Psychotherapeuten im Visier, so waren im 2. Memorandum vom Januar 1953 die Psychagogen das Angriffsziel, während Vorwürfe gegen die Psychotherapeuten nach Gesprächen mit Mitgliedern der DGPT relativiert worden waren.

Auch anerkannte Persönlichkeiten aus der damaligen Pädagogensszene wie Andreas Mehringer oder Hans-Heinrich Muchow drückten ihre kritische Haltung gegenüber dem neuen Berufsstand vehement aus. Das zog sich über Jahre hin.

Besonders harsche Kritik wurde im Jahre 1955 an dem neuen Berufsstand geübt. In der Zeitschrift *Unsere Jugend* vom März 1955 hatte sich Mehringer kritisch in einem Aufsatz »Der Psychagoge und der Diplompsychologe« geäußert. In Leserzuschriften von Heft 5/55 äußerte sich da z. B. Muchow, Pädagoge und Autor der Bücher *Flegeljahre* und *Jugend im Wandel*, außerdem Privatforscher in der Kinder- und Jugendlichenpsychologie, wie folgt:

> »Da lob ich mir den ›Psychagogen‹! Der steckt sein Ziel nicht niedrig und hält's mit Goethe: ›Nur Lumpen sind bescheiden!‹ ›Seelenführer‹ als Berufsbezeichnung! Man könnte bitter werden. Ein paar Jahre war ich Wandervogelführer, seit 32 Jahren versuche ich, Lehrer und Erzieher zu sein, und fünf Jahre mühe ich mich als Erziehungsberater. Viel guten Willen, noch mehr Begeisterung, ein bescheidenes Maß an Kenntnissen aus dem Studium und einem sorgsam vermehrten Schatz an Erfahrungen habe ich in die Arbeit hineingegeben: aber ich müßte schamrot werden, wollte ich behaupten, daß ich Seelenführer gewesen sei.«

Allein die Berufsbezeichnung Psychagoge erregte in den Anfangsjahren viele Gemüter, oft ohne genaue Kenntnis dessen, was das eigentliche Berufsfeld der Psychagogen war. Weitere Ausführungen zu diesen kritischen Haltungen würden den Rahmen des Beitrags sprengen.

Auch Anfeindungen von außen (wie innen) dürften dazu beigetragen haben, daß die Mitglieder des Gründungsgremiums fieberhaft an einer Strukturierung des Berufsbildes arbeiteten. Bereits am 29. September des Jahres teilte Frau Bang persönliche Überlegungen mit, ob nicht einfach die »Vereinigung Berliner Psychagogen e.V.« zu einer »Vereinigung Deutscher Psychagogen e.V.« umgewandelt werden sollte. Da seien dann nur entsprechende Satzungsänderungen und gegebenfalls eine Sitzverlegung von Berlin nach Stuttgart oder Heidelberg erforderlich. In dem dann zu wählenden Vorstand sollten Berlin, Heidelberg und Stuttgart gleichrangig mit je zwei Vorstandsmitgliedern vertreten sein.

Wie kritisch die allgemeine Lage in dieser Zeit war, mag sich durch eine Aussage von Frau Sänger in einem Brief an Herrn Tornow vom 25. 10. 1952 verdeutlichen lassen:

»Mir scheint es im Interesse der Psychagogen zu liegen, den Zusammenschluß nicht unnötig zu verzögern. Wir stehen vor allem hier (gemeint ist Baden-Württemberg) mehr als Sie in Niedersachsen in einer schweren Bedrohung durch tatkräftige Gegenmaßnahmen der Psychiater und Schulpsychologen.«

Auch Herr Laiblin äußerte sich am 29. 10. 1952 in einem Brief an Frau Bang besorgt über angebliche Aussagen auf der Braunschweiger Tagung der Psychologen:

»Gewisse Leute haben verständliches Interesse daran, unsere Arbeit schlecht zu machen, da sie unsere Konkurrenz fürchten. Immerhin muß man solche Kritik ernst nehmen, und es sind wahrscheinlich auch Dinge zur Sprache gekommen, die einen Kern Wahrheit enthielten.«

In den weiteren Ausführungen bezieht er sich auf die Stuttgarter Ausbildungsbedingungen, die verschärft wurden und nun streng in Bezug auf die Erfüllung notwendig sachlicher Vorbedingungen auch eingehalten werden. Immer wieder standen Vorwürfe im Raum, daß die Ausbildung von Psychagogen nicht ausreichend qualifizierend sei.

Dem gesamten Briefwechsel bis hin zur Gründungsversammlung der Vereinigung ist zu entnehmen, daß oft mangelnde Erfahrung in Vereinsgründungsverfahren sowie bisweilen auch persönliche Geltungsansprüche die Arbeit des Gründungsgremiums erschwerten.

Im November 1952 konnte Frau Bang erfreut mitteilen, daß sich die Stuttgarter und die Heidelberger Gruppe darauf geeinigt haben, ihren Vorschlag zu akzeptieren, zur Gründung den bestehenden Berliner Verein zu nutzen. Erfreut schreibt sie an Herrn Tornow:

»Ich könnte mir vorstellen, daß jetzt, wo die Heidelberger und die Stuttgarter sich den Vorschlägen angeschlossen haben, die Umbildung der Vereinigung schnell vor sich gehen kann.«

Im Dezember sollte dann in Berlin von einem Ausschuß der dortigen Psychagogenvereinigung unter Hinzuziehung eines Juristen die Umarbeitung der Berliner Satzung erfolgen. Dadurch wäre dann das Gründungsgremium aus Stuttgart überflüssig geworden. Außerdem sollte aus organisatorischen Gründen die Gründungssitzung in Berlin stattfinden.

Da dieses Vorhaben ohne Rücksprache mit dem in Stuttgart gewählten Gremium erfolgt war, gab es wieder einmal Anlaß zu Kränkungen. Die mangelnden demokratischen Gepflogenheiten wurden moniert. Die sich anbahnende Kontroverse konnte bald beigelegt werden.

Frau Sänger und Herr Tornow hatten am 31.3. d. J. an der Tagung der *Child Guidance Clinics* in Frankfurt teilgenommen, dabei den mangelnden Einsatz von Psychotherapeuten für die Psychagogen beklagt. Umgehend teilt Herr Tornow seine Sorgen Frau Bang mit, daß z.B. bei der Aufzählung der Mitarbeiter an Erziehungsberatungsstellen der Berufsstand der Psychagogen nicht aufgenommen wurde, wohl aber der der Therapeuten.

In einem Schreiben vom 3. 2. 1953 teilt Herr Tornow besorgt Frau Sänger noch einmal mit:

> »Bedauerlich ist nach wie vor, daß die Psychagogen keine Vertretung haben. Sie scheinen überhaupt auf der ganzen Linie verlassen zu sein und wenn man sich von psychotherapeutischer Seite nicht aufrafft, rechtzeitig etwas zu tun, so sieht es für den Berufsstand der Psychagogen und die damit zusammenhängende Ausbildung nicht gut aus.«

Als Frau Bang ihre berufliche Tätigkeit von Berlin nach Bremen verlagerte, schied sie im März 1953 als 1. Vorsitzende der »Vereinigung Berliner Psychagogen e. V.« aus und ab April wurde Frau H. Kurzbach die 1. Vorsitzende. Sie arbeitete sich schnell ein.

Am 31. Mai 1953 waren die Vorbereitungen für die Gründung der »Vereinigung Deutscher Psychagogen e.V.« erfolgreich abgeschlossen worden. Von Stuttgart aus erfolgte die Versendung der Einladung zur Gründung samt einem Satzungsentwurf an die beteiligten Personen und die Psychagogen.

DER EINLADUNGSBRIEF

Stuttgart, den 31.Mai 1953

Die Psychagogen, die ihr Examen an den Ausbildungsinstituten für Psychotherapie in Berlin und Stuttgart abgelegt haben, wollen sich zu einer »Vereinigung Deutscher Psychagogen e.V.« zusammenschließen.
Der beiliegende Satzungsentwurf wurde bereits von den Psychagogengruppen in Berlin, Heidelberg und Stuttgart diskutiert und angenommen.
Am 20. Juni 1953 findet die Gründungsversammlung der Vereinigung statt, und zwar in Stuttgart, Alexanderstr. 12A (Institut für Psychotherapie). Beginn der Versammlung 17.30 Uhr.
Tagesordnung:

1. Gründung der Vereinigung
2. Verlesung des Satzungsentwurfs
3. Wahl des Vorstandes

Wir laden Sie hiermit zu dieser Gründungsversammlung ein.

Mit freundlichen Grüßen
gez. A. Iwanschitz
F. Collmer

(Ergänzend muß an dieser Stelle erwähnt werden, daß in den Anfangsjahren die in Heidelberg ausgebildeten Psychagogen ihr Examen in Stuttgart ablegten.)

Die Gründung erfolgte dann am 20. Juni 1953. Es sei angemerkt, daß seinerzeit die Vereinigung von 23 Personen gegründet worden ist, 20 Damen und drei Herren, darunter sechs Psychotherapeuten, die sich der Sache der Psychagogen verbunden fühlten.

Im September 1953 war die Eintragung der »Vereinigung Deutscher Psychagogen e.V.« mit Sitz in Stuttgart beim Amtsgericht erfolgreich abgeschlossen.

Nun konnte eine sich ausweitende angemessene Öffentlichkeitsarbeit geleistet werden, zu deren frühen Erfolgen es z.B. zählt, daß die Berufsgruppe der Psychagogen doch in den Katalog der Mitarbeiter an Erziehungsberatungsstellen aufgenommen wurde.

Als dann im Jahre 1954 die Vereinigung in Stuttgart ihre erste Mitgliedervollversammlung abhielt, waren ihr schon mehr als 50 Mitglieder beigetreten. Dr. Zulliger aus der Schweiz hielt das wissenschaftliche Hauptreferat auf der Tagung. Sein Vortrag trug den Titel »Probleme der Erziehungsberatung«. Frau Iwanschitz, Psychagogin, sprach zu »Möglichkeiten der psychagogischen Betreuung« und Herr Tornow beschäftigte sich mit »einem Fall von Pseudoschwachsinn«.

Herr Laiblin als Organisator dieser Tagung hatte Wert darauf gelegt, daß nicht nur Psychagoginnen Beiträge liefern sollten, sondern auch das männliche Element in Erscheinung treten müsse, um in der Öffentlichkeit nicht den Eindruck zu erwecken, als ob »die Psychagogensache eine rein weibliche Angelegenheit« sei.

Ein Blick in das Programm der Mitgliedervollversammlung auf dieser 1. Tagung zeigt, daß sich die Mitglieder vor allem mit berufsständischen Fragen auseinandersetzen mußten.

Die Frage der Berufsordnung war nicht einfach, zumal erhebliche Widerstände von manchen Seiten deutlich zu spüren war.

In einem Brief vom 23. Juni 1954 schrieb z.B. Herr Tornow an den »Verein zur Förderung der Erziehungsberatung e. V.«:

> »Der aufkommende Stand der Psychagogen hat es äußerst schwer. Man versucht, ihm hier und da seine Berechtigung sowohl von seiten der Psychologen als auch der Ärzte abzusprechen. Verschiedentlich sieht es sogar so aus, als ob selbst regelrechte Psychotherapeuten, die auf die Mitarbeit der Psychagogen in ihrer Praxis angewiesen sind, den Berufsinteressen und -forderungen der Psychagogen nicht wohlwollend gegenüberstehen.«

Zur 2. Jahrestagung 1955 trafen sich die Mitglieder in Heidelberg, wo E. Gräfin Vizthum die Organisation übernommen hatte. In den Fachreferaten und Vorträgen zeigte sich eine große Spannbreite. Die Psychagogin Ch. Rauhut beschäftigte sich mit »Der Erziehung bei den Naturvölkern«, Prof. Dr. A. Rüstow sprach über »Die soziologische Bedeutung des Vaters in der Vitalsituation der Familie«, während Prof. A. Görres über »Religiöse Erziehung« referierte. Einen öffentlichen Vortrag hielt K. Seelmann über »Die Rolle des Vaters in der Erziehung des Sohnes und der Tochter«.

Die kasuistischen Beiträge wurden von Psychagoginnen gehalten.

Alle Vorträge und Referate wurden ohne Honorar bestritten.

In diesem Jahr stand die Neuwahl des Vorstandes an. Zur 1. Vorsitzenden wurde Frau Iwanschitz gewählt, als ihr Vertreter Herr Laiblin und als Geschäftsführende Vorsitzende Frau Mommer. Die Psychagogin Ursula Neumann wurde in der Versammlung zur Vertreterin der Norddeutschen Gruppe gewählt. In den Jahren von 1961 bis 1969 arbeitete sie dann erfolgreich im Vorstand mit, davon sechs Jahre als 1. Vorsitzende. In diesen 1960er Jahren setzte sie sich unermüdlich für die berufliche Identität der heutigen analytischen Kinder- und Jugendlichenpsychotherapeuten ein.

Die Öffentlichkeitsarbeit der neuen Berufsvereinigung wurde weiterhin recht offensiv betrieben. In Zeitungen und Zeitschriften erschienen regelmäßig Fachartikel. Herr Laiblin konnte seinen 1954 auf der Internen Arbeitstagung für Psychotherapie und Tiefenpsychologie in Heidelberg gehaltenen Vortrag »Zum Berufsbild des Psychagogen« in der Zeitschrift *Psyche* (Heft 2, 9. Jahrgang, 1955) veröffentlichen.

Als im Jahre 1956 die Tagung der Psychagogen in Ulm stattfand, wurde sie erstmals unter ein Leitthema gestellt. »In diesem Jahr: ›Die Bedeutung des Symbols für die Heilung seelisch gestörter Kinder.‹« Auf der Tagung referierten uns allen noch heute wohlbekannte Analytiker wie Brocher, Berna und Frau Knehr.

Ein Blick in das Protokoll der Mitgliederversammlung vom 29. 4. 1956. zeigt, daß die »Vereinigung Deutscher Psychagogen e.V.« mittlerweile bereits 87 Mitglieder zählte, darunter erfreulicherweise eine Reihe von Psychotherapeuten, die sich den Psychagogen verbunden fühlten und z. T. in der *child guidance*-Arbeit standen.

Eine erfreuliche Mitteilung kam von einem Kollegen aus Berlin. Er berichtete, daß das Arbeitsministerium Bonn in dem Buch *Was soll ich werden?* für Jugendliche, Eltern, Erziehungs- und Berufsberater auch den Psychagogenberuf vorgestellt hat. Als einzige Ausbildungsstätte wurde Berlin genannt. Der Vorstand machte es aber umgehend zur Chefsache, das Ministerium über die Ausbildungen in Heidelberg und Stuttgart zu informieren.

Im Blickpunkt der Vorstandsaktivitäten waren vor allem berufsständische Aufgaben. Neben den Instituten in Berlin, Heidelberg und Stuttgart standen drei weitere Institute in Bremen, Hannover und Kiel im Aufbau, und vorrangig mußten nun für alle Institute genaue Ausbildungsbedingungen festgeschrieben werden. Ein entsprechender Ausschuß sollte bis zur nächsten Sitzung einen Entwurf vorlegen. Besonders gewünscht wurde auch die Vermittlung von Gruppentherapie und begleitender Elternarbeit in den Instituten. Da Heidelberg diese Fächer bereits in seinem Curriculum verankert hatte, griff der Vorstand auf diese Erfahrungen zurück.

Für den aufkommenden Berufsstand der Psychagogen wurden nun auch Besoldungsfragen immer drängender, was letztlich zu einem jahrelangen Dauerbrenner wurde.

Erstmals wurde auf dieser Tagung auch vom »Spieltherapeut« gesprochen und in Aussicht gestellt, eine Neuformulierung des Berufsbildes in Angriff zu nehmen.

In diesem Jahr wurde »verschleiert« über die Schaffung eines »voll« ausgebildeten Kindertherapeuten nachgedacht. Gespräche zwischen Frau Sänger und Frau Dr. phil. Buder führten zu dem Schluß, daß von einer Vollausbildung für Kindertherapeuten abgesehen werden sollte. Dieses Ergebnis ist wahrscheinlich auf ein entsprechendes Votum der DGPT-Mitgliederversammlung zurückzuführen. Aus berufspolitischer Sicht wurde wohl mit diesem Beschluß der Weg für die weitere Entwicklung vom Psychagogen zum analytischen Kinder- und Jugendlichenpsychotherapeuten gebahnt.

Im Jahre 1957 organisierte Herr Tornow die Jahrestagung in Hannover unter dem Thema »Das Schulkind und seine Schwierigkeiten«, wozu Herr Kurt Seelmann einen Vortrag hielt. Frau Sänger sprach zu »Wesen und innere Ziele der psychagogischen Beratung« und Herr Laiblin zu »Beruf und Berufung des Psychagogen«. Dazu gab es natürlich einige kasuistische Kurzreferate.

Es läßt sich feststellen, daß das Spektrum der Themen den sich fundierenden Beruf widerspiegelt.

Als die 1. Vorsitzende der Vereinigung, Frau Iwanschitz, in Hannover die Leitung der Tagung an Herrn Dr. Brocher vom Vorstand der DGPT übergab, sprach dieser im Hinblick auf die Ausbildungsbestimmungen bei der Psychagogenausbildung in seinem Begrüßungswort, daß »die illegitimen Kinder der Psychotherapie als legitime anzuerkennen und zu adoptieren« seien.

Eine lebhafte Diskussion über den Psychagogenberuf war – wie bereits erwähnt - in der Zeitschrift *Unsere Jugend*, Schriftleiter Andreas Mehringer, geführt worden. In der Nr. 10 (Oktober 1957) gibt Dr. W. Hopmann, Referent für psychologische Angelegenheiten beim Senator für Jugend und Sport in Berlin einen sachlich fundierten Bericht über die Psychagogenausbildung. Mutig stellt er dazu fest: »Die frühere grundsätzlich ablehnende Haltung der ›Schulpsychologie‹ gegenüber der Tiefenpsychologie kann daher als überwunden betrachtet werden.« Sein Optimismus entsprang seiner Bilanz einer Konferenz des Verbindungsausschusses der DGPT, der Deutschen Gesellschaft für Psychologie und des Berufsverbandes der Deutschen Psychologen vom März 1957. Abschließend ruft er dann aber doch in seinem Beitrag zur Fortsetzung der Diskussion auf, »Es sind noch nicht alle Probleme gelöst.«

1958 wurde Frankfurt als Tagungsort der Berufsvereinigung gewählt. Das Thema war »Die Schwierigkeiten der Jugendlichen und Möglichkeiten der Hilfe«. Dr. Zulliger hielt einen öffentlichen Vortrag zum Thema »Die Problematik der Pubertätsjahre«.

In der Mitgliederversammlung berichtete die amtierende 1. Vorsitzende, Frau zur Nedden, daß die Vereinigung mittlerweile bereits 118 Mitglieder zählt. Die besonderen Aktivitäten in diesem Jahr bezogen sich auf die Einordnung des Psychagogenberufes in eine Berufsgruppe. Da aber die Neuordnung der Berufsgruppen nicht vor Jahresende begonnen werden kann, zögen sich die Verhandlungen hinaus, zumal zunächst die Verhandlungen über die Manteltarife abgeschlossen sein müßten. Als Mindestgehalt für den angestellten Psychagogen sollten aber TOA Vb und je nach Tätigkeitsmerkmal auch TOA IVb angestrebt werden.

Da in diesem Jahr besondere Anstrengungen unternommen wurden, die Erziehungsberatungsstellen auf Bundesebene zusammenzuschließen, war diese Tatsache von besonderer Bedeutung für die Fundierung der Berufsvereinigung, weshalb auch erfahrene Psychotherapeuten wie Frau dipl. rer. pol. A. Sänger, Frau Dr. med. Sulzer und Herr Dr. phil. K. Tornow vom Vorstand gebeten wurden, die Interessen der Vereinigung zu vertreten.

Das Jahr 1959 wurde ein Jahr der »kritischen Töne«. Frau Sänger bemängelte das geringe Interesse vieler Psychagogen an ihrem Berufsstand, und Dr. Tornow rief die Mitglieder auf, »einen Teil der Libido in berufspolitische Interessen und in administrative Arbeit der Vereinigung zu stecken, damit ein Beruf florieren kann«. Er wünschte sich: »Erfahrene Kämpfer an die Front!«

Herr Laiblin deutete an, daß er aus dem Vorstand ausscheiden möchte, woraufhin Frau Sänger ihm zu vermitteln suchte, »daß die Psychagogen allein noch nicht ihren Beruf in dieser schwierigen Welt durchzusetzen und zu formieren in der Lage sind«.

Von den zwischenzeitlich 134 Mitgliedern waren zu dieser Mitgliederversammlung 38 Personen angereist. Wegen der turnusgemäßen Vorstandswahl hatten 44 Mitglieder ihr Stimmrecht an Delegierte abgegeben.

Zunächst wurden jedoch ausführliche Diskussionen über die Wichtigkeit der Neufassung des Berufsbildes geführt mit dem Ergebnis, daß ein Ausschuß von vier Personen einen Entwurf für die im Mai stattfindende Verbindungskommission der DGPT und des Psychagogenverbandes vorlegen soll.

Aufgrund der Zunahme der Mitglieder und des notwendigen stärkeren Informationsflusses wurde beschlossen, eine Halbjahresinformation an die Mitglieder zu verschicken.

Die turnusgemäße Neuwahl des Vorstandes bestätigte in diesem Jahr die Wiederwahl der führenden Leitungspersönlichkeiten: Frau zur Nedden als 1. Vorsitzende, Frau Iwanschitz als 2. Vorsitzende und Frau Woigksch als Geschäftsführende Vorsitzende. Die Wahl der Beisitzer fiel auf Herrn Laiblin, Herrn Purper, Herrn Tornow und Frau Schirmer.

In der Schlußbemerkung dieses Protokolls der Mitgliederversammlung steht: »Aus dem lebhaften Interesse der Teilnehmer zu schließen, wurde der Eindruck gewonnen, daß die Besprechungen über die behandelten Berufsprobleme allen wichtig waren.«

Nach den Klagen im Vorfeld der Tagung kam es nun wohl zu einem versöhnlichen Ende.

Im Jahre 1960 wurde Göttingen als Tagungsort ausgewählt, und 35 von 152 Mitgliedern reisten an. Das vorgegebene Thema lautete »Die Bedeutung der frühen Kindheit für die Persönlichkeitsentwicklung«. Für dieses Thema hätte man kaum einen kompetenteren Redner finden können als Herrn Dr. med. Med. Rat Schwidder. In dem obligatorischen öffentlichen Vortrag sprach Dr. T. Brocher über »Prägende Kindheitserinnerungen – Tor zur Welt«.

Erstmals erschienen die Vorträge der Tagung in einem Sammelband als Beiheft zur *Praxis der Kinderpsychologie und Kinderpsychiatrie.*

Aus der Mitgliederversammlung konnte vermeldet werden, daß die im Vorjahr aufgenommenen Verhandlungen mit der Viktor-Gollantz-Stiftung zu dem Ergebnis geführt hatten, daß grundsätzlich Zuschüsse an Ausbildungsinstitute von Psychagogen abgelehnt werden, sich aber einzelne Ausbildungskandidaten um Stipendien bewerben können, wenn sie zur gründlichen Prüfung die erforderlichen Unterlagen einreichen.

Aus berufspolitischer Sicht wurde informiert, daß nun endlich nach dem neuen Manteltarif vom 15.3.d.J. die Sozialarbeiter höher eingestuft werden, weshalb eine mögliche Einstufung der Psychagogen nach TOA IV gerechtfertigt sei. Da aber der Beruf des Psychagogen staatlich nicht anerkannt ist, kann die Vereinigung nicht mit Arbeitgebern verhandeln. Infolgedessen soll unter Zuhilfenahme eines Rechtsbeistehers geklärt werden, welche Wege einzuschlagen sind, um rechtliche Ansprüche der Psychagogen zu vertreten. Somit wurden die Mitglieder gebeten, innerhalb von drei Monaten einen ausführlichen Bericht über ihre beruflichen Tätigkeitsmerkmale einzureichen als Basis für das weitere Vorgehen des Vorstandes.

Aus wichtigen Fragen hatten sich wichtige Aufgaben für den Vorstand ergeben, der sich deshalb durch zusätzliche außerplanmäßige Vorstandssitzungen engagieren mußte.

1961 tagte die Vereinigung in Königstein/Ts. unter dem Leitthema »Methoden der psychagogischen Arbeit«. Außer den zwei beachtenswerten Vorträgen von Frau Iwanschitz und Herrn Löffler wurden auch die zunehmenden kasuistischen Referate gewürdigt.

Bereits im Vorfeld zu dieser Tagung mit der turnusgemäßen Vorstandswahl hatten aktive Vorstandsmitglieder der Gründerzeit ihre Absicht erklärt, aus dem Vorstand auszuscheiden. Dazu zählten Frau zur Nedden, Herr Purper und Herr Tornow.

In einer Bilanz über die vergangenen Jahre wurde formuliert, daß der Berufsstand sich fest verankert und die Arbeit der Psychagogen sich bei Behörden und Institutionen herumgesprochen habe. In Besoldungsfragen konnte leider kein Fortschritt erzielt werden.

Die diesjährige Vorstandswahl ergab eine gute Mischung von alten und neuen Vorstandsmitgliedern. Als 1. Vorsitzender wurde Herr Dr. med. H. Bach gewählt, als 2. Vorsitzende Frau Iwanschitz bestätigt und die Geschäftsführung verblieb in Händen von Frau Woigksch. Als Kassenführerin fungierte Frau Collmer und als Schriftführerin kam Frau U. Neumann in den Vorstand, die dann in vielen weiteren Jahren ihre Arbeitskraft in den Dienst der Psychagogen gestellt hat. In den Beirat wurden Frau Schirmer, Herr Laiblin, Frau Claessens und Frau Bücking gewählt.

Durch Herrn Laiblin wurde auf dieser Tagung angeregt, daß sich Mitglieder in den einzelnen Bundesländern zu informellen Gruppen zusammenschließen sollten, aus ihrer jeweiligen Gruppe einen Bevollmächtigten ernennen mögen, der dann die einzelne Gruppe indirekt im Vorstand vertreten könne. Ein solcher Vorschlag wurde von den 41 angereisten Psychagogen einstimmig angenommen. Für die 162 Mitglieder wurde somit ein besserer Informationsfluß möglich, gleichzeitig fühlten sie sich auch aktiviert.

Über die Gründerjahre habe ich ausführlich berichtet und schließe jetzt die Akten.

Der anschließend in den 1960er Jahren eingeschlagene Weg der Professionalisierung hat sich positiv fortgesetzt bis zur heutigen Einbindung in das Psychotherapeutengesetz.

Dank sagen möchte ich allen Gründermüttern und Gründervätern. Ich erlaube mir, einige Persönlichkeiten namentlich zu nennen:

Frau dipl. rer. pol. Annemarie Sänger, Herr Dr. phil. Karl Tornow und Herr Dr. phil. W. Laiblin als Vertreter der Psychotherapeuten. Sie leisteten über viele Jahre einen unermüdlichen Einsatz.

Von den Psychagoginnen der ersten Stunde müssen genannt sein Frau Kurzbach, Frau Iwanschitz und Frau Woigksch.

Im Gründungsprotokoll steht geschrieben:

> »Der aufkommende Berufsstand der Psychagogen ist bestrebt, seine Berechtigung durch Leistungen nachzuweisen.«.

Wir schreiben das Jahr 2003 und haben nach 50jähriger beratender und therapeutischer Arbeit unsere berufliche Qualifizierung bewiesen.

So wünsche ich der »Vereinigung der analytischen Kinder- und Jugendlichen-Psychotherapeuten e.V.« weiterhin gutes Gelingen!

Dokumentenanhang

DEUTSCHE GESELLSCHAFT
FÜR PSYCHOLOGIE

- Der Vorstand - Würzburg, den 7.1.1953

An die

Herren Innen- und Sozialminister (-Senatoren) der Bundesrepublik

An die

Herren Kultusminister (Kultussenatoren) der Bundesrepublik

An den Herrn Sekretär der ständigen Kultusministerkonferenz

An den

Herrn Vorsitzenden der Rektorenkonferenz der westdeutschen Hochschulen

Dem Herrn Vorsitzenden des Hochschulverbandes (Hamburg) zur Kenntnisnahme und zu den Akten

Dem Herrn Vorsitzenden des Berufsverbandes deutscher Psychologen zur Kenntnisnahme und zu den Akten

Zweites M e m o r a n d u m
über das Verhältnis der Psychologie zur
Psychotherapie

Die Deutsche Gesellschaft für Psychologie hat am 1.4.1952 an die obengenannten Stellen ein Memorandum über das Verhältnis von Psychologie und Psychotherapie gerichtet. Dieses Memorandum hatte den Umstand zum Anlaß, daß an einzelnen Orten die Erziehungsberatung und Jugendbetreuung von den Behörden ausschließlich in die Hände von Psychotherapeuten gelegt worden war. Die Deutsche Gesellschaft für Psychologie war daher als Vertreterin der Deutschen Psychologenschaft nicht nur berechtigt, sondern sogar verpflichtet, sich bei den zuständigen Stellen gegen eine solche Verdrängung der Psychologen zu verwahren.

Nach Rücksprache mit Vertretern der Deutschen Gesellschaft für Psychotherapie und Tiefenpsychologie als der berufenen Vertretung der wissenschaftlichen Psychotherapie hat sich jedoch herausgestellt, dass von deren Seite durchaus kein Alleinanspruch auf Erziehungsberatung und Jugendbetreuung geltend gemacht wird.

Was zumal die übliche Berufsberatung angeht, erklärt die Deutsche Gesellschaft für Psychotherapie und Tiefenpsychologie ausdrücklich, daß weder sie noch die ihr nahestehenden Institute auf die Ausbildung für dieses Gebiet einen Anspruch erhoben haben und auch nicht erheben.

Damit ist der Kompetenzkonflikt zwischen beiden Wissenschaffen im wesentlichen erledigt und die Deutsche Gesellschaft für Psychologie zieht daher ihr Memorandum vom 1.4.1952 als überholt zurück.

Zur Bereinigung aufgetretener Mißverständnisse erklärt die Deutsche Gesellschaft für Psychologie darüber hinaus,

1. daß die Vorwürfe gegen die weltanschauliche Haltung der Psychotherapie und ihre Auswirkung auf die Jugend gegen unverantwortliche Elemente gerichtet waren, die sich den Titel Psychotherapeut anmaßen, und sich daher in dieser Allgemeinheit insbesondere gegenüber den Mitgliedern der Deutschen Gesellschaft für Psychotherapie und Tiefenpsychologie nicht aufrechterhalten lassen.
2. Daß mit den gegen die obligatorische Lehranalyse erhobenen Bedenken niemals eine häufige oder gar gewohnheitsmäßige Verletzung der Schweigepflicht innerhalb der psychotherapeutischen Institute unterstellt wurde.

Die Deutsche Gesellschaft für Psychologie kann jedoch ihre Bedenken dagegen nicht verschweigen, daß in Erziehungsberatung und Jugendbetreuung z.T. ausschließlich Personen als Hilfskräfte verwendet werden, die zwar eine mehrjährige Praxis als Kindergärtnerinnen, Hortner, Heimleiter, Fürsorger, Volksschullehrer u.dgl. besitzen, aber keine akademische Ausbildung in Normalpsychologie erhalten, sondern nur einen psychotherapeutischen Zweijahreskursus durchgemacht haben (die von den Psychotherapeuten so genannten "Psychagogen"). Die Deutsche Gesellschaft für Psychologie erwartet vielmehr, daß in Zukunft der Normalpsychologie in der Ausbildung zum Erziehungsberater und Jugendbetreuer der ihr gebührende Platz von den Behörden eingeräumt wird, weil sonst die gesamte psychagogische Praxis einseitig durch die Auffassung bestimmt würde, daß alle Entwicklungsschwierigkeiten und Anpassungskonflikte ausschließlich neurotisch bedingt und ausschließlich psychotherapeutisch zu behandeln wären, was keineswegs zutrifft.

Der Vorstand der Deutschen Gesellschaft für Psychologie
I.A.

gez. Unterschrift
(Prof.Dr.Gustav Kafka)

23. Juni 1953

G.Nr.:350/53 Dr.T/M.

An den
Verein zur Förderung der
Erziehungsberatung e.V.

Hannover

Betr.: Gründung einer Vereinigung Deutscher Psychagogen e.V. in Stuttgart am 20. Juni 1953.

Als Vertreter Norddeutschlands war ich im Oktober v.J. in das Gründungs-Komitee für eine zu gründende Vereinigung Deutscher Psychagogen gewählt worden.

Die Aufbauarbeit war inzwischen soweit gediehen, daß nunmehr die eigentliche Gründungsversammlung stattfand. Auf der Tagesordnung standen

1. Gründung der Vereinigung
2. Bearbeitung des Satzungsentwurfs
3. Wahl des Vorstandes.

Die Versammlung diente zunächst dazu, Aufgaben und Ziele der Vereinigung aufzuzeigen und zu erarbeiten. Dabei ist von Bedeutung, daß Mitglied nur werden kann, wer an den anerkannten Ausbildungsinstituten für Psychotherapie und Psychagogik ausgebildet worden ist und eine Prüfung mit voraufgehender Lehranalyse (neuerdings Lehrbehandlung genannt) aufweisen kann.

Während einer Übergangszeit von einem Jahr ist es auch möglich, auf besonderem Vorschlag Personen, die bereits in langjähriger psychagogischer Arbeit stehen und sozusagen den Stand der Psychagogen mit aufbauen halfen, als ordentliches Mitglied aufzunehmen, vorausgesetzt, daß auch sie sich einer Lehranalyse unterzogen haben

Die

Die gesamte Vereinigung besteht zurzeit aus etwa 40 Mitgliedern. Besondere Schwierigkeiten bereitete die Wahl des ersten Vorstandes, um allen berechtigten, sachlichen und lokalen Wünschen gerecht zu werden. Es wurden folgende 9 Mitglieder zum Vorstand gewählt:

1. Fräulein Kurzbach, Berlin,	1. Vorsitzende,
2. Fräulein Dehmel, Berlin,	
3. Fräulein Gödeke, Berlin,	
4. Gräfin Witzthum, Heidelberg,	Schriftführerin,
5. Fräulein Rauhhut, Heidelberg,	Kassenwart,
6. Dr. Tornow, Hannover,	
7. Herr Laiblin, Stuttgart,	stellvertretender Vorsitzender,
8. Frau Iwanschütz, Stuttgart,	
9. Frau Mommert, Stuttgart,	Geschäftsführerin.

Da ich selbst die Laufbahn des behandelnden Psychologen eingeschlagen habe und daher kein Psychagoge im eigentlichen Sinne bin, habe ich mich bereit erklärt, das Amt so lange zu führen, bis in Norddeutschland eine eigene Landesgruppe der Psychagogen besteht, die sich eine Vertretung aus ihren Reihen stellen kann.

Der aufkommende Stand der Psychagogen hat es äußerst schwer. Man versucht, ihm hier und da seine Berechtigung, sowohl von Seiten der Psychologen als auch der der Ärzte, abzusprechen. Verschiedentlich sieht es sogar so aus, als ob selbst regelrechte Psychotherapeuten, die auf die Mitarbeit der Psychagogen in ihrer Praxis angewiesen sind, den Berufsinteressen und -forderungen der Psychagogen nicht wohlwollend gegenüberstehen.

In Berlin ist der Berufsstand der Psychagogen bereits durch eine offizielle Berufsordnung anerkannt worden. Es besteht dort die merkwürdige Tatsache, daß die Psychagogen ein anerkannter Berufsstand sind, während das bei den eigentlichen Psychotherapeuten nicht der Fall ist.

Der erarbeitete Satzungsentwurf ist diesem Schreiben als Anlage beigefügt.

Die Versammlung nahm in reger sachlicher Arbeit sieben Stunden Zeit für sich in Anspruch.

Dr. Ho.

VEREINIGUNG DEUTSCHER PSYCHAGOGEN E.V.

DAS GESCHÄFTSFÜHRENDE VORSTANDSMITGLIED

STUTTGART-O
IM BUCHRAIN 6

Einladung!

Die im vorigen Jahr gegründete „Vereinigung Deutscher Psychagogen e. V." hält am 24. April 1954 in Stuttgart ihre erste Mitgliedervollversammlung ab.

Im Rahmen dieser Veranstaltung des neugegründeten Berufsverbandes für das Bundesgebiet und Berlin ist am 24. April 1954 vormittags 9 Uhr eine wissenschaftliche Tagung beabsichtigt, in der **Dr. Zulliger** (Schweiz) das Hauptreferat halten wird. Außerdem wird in zwei Kurzreferaten aus der psychagogischen Arbeit am entwicklungsgestörten Kind berichtet.

TAGESORDNUNG

Samstag, den 24. 4. 54	**9.15—9.45 h Eröffnung, Frau Kurzbach**, Berlin
im	**9.45—10.45 h Dr. Zulliger**, Schweiz:
Institut für Jugendkunde	Probleme der Erziehungsberatung
Kleiner Konferenzsaal	**10.45—11 h Pause**
Hegelplatz 1	**11—11.30 h Frau A. Iwanschitz,** Kirchheim u. T.:
	Möglichkeiten der psychagogischen Betreuung
	11.30—12 h Dr. Tornow, Hannover:
	Ein Fall von Pseudoschwachsinn
	12—12.30 h Aussprache

Unkostenbeitrag 2.— DM

Wir würden uns freuen, Sie als Gast bei dieser Tagung begrüßen zu dürfen und erlauben uns, Sie hiermit höflichst dazu einzuladen.

gez. Dr. S. Mommer

VEREINIGUNG DEUTSCHER PSYCHAGOGEN E.V.

Berufsbild des Psychagogen

Der Beruf des Psychagogen ist entstanden aus der Not der gefährdeten Familie, insbesondere der umwelt- und erziehungsgeschädigten Jugend. Eine große Zahl seelisch gefährdeter Kinder und Jugendlicher bedarf heute besonderer Hilfe auf Grund von Erkenntnissen und an Hand von Methoden, die in den letzten Jahrzehnten von der modernen Psychologie entwickelt worden sind.
Der Psychagoge übt seinen psychotherapeutisch-pädagogisch orientierten Beruf auf Grund einer Fachausbildung aus, die an einer dafür qualifizierten Ausbildungsstätte erworben wird.
Im Bundesgebiet (einschließlich West-Berlins) bestehen hierfür zur Zeit Ausbildungsmöglichkeiten an den Instituten für Psychotherapie und Psychagogik. Zur *Ausbildung* werden Angehörige pädagogischer Berufe (Lehrer und Lehrerinnen, Fürsorger und Fürsorgerinnen, Jugendleiter und Jugendleiterinnen) mit abgeschlossener Ausbildung und mehrjähriger Erfahrung in ihrem Grundberuf zugelassen.
Es handelt sich hierbei um einen *Aufbauberuf*. Die Fachausbildung zum Psychagogen erfolgt nach den zur Zeit gültigen Bestimmungen und Studienplänen in einem Studium, dessen Gesamtdauer einschließlich Lehrbehandlung und Praktikum an einer Erziehungsberatungsstelle mindestens 6 Semester umfaßt. Die Ausbildung findet ihren Abschluß in einer Prüfung, die vor einem aus dem Lehrkörper des Ausbildungsinstituts gebildeten Prüfungsausschuß in Anwesenheit von Behördenvertretern abgelegt wird.

Arbeitsbereich. Auf Grund der durch diese Ausbildung gewonnenen Fachkenntnisse und seiner persönlichen Reife ist der Psychagoge in der Lage,

a) bei Fehlhaltungen und Entwicklungsstörungen von Kindern und Jugendlichen rechtzeitig geeignete Schritte zu deren sachgemäßer Behebung einzuleiten und

b) mit ihm zugewiesenen erziehungsschwierigen und psychogen entwicklungsgestörten Kindern und Jugendlichen einzeln oder in Gruppen psychagogisch zu arbeiten. Er ist im Rahmen dieser Aufgaben verpflichtet, mit Ärzten bzw. Erziehungsberatungsstellen zusammenzuarbeiten.

Das der Betreuung eines Psychagogen anvertraute Kind soll unter seiner Führung und auf der Grundlage einer lebendigen menschlichen Beziehung zu ihm lernen, an der Behebung seiner Schwierigkeiten selbsttätig mitzuarbeiten, um von seinen Verkrampfungen, Ängsten, Aggressionen und Gehemmtheiten befreit zu werden. Es gewinnt dadurch eine neue Einstellung zu Spiel und Arbeit, übt seither vernachlässigte Kräfte, lernt seine Eigenart bejahen und baut seine gestörten Beziehungen zur Umwelt und sein Verhältnis zu Welt und Leben überhaupt aus positiver Grundhaltung neu auf.

c) In Ausübung dieser Tätigkeit gehört es ferner zur Aufgabe des Psychagogen, in der nächsten Umgebung des Kindes Verständnis für seine Problematik zu wecken und gegebenenfalls eine möglichst wirksame und umfassende Umorientierung der Umwelt des Kindes, insbesondere des Elternhauses, anzustreben bzw. herbeizuführen. Diese Einflußnahme muß in schwierigen Fällen zu einer periodischen oder kontinuierlichen Beratung der Eltern ausgeweitet werden. Zu dieser Aufgabe gehört je nach den Verhältnissen auch eine entsprechende Zusammenarbeit mit Kindergarten, Schule oder Lehrmeister auf dem Weg persönlicher Fühlungnahme.

Arbeitsmöglichkeiten. Bleibt der Psychagoge in seinem *Grundberuf*, so kann er dort, je nach der Art des Grundberufes, vielfältige spezifische Aufgaben pädagogischer, fürsorgender oder beratender Art übernehmen. Psychagogen finden ferner als *Mitarbeiter* in den Teams von Erziehungsberatungsstellen, in heilpädagogischen Heimen, klinischen Kinderstationen, Elternschulen, in der Erwachsenenbildung und ähnlichen Einrichtungen ihrer speziellen Ausbildung entsprechende Einsatzmöglichkeiten.
Arbeitet der Psychagoge *freiberuflich*, so untersteht er den in Absatz b) genannten Bestimmungen über die Zusammenarbeit mit Ärzten bzw. Erziehungsberatungsstellen.

Berufsverband. Die an den obengenannten Instituten ausgebildeten Psychagogen sind in der „Vereinigung Deutscher Psychagogen E.V." zusammengeschlossen.

Nähere Auskünfte durch:

Vereinigung Deutscher Psychagogen E.V.

Geschäftsführendes Vorstandsmitglied

Frau Ellen Woigksch, Heidelberg, Humboldtstr. 26c

Barbara Rocholl

Die analytische Kinder- und Jugendlichen-Psychotherapie im Spiegel der Geschichte

Am Beispiel der Aus- und Weiterbildung am Institut für Psychotherapie Berlin

Die analytisch-psychotherapeutische Behandlung von Kindern und Jugendlichen ist, sowohl was die Praxis wie auch die Theorie angeht, ein Teil der Psychoanalyse fast von Anbeginn.

Von der Kinderanalyse über die Psychagogik zur Analytischen Kinder- und Jugendlichenpsychotherapie entwickelten und veränderten sich sowohl die theoretischen Konzepte als auch die daraus resultierenden Behandlungstechniken. Diese Entwicklungen und Veränderungen sind auch geprägt vom gesellschaftlichen Wandel und den jeweiligen Vorstellungen von der Rolle des Kindes und den Zielen der Erziehung.

Rückblick

Nach ersten theoretischen Überlegungen und praktischen Versuchen, die Erkenntnisse der Psychoanalyse der kindlichen Erlebniswelt anzupassen, waren die 1920er Jahre geprägt von intensiver Erprobung kinder-psychotherapeutischer Methoden. Dies ist hinreichend beschrieben.

Erst in jüngster Zeit hat die Aufarbeitung der »Grauzone« der Jahre von 1933 bis 1945 eingesetzt, und wir wissen nun genauer, welche Ziele das Dritte Reich in der Erziehung verfolgte und welche Konsequenzen das für die Kinderpsychotherapie und die therapeutische Ausbildung nach sich ziehen musste. Während die erzwungene Emigration bedeutender Psychoanalytiker nach England und in die Vereinigten Staaten dort eine enorme Entwicklung kinderpsychotherapeutischer Arbeit in Gang setzte, musste im deutschsprachigen Raum um den Fortbestand psychoanalytischen Gedankengutes gerungen werden. Dabei konnten Anpassungen und weitgehende Zugeständnisse an die herrschende nationalsozialistische Ideologie nicht ausbleiben.

Aber auch die Entwicklung der Kinderanalyse/Kindertherapie in der Bundesrepublik Deutschland nach dem Zweiten Weltkrieg kann nicht losgelöst von den Anfängen und ihrer Weiterführung zwischen den Jahren 1933 bis 1945 betrachtet werden. Psychoanalytiker, die vor oder während des Zweiten Weltkrieges ihre Ausbildung erhalten hatten und im Deutschen Institut für psychologische Forschung und Psychotherapie tätig gewesen waren, setzten sich auch nach dem Krieg für die Fortführung bzw. den Wiederaufbau der Psychoanalyse/Psychotherapie in Deutschland ein.

Anfänge der Psychagogik in Berlin

Das Institut für Psychotherapie richtete 1948 einen Lehrgang »Kinderpsychotherapie« ein, der großen Zulauf hatte. Dieser Lehrgang wurde bald umbenannt in »Kinderpsychagogik« und dann »Psychagogik«, um die Abgrenzung zur Kinderpsychotherapie deutlich zu machen.

Die besondere Notlage der Nachkriegszeit erforderte, sich auf das Gegenwärtige zu konzentrieren und ermöglichte auszublenden, dass es sich bei vielen Aktivitäten um eine Fortführung der kinderpsychotherapeutischen Arbeit des Dritten Reiches handelte.

Das Konzept der Psychagogenausbildung ähnelt sehr dem Konzept aus dem Jahr 1935 und hatte auch die gleiche Zielgruppe vor Augen. Die Bewerber mussten nicht akademisch vorgebildet sein, sie sollten aber über reichhaltiges Wissen und größere Erfahrung in praktisch-pädagogischer Tätigkeit verfügen. Eine reguläre Psychagogenausbildung kam 1935 zwar nicht zustande, wohl aber gab es ab dem Jahr 1939 am Reichsinstitut eine Abteilung Erziehungshilfe mit Ausbildung und Therapieangebot.

Diese Vorläufer wurden 1945 und auch in den Folgejahren nicht mehr erwähnt, wie so manches aus der Zeit der nationalsozialistischen Herrschaft von 1933 bis 1945 verschwiegen wurde.

Es wurde der Eindruck vermittelt, als sei mit der Ausbildung zum Psychagogen 1948 ein völlig neuer Beruf mit der Zielsetzung entstanden, der Not der Nachkriegszeit begegnen zu können. Hinsichtlich der Aufgabenstellung traf dies auch zu, doch darf dabei nicht übersehen werden, dass sich Kinderpsychotherapie und Psychagogik aus den gleichen Wurzeln entwickelten.

Die Psychagogenausbildung am Institut für Psychotherapie Berlin war anfangs auf vier Semester konzipiert mit einem zusätzlichen praktischen Jahr. Inhaltlich orientierte sich diese Ausbildung an dem jeweiligen tiefenpsychologischen und psychoanalytischen Wissensstand. Für die Lehranalyse galten »sinngemäß die gleichen Bestimmungen« wie für die »Voll«-Psychotherapeuten, wie man sie damals noch nannte (vgl. Merkblatt zu Ausbildungsmöglichkeiten in Psychotherapie, März 1948). Allerdings wurden 1948 drei Psychoanalytikerinnen zu Lehranalytikerinnen nur für Psychagogen ernannt. Diese Regelung wurde sehr lange beibehalten und von den Psychagogen ironisch mit »auf Lehranalytiker üben dürfen« kommentiert.

Die Ausbildung zum Vollpsychotherapeuten, zu der nur Akademiker zugelassen wurden, war auf sechs Semester angelegt. Die kürzere Ausbildungszeit für Psychagogen wurde mit der Spezialisierung auf Kinder begründet, zwei praktische Semester wurden für ausreichend gehalten. In der Praxis erwies sich das jedoch bald als unzureichend. Der umfangreiche Lehrstoff war in der vorgegebenen Zeit nicht zu bewältigen, so dass sich die Ausbildung folgerichtig bald auch auf sechs Semester verlängerte.

Die beiden ersten Semester liefen einige Zeit für Vollpsychotherapeuten und Psychagogen gemeinsam, ebenso die Krankenvorstellungen. Ab dem dritten Semester wurden bald eigene Vorlesungen für Psychagogen angeboten.

Verhandlungen mit dem damaligen Magistrat von Berlin führten dazu, dass der Beruf des Psychagogen staatlich anerkannt und die Ausbildung zum Psychagogen finanziell vom Staat gefördert wurde. Der Vorteil, sich diese Ausbildung auch bei niedrigem Gehalt leisten zu können, führte aber auch zu Abhängigkeit von staatlicher Einflussnahme, das heißt: Psychagogen mussten sich zu Anfang noch verpflichten, nach dem Abschlussexamen einige Jahre im öffentlichen Dienst zu arbeiten.

Unter psychagogischem Handeln wurde ein »tiefenpsychologisches Verfahren« verstanden, das jedoch »keinen eigentlichen therapeutischen Charakter« (Präambel, 1950) habe. Folgerichtig führten Psychagogen

»Betreuungen« durch und keine Therapien. Ab dem Wintersemester 1951/52 heißt es im Vorlesungsverzeichnis »Psychagoge (Erziehungsbetreuer)«. Und weiter heißt es in der Präambel: Der Psychagoge soll dazu »in der Lage sein, die schwierigen Fälle, welche einer Psychotherapie bedürfen, rechtzeitig auszusondern und an Kinderpsychotherapeuten zu überweisen«. Allerdings wurde nirgends genau definiert, was unter einem »schwierigen« bzw. »leichten« Fall zu verstehen war. Die Fallberichte von Psychagogen der damaligen Zeit weisen denn auch die ganze Vielfalt von Symptomatiken auf. Die »Aussonderung« scheiterte schon daran, dass gar nicht genügend Kinderpsychotherapeuten zur Verfügung standen. Die Unterteilung in schwierige und leichte Fälle wurde in der neuen Ordnung von 1965 denn auch aufgegeben und gleichzeitig das Alter der zu betreuenden Kinder von 14 auf 20 Jahre heraufgesetzt.

Die Tätigkeit der Psychagogen sollte nun »Minderjährigen mit Erziehungsschwierigkeiten« gelten. Das klang zwar harmloser, änderte aber nichts an der Unklarheit und Widersprüchlichkeit, wie Psychagogen ausgebildet wurden und was und wieviel davon sie in der täglichen Praxis anwenden sollten bzw. durften.

Kinderpsychotherapie in der Nachkriegszeit

Im Jahr 1945 war Berlin ein Trümmerhaufen, eine Million waren obdachlos, die Ruinen waren der Spielplatz der Kinder. Es wurde gehungert, gefroren, getrauert, gehamstert und organisiert, von den Erwachsenen genauso wie von den Kindern und Jugendlichen. Ein jeder musste ums Überleben kämpfen. Viele Väter waren gefallen, in Gefangenschaft geraten oder auf das Schwerste innerlich und äußerlich geschädigt durch den Krieg. Die Mütter mussten häufig die Väter ersetzen. Ein besonderes Problem stellten die Jugendlichen dar, die ohne weitere familiäre Bindung und ohne jegliche Ausbildung versuchten, ihren Lebensunterhalt durch Schwarzmarktgeschäfte u.a. zu sichern. Diese verstörten und entwurzelten Kinder und Jugendlichen drängten in die sozialen Einrichtungen und überforderten das Personal. Es galt, die Not dieser jungen Menschen zu lindern und ihren Eltern Unterstützung anzubieten. Bereits im Jahr 1945 begannen Ärzte im späteren Zentralinstitut für psychogene Erkrankungen der AOK mit Behandlungen dieser psychisch gestörten Kinder. 1945/46 wurden offiziell Erziehungsberatungsstellen aufgebaut, deren Schwerpunkt in der Elternberatung lag.

Die Einrichtung von sozialpädagogischen Lehrgängen am Institut für Psychotherapie e.V. war einer der ersten Schritte, um denen, die mit Kindern und Jugendlichen zu tun hatten, Hilfestellung zu geben.

Die Kinderpsychotherapeuten der Nachkriegszeit standen vor nahezu unlösbaren Aufgaben. 80 Prozent der auffälligen Kinder und Jugendlichen wurden als milieugeschädigt eingeschätzt. Damit meinte man wohl, dass diese Kinder und Jugendlichen infolge mangelnder Verwahrung in die Verwahrlosung geraten oder neurotisch erkrankt waren. Sie sollten also wieder im positiven Sinne verwahrt werden. So waren auch Hausbesuche und Kontakte zu Lehrern durchaus üblich und notwendig sowie insistierende Beratung der Eltern.

In der Vor- wie auch Nachkriegszeit wurden die Eltern zwar beraten, aber kaum therapeutisch mit einbezogen. In der Vorkriegszeit geschah dies aus der Überzeugung heraus, die psychische Erkrankung beruhe vorrangig auf einem intrapsychischen Konflikt – in der Nachkriegszeit sah man in der Milieuschädigung die Hauptursache vieler Erlebens- und Verhaltensstörungen von Kindern und Jugendlichen, Defizitstörungen standen im Vordergrund. Der Psychagoge war angewiesen, »in der nächsten Umgebung des Kindes Verständnis für seine Problematik zu wecken und gegebenenfalls eine möglichst wirksame und umfassende Umorientierung der Umwelt des Kindes, insbesondere des Elternhauses anzustreben bzw. herbeizuführen« (Berufsbild, 1958). So waren die Eltern wichtig, um Informationen zu erhalten, was zu Hause geschah, und sie wurden beraten, um die Lebenssituation des Kindes positiv zu verändern.

Eine vorwurfsvoll, zumindest aber eine wenig verständnisvolle Sicht in bezug auf die Eltern durchzieht fast alle Fallberichte der damaligen Zeit. So ist die Rede von »unbeeinflussbar«, von den »Grenzen der Einflussmöglichkeit« oder auch, es sei »leicht zu sehen, was diese Mutter aus ihrem Kinde machte«.

Diesem Verständnis von Elternarbeit entsprach auch die geringe Bedeutung, die dieser Bereich in der Weiterbildung zum Psychagogen einnahm. Anfangs gab es nur ein Kolloquium von sechs Doppelstunden über »schwierige Mütter und Väter aus der Praxis der Kursteilnehmer«, später folgte Kasuistik unter »besonderer Berücksichtigung der Mütterbetreuung«. Den Eltern wurde durch Mütter- und Vätergruppen Hilfe angeboten. In diesen Gruppen sollten nach Schwidder die »Auswirkungen der Elternprobleme auf das sich abartig entwickelnde Kind diskutiert werden«.

Das Konzept der Neopsychoanalyse erwies sich für diese Problemstellungen besonders geeignet und praktikabel. Psychotherapie tat Not und wurde geleistet. Dem trug auch die Weiterbildung bis weit in die 1960er Jahre hinein Rechnung.

Die Therapien und Betreuungen umfassten noch relativ wenig Stunden, was dem Mangel an notwendigen Therapieplätzen entsprach.

Es ist beeindruckend zu lesen, in welcher Weise die psychotherapeutischen, pädagogischen und psychologischen Fachkräfte zusammenarbeiteten. Die Erziehungsberatungsstellen waren mit Ärzten, Psychologen, Psychotherapeuten und zunehmend auch Psychagogen besetzt. Solidarität und gegenseitige Akzeptanz von Psychotherapeuten und Psychagogen nahmen fast proportional zur allgemeinen Stabilisierung der äußeren Lebensumstände ab.

Streiflichter

Besonders die 1950er Jahre waren fast durchweg vom materiellen Wiederaufbau geprägt. Ein wichtiges Symbol für den Wohlstand wurde der Fernseher – heiß begehrt und bald verteufelt bis in die heutige Zeit. So zog das Medium Fernsehen mit all seinen Facetten in die Familien ein (1957 waren es über eine Million Zuschauer, zwei Jahre später hatte sich die Anzahl verdreifacht).

Die enormen und schnellen Entwicklungen in den wirtschaftlichen, technischen, sozialen und wissenschaftlichen Bereichen führten auch zu grundlegenden Veränderungen in den Familienstrukturen und im Rollenverständnis von Mann und Frau. Für die Entwicklung der Kinder ist besonders die Veränderung der Mutterrolle von Bedeutung. Die Möglichkeit, berufstätig zu sein, wie sie sich für die Frau der Mittelschicht erst in diesem Jahrhundert entwickelt hatte, war in und nach dem Krieg zur Notwendigkeit geworden. Zur Zeit des sogenannten Wirtschaftswunders mussten und wollten viele Frauen arbeiten und eigenes Geld verdienen. Sie mussten sich mit den veränderten Möglichkeiten auseinandersetzen, und entsprechend ihrer individuellen Psychodynamik und den äußeren Bedingungen suchten und fanden sie Lösungen.

Durch den sich vollziehenden Wandel der Großfamilie in die Kleinfamilie verloren zunehmend traditionelle Erziehungs- und Wertvorstellungen an Bedeutung. Immer mehr Kinder hatten eine berufstätige Mutter. Eine Situation, auf die die Gesellschaft sehr widersprüchlich reagierte. Kinder und Jugendliche hatten besonders unter der »Trabantenstadt«, d.h. unter den in den neuen Vororten entstandenen Hochhaussiedlungen, der »autogerechten Stadt« und einer zunehmend kinderfeindlichen Stadt- und Wohnraumplanung zu leiden.

Der technische und wirtschaftliche Fortschritt dieser Jahre kam mehr der Bequemlichkeit und den Konsumwünschen der Erwachsenen entgegen als den Bedürfnissen der Kinder und Jugendlichen. Leistung und Disziplin sicherten ein Bestehen in dieser Gesellschaftsordnung auf Kosten von Emotionalität und Geborgenheit.

Jetzt waren es weniger die »Milieuschäden«, mit denen sich die Therapeuten konfrontiert sahen. Vielmehr wurden die Auswirkungen der veränderten Familienstrukturen und -beziehungen auf die kindliche Entwicklung diskutiert und verstärkt Kasuistik zur »Elternbetreuung« in die Lehrpläne zur Weiterbildung zum Psychagogen aufgenommen.

Die geringe Bedeutung, die die Elternarbeit über lange Zeit in der Psychagogenweiterbildung einnahm, weist auch auf die zunehmenden Differenzen zwischen Akademikern (Psychoanalytiker) und Nichtakademiker (Psychagogen) hin. Das berufliche Selbstverständnis der Psychagogen und deren Einschätzung durch die Psychoanalytiker entsprachen lange Zeit in etwa dem Bild, das die Gesellschaft vom Kind selbst hat – man nahm sie weniger ernst.

Das Konzept der Neopsychoanalyse blieb in der Weiterbildung deutlich im Vordergrund. Seine Stärke lag (und liegt) in der präzisen Anamneseerhebung und der Diagnostik sowie einer genauen Erfassung aller relevanten Details. Als Therapieziel galt die Wiederherstellung der vollen Erlebnisfähigkeit und die soziale Anpassung; dies als Wandel gesehen gegenüber der Einpassung, dem Erziehungsziel zu Beginn des 20. Jahrhunderts.

Aber Einpassung entsprach durchaus noch den Ansprüchen der Schule an die Kinder und Jugendlichen. Es herrschte ein noch weitgehend autoritärer, aber bisweilen auch verwirrend widersprüchlicher Stil an den Schulen. Angehörige der »alten« Lehrergeneration forderten bedingungslosen Respekt und Unterordnung, während die »junge« Generation dazu neigte, auf Autorität möglichst zu verzichten und sich mit den Jugendlichen zu solidarisieren; da aber diese Umgangsform noch ohne pädagogische Erfahrungswerte war und auch nicht gelehrt wurde, fielen die »jungen« Lehrer im Konfliktfall leicht wieder in die altbekannte Härte zurück. Versuche einer laissez-faire-Haltung brachten auch Orientierungslosigkeit mit sich, *Wohlbefinden und Selbstverwirklichung sollten möglichst durch Leistung und Anpassung erreicht werden.*

Einigkeit bestand unter den Therapeuten Mitte der 1960er Jahre, dass 40 bis 50 Therapiestunden ausreichend seien. Im Einzelfall wurde entschieden, ob der Schwerpunkt auf der Betreuung des Kindes/Jugendlichen oder der Beratung der Eltern zu liegen hatte. Eine parallele Behandlung von Eltern und Kind war zu dieser Zeit noch äußerst selten.

Auf die vielfältigen Widersprüchlichkeiten und die Umbrüche der Gesellschaft, auf das Festhalten an alten autoritären Strukturen, die aber aufgrund der neuen gesellschaftlichen Entwicklungen so nicht mehr gelebt werden konnten, auf die Verunsicherung und die Überbelastung der Eltern, auf eine restriktive Tabuisierung des Körpers und der Sexualität, auf die Verstädterung des ländlichen Lebens und die Landflucht; auf die Beeinflussung durch Fernsehen, Werbung und Comics, die Bedürfnisse entstehen ließen, die aber nicht von jedem befriedigt werden konnten; auf das Verschweigen der nationalsozialistischen Vergangenheit und die Beteiligung der eigenen Eltern daran, auf all dies reagierte die Jugend mit dem ihr eigenen Protest.

Waren es Mitte der 1950er Jahre noch die sogenannten »Halbstarken«, die mit ihren Motorrädern, ihrem Lederoutfit und dem Rock 'n' Roll die Etablierten schockierten, so wurde es in den 1960er Jahren nun richtig unruhig.

Fortschritte mit vielen materiellen Versuchungen, die nur bedingt befriedigt werden konnten, auf der einen Seite, Repressalien und Prüderie auf der anderen, bestimmten das Lebensgefühl. Aber auch das Entsetzen über den Vietnamkrieg, die Verabschiedung der Notstandsgesetze und das Bagatellisieren der Ängste vor den Gefahren der Kernspaltung führten zu einem Prozess, der sich gegen die bestehende herrschende Gesellschaft richtete. Aus diesem gesellschaftspolitischen Ansatz erwuchs auch eine neue Vorstellung von Erziehung. Exemplarisch dafür waren die Kinderläden, die mit ihrem Konzept der antiautoritären Erziehung an die reformpädagogischen und psychoanalytischen Konzepte der 1920er und 1930er Jahre anknüpften. Die Idee, Kinderläden einzurichten, entstand Anfang 1968 in West-Berlin aus dem »Aktionsrat zur Befreiung der Frauen«. Kennzeichnend für diese Gruppen war, dass die Eltern Erziehungsvorstellungen entwickelten und umsetzten, die krass alles Hergebrachte umkrempeln sollten. Es galt u.a. für die Eltern, besonders die Mütter, Freiraum für gesellschaftliche und politische Arbeit zu schaffen und die Väter gleichberechtigt an der Erziehung zu beteiligen sowie sich selbst von den Zwängen der eigenen triebfeindlichen Erziehung zu befreien.

So konnte es nicht ausbleiben, dass Kinder instrumentalisiert wurden. Das war an sich nichts Neues, Kinder wurden seit eh und je und werden immer noch instrumentalisiert. Neu war allerdings in der 68er-Bewegung, wie dies geschah. Erziehungs- und Lebensvorstellungen wurden nicht nur in Frage gestellt und radikal formuliert, sondern auch umgesetzt, wenn auch nicht immer verwirklicht. Es gab keine Werte und Traditionen mehr, auf die man glaubte, sich verlassen zu können. Das Kind sollte, überspitzt ausgedrückt, absolut frei sein. *Es wurde Wohlbefinden und Selbstverwirklichung ohne jegliche Leistung propagiert.*

Dass in diesen Vorstellungen und Praktiken eigene Kindheitserfahrungen, Verletzungen und Sehnsüchte der Eltern agiert wurden, war vielen nicht bewusst.

Insgesamt hat die Bewegung viel bewirkt und im weiteren Verlauf ein neues Verständnis von Kindheit ermöglicht. Das Verständnis stimmte aber weiterhin nicht immer mit den Bedürfnissen des Kindes überein. Das Kind sollte nun alles haben, alles sein, alles werden. *So wurde Wohlbefinden und Selbstverwirklichung bald wieder zur Leistung.*

Das galt gleichermaßen für Kinder und Eltern. Der Anspruch der 68er-Eltern, ihren Kindern alle Freiheiten und Entfaltungsmöglichkeiten zu bieten, setzte sie selber zunehmend unter Druck. Aber auch Entwicklungen zu einer kindorientierten Pädagogik stellten neue Anforderungen an Eltern und Erzieher. Eine Fülle von Veröffentlichungen zu Fragen der Erziehung und neueren Theorien der Tiefenpsychologie wurden jedermann zugänglich, faszinierten und verunsicherten gleichermaßen. (Jeder Therapeut kennt aus seiner Praxis Eltern, die zu Themen ihrer Konflikte und den Problemen des Kindes viel gelesen haben und enttäuscht und verunsichert sind, dass sich diese neugewonnenen Erkenntnisse nicht sofort wirksam umsetzen lassen.)

Kinder und Jugendliche gewannen in vieler Hinsicht an Bedeutung. Der problematischste Bereich ist sicher ihre Entdeckung als Konsumenten und der massive Einfluss der Werbung und der Medien.

Elternarbeit und Kinderbehandlung ließen sich immer weniger voneinander trennen, je mehr die Familiendynamik erforscht und beachtet wurde.

Vom Psychagogen zum analytischen Kinder- und Jugendlichen-Psychotherapeuten – aus Abhängigen werden Kollegen

Das Institut für Psychotherapie in Berlin repräsentiert in seiner 50-jährigen Geschichte auch die Geschichte der analytischen Kinder- und Jugendlichen-Psychotherapie und blieb von dem gesellschaftlichen Wandel nicht unbeeinflusst.

Die Aufbauarbeit der Nachkriegszeit wurde in enger Zusammenarbeit von Psychoanalytikern, Psychotherapeuten und Psychagogen geleistet. Sie waren aufeinander angewiesen und profitierten voneinander. Mit den Annehmlichkeiten des Wirtschaftswunders gewannen hingegen handfeste standespolitische und finanzielle Interessen die Oberhand und vereitelten so manches kollegiale Engagement. Im Juli 1951 gründeten elf Psychagoginnen die »Vereinigung Berliner Psychagogen«. Aus dieser Vereinigung bildete sich zwei Jahre später auf Initiative von Berliner und Stuttgarter Psychagogen die »Vereinigung Deutscher Psychagogen« (Vorläufer der heutigen VAKJP). In diesem Zusammenhang wurde 1952 noch diskutiert, ob der Psychagogenverband die Mitgliedschaft in der DGPT erwerben solle. Doch bereits zwei Jahre später wurde den Psychagogen die Teilnahme an einer Arbeitstagung mit der Begründung untersagt, man bezweifele, »dass die Psychagogenausbildung als solche die Wissensvoraussetzung für eine Diskussion in unserem Kreise bereits automatisch in sich schließt« (Alexander Mitscherlich, in: Molitor, 1991).

Die gesellschaftliche Bewertung einer akademischen Ausbildung mag diese Haltung begünstigt haben. Inhaltlich war es aber weiterhin eine psychoanalytische Weiterbildung. Die Unterstützung für eine qualifizierte Weiterbildung war immer vorhanden, die kollegiale Ausgrenzung wurde darum besonders kränkend empfunden.

Auf einen eigenständigen Weiterbildungsgang zum Kinderpsychotherapeuten wurde von Seiten der DGPT 1956 zugunsten der Psychagogenweiterbildung verzichtet. So war der Weg frei für eine eigenständige Weiterbildung in Kinderpsychotherapie für Angehörige pädagogischer Berufe, die von Psychoanalytikern qualifiziert ausgebildet wurden, aber nicht »Voll«-Psychotherapeuten werden sollten.

Die kontroversen Diskussionen, was Psychagogen leisten können, sollen oder dürfen, wurden solange geführt, wie es die Berufsbezeichnung gab bzw. bis sich die Eingangvoraussetzungen änderten.

Die Konflikte werfen aber auch ein Bild auf die Rolle des Kindes in unserer Gesellschaft. So wenig wie das Kind akzeptiert wird, wird auch die Spezialisierung auf die Arbeit mit Kindern anerkannt. Das bekamen auch die an Kinderpsychotherapie interessierten Psychoanalytiker zu spüren. Sie hatten mit ihrem Interesse an Kinderpsychotherapie und Fragen der Psychagogen keinen leichten Stand am Berliner Institut.

Auch beeinflusst durch die 68er-Bewegung entwickelten die Psychagogen ein neues Selbstverständnis und Eigeninitiative. Im Berufspolitischen Arbeitskreis wurden alte Traditionen infrage gestellt. In einer eigens 1970 gegründeten, auf Matrizen vervielfältigten Zeitschrift und im Arbeitskreis Psychoanalytiker und Psychagogen (etabliert 1971) wurden theoretische und behandlungstechnische Fragen diskutiert.

Neuere psychoanalytische Theorien waren zugänglich, fanden aber nur zögernd ihren Niederschlag in der Weiterbildung.

Psychagogen erhoben den Anspruch, aktiv an der Weiterbildung mitzuarbeiten. Ab 1969 waren die ersten Psychagogen als Dozenten, Zweitsichter und Kontrolltherapeuten tätig und vermittelten ihre Erkenntnisse aus der praktischen Arbeit mit dem Kind und den Eltern.

Wenn Psychagogen und Psychoanalytiker nun auch gemeinsam die Verantwortung für die Inhalte der Weiterbildung trugen, blieb berufspolitisch doch weiterhin eine tiefe Kluft.

Bewertung und Bezahlung einer Arbeit richtet sich in unserer Gesellschaft in erster Linie nach der Vorbildung und erst dann nach der Tätigkeit. So war es lange folgerichtig, dass Psychagogen niedrigere Dozentenhonorare erhielten und von der Krankenkasse schlechter bezahlt wurden.

Auf Initiative der Berufsvereinigung wurde 1975 die Berufsbezeichnung »Psychagoge« in »Analytische Kinder- und Jugendlichenpsychotherapeuten« geändert. Diese Berufsbezeichnung wird 1976 von der StäKo (Ständige Konferenz der Ausbildungsstätten für Psychagogen in der Bundesrepublik Deutschland und West-Berlin, nach langer Vorbereitungszeit etabliert 1974) übernommen. 1982/83 beschließt die StäKo die neuen Grundanforderungen, danach ist in Zukunft der Abschluss eines Fachhochschul- oder Hochschulstudiums Voraussetzung für die Weiterbildung. Nur auf diesem Wege konnten die Psychagogen/analytischen Kinder- und Jugendlichen-Psychotherapeuten die ihrer Ausbildung und Tätigkeit entsprechende Anerkennung und auch Bezahlung erreichen.

Das Berliner Institut tat sich schwer mit diesen Entwicklungen. Zu unvereinbar waren Verpflichtungen, Abhängigkeiten und Interessen. Je qualifizierter die Weiterbildung, je selbstbewusster die Psychagogen wurden, um so heftiger spitzten sich die Konflikte zu.

Erzieher mussten ein einjähriges Propädeutikum ableisten und wurden darüber weiterhin zur Weiterbildung zugelassen. Diese Lösung wurde von der StäKo nicht akzeptiert und führte zum Ausschluss des Berliner Instituts von 1985 bis 1990.

Die Möglichkeit, ab 1986 Vollmitglied im Institut zu werden, brachte keine Beruhigung. (Ab 1978 konnten Psychagogen assoziierte Mitglieder im Institut werden. Die jungianisch orientierten Psychagogen hatten es etwas leichter. Sie konnten ab 1970 assoziierte Mitglieder in der DGAP und ab 1978 ordentliche Mitglieder in der IGfAP werden.)

Nach äußerst schmerzhaften Spaltungen innerhalb des Instituts gelang doch eine Differenzierung. Die Berufsbezeichnung analytischer Kinder- und Jugendlichen-Psychotherapeut gilt auch in Berlin seit 1991.

Die drei Fachgesellschaften: Psychoanalyse, Analytische Psychologie und Analytische Kinder- und Jugendlichen-Psychotherapie haben jeweils ein eigenes Institut gegründet und arbeiten gleichwertig und meist partnerschaftlich zusammen. Die Aus- und Weiterbildung am Berliner Institut wird nach den Richtlinien des Psychotherapeutengesetzes, den Psychotherapierichtlinien der kassenärztlichen Bundesvereinigung und den Grundanforderungen der StäKo gestaltet.

Die Entbindung hatte auch deutlichen Einfluss auf die theoretischen Inhalte der kinderanalytischen Aus- und Weiterbildung. Die Selbst- und Objektbeziehungstheorien traten in den Vordergrund auf Kosten der Neopsychoanalyse. Auch familientherapeutische Ansätze in Verbindung mit systemischer Theorie und Technik sind vertreten. Weiterhin orientiert sich die Aus- und Weiterbildung zunehmend an den Ergebnissen der Säuglingsbeobachtung und Säuglingsforschung.

Die durch äußere Zwänge und institutsinterne Konflikte geprägten Jahre haben die Entwicklung der analytischen Kinder- und Jugendlichen-Psychotherapie in Berlin in Theorie und Praxis gefordert und gefördert. In den Fachgesellschaften werden Modelle einer kindertherapeutischen Weiterbildung für Psychoanalytiker diskutiert, umgekehrt interessieren sich immer mehr Kindertherapeuten für die Weiterbildung zum Psychoanalytiker.

Auch in den neuen Psychotherapievereinbarungen der kassenärztlichen Versorgung fand das Kind eine neue Akzeptanz: Psychoanalytiker, die Kinder im Richtlinienverfahren behandeln und die Supervision von analytischen Kinder- und Jugendlichen-Psychotherapeuten übernehmen wollen, müssen nun selber Kinder unter Supervision behandelt haben.

Im Berliner Institut hat das Kind seinen Platz und seine Entfaltungsmöglichkeiten gefunden. Auch die Eltern haben einen eigenen Platz. Der Umgang mit »den Eltern« bereitet immer wieder Schwierigkeiten. Kinder werden immer Schwierigkeiten mit Eltern haben und Eltern mit Kindern.

Bei Eduard Möricke lesen wir: »Es gibt keine Macht und keine Wunder, Geschehenes ungeschehen zu machen« – jedoch sollte man hinzufügen: verändern und entwickeln lässt sich vieles und das auch ganz ohne Wunder.

Literatur

Beck-Gernheim, E.: Die Inszenierung der Kindheit, in: *Psychologie Heute*, 14. Jg., H. 12, 1987

Diederichs-Paeschke, V. u.a.: Vom gehemmten Menschen zum kompetenten Säugling? Paradigmenwandel psychoanalytischer Theoriepositionen in der Anamnesenerhebung. Eine Untersuchung in der Vermittlungsstelle des Instituts für Psychotherapie e.V. Berlin für Kinder und Jugendliche im Zeitraum von 1974 bis 1994, in: *Analytische Kinder- und Jugendlichen-Psychotherapie (AKJP)*, Heft 98, 2/1998, S. 169-210

Knöll, H.: Zur Entwicklung der analytischen Kinder- und Jugendlichenpsychotherapie. Rückblick und Ausblick, in: *Arbeitskreis DGPT/VAKJP*, H. 2, 1987

Molitor, G.: Identitätsaspekte der Kinderanalyse heute, in: *Analytische Kinder- und Jugendlichen-Psychotherapie (AKJP)*, Heft 91, 3/1996

Oberborbeck, K. W.: Geschichte der Psychagogik, in: *Analytische Kinder- und Jugendlichen-Psychotherapie (AKJP)*, Heft, 87, 2/1995

Palla, R.: *Die Kunst, Kinder zu kneten.* Frankfurt a. M. 1997

Roth, J.: *Eltern erziehen Kinder, Kinder erziehen Eltern.* Köln 1976

Manfred Kappeler

»Wenn Sie ins Zentrum des Verdrängten stechen, dürfen Sie sich über die Reaktionen nicht wundern...«

Eine Retrospektive zum Generationenverhältnis in der Zeit von 1968 bis 1978

I. Vormerkung

In den Jahren 1973 bis 1976 kam es am Berliner Institut für Psychotherapie e.V. im Rahmen der Psychagogenausbildung zu einem Prüfungskonflikt,[2] in den das gesamte Institut, der Berliner Senat und eine breitere Fachöffentlichkeit involviert waren – und natürlich der Prüfungskandidat, der Schreiber dieses Beitrags.

Seither sind dreißig Jahre vergangen. Kaum einer der Akteure in diesem Konflikt ist noch Mitglied des Instituts. Sie sind als Hochbetagte im Ruhestand, sind gestorben oder ihre Wege haben sie, wie mich, in andere Richtungen geführt.

Die mich überraschende Anfrage, in der Publikation zum fünfzigjährigen Jubiläum der Vereinigung über die Ausbildungssituation in den sechziger und siebziger Jahren in der Spiegelung meines Konflikts am Berliner Institut einen Beitrag zu schreiben, ging von der Annahme

[2] Der in diesem Beitrag skizzierte Prüfungskonflikt am Berliner Institut für Psychotherapie wurde in dem Buch von Kappeler/Holzkamp/Osterkamp: *Psychologische Therapie und politisches Handeln*, Frankfurt a. M., 1977 (Campus) mit meiner Examensarbeit, allen dazu geschriebenen Gutachten und Stellungnahmen, einem längeren Kommentar von Holzkamp/Osterkamp, einer Strukturanalyse der Psychagogen-Ausbildung und diversen weiteren Dokumenten veröffentlicht.

aus, daß diese Auseinandersetzung trotz ihrer scheinbaren Exklusivität auch exemplarischen Charakter hatte, indem sie zum Vorschein brachte, was anderenorts mehr im Verborgenen blieb oder moderater verlief. Trotz einiger Zweifel entschloß ich mich, diese »Rückschau« zu versuchen. Wird es mir gelingen, bei der notwendigen Rekonstruktion der Ereignisse das Eintauchen in die »Betroffenheit« zu vermeiden und die für eine Analyse und Interpretation notwendige Distanz zum eigenen Agieren während des laufenden Konflikts einzunehmen? Werde ich aus den Konstellationen von 1973 heraustreten können und einen aufklärenden Blick aus der zeitgeschichtlichen »Vogelperspektive« auf meine KontrahentInnen, meine UnterstützerInnen und mich selbst werfen können? Es wäre gut, wenn ich die Position eines Zeitzeugen einnehmen könnte, in dessen Erinnerungen die unlösbare Verbindung von Biographie und Zeitgeschichte reflektiert wird. Die Sichtweisen, die Motive und das Handeln der Individuen sind nicht unabhängig von ihrem zeitgeschichtlichen gesellschaftlichen Kontext zu verstehen.

Dieser methodische Ansatzpunkt macht die Individuen nicht einfach zum Ensemble der gesellschaftlichen Verhältnisse (Karl Marx) und damit zu »Opfern« ökonomischer, politischer und kultureller Strukturen und Prozesse. Er bewahrt ihren Subjektstatus, sieht sie immer als Handelnde und Unterworfene, als Täter und Opfer zugleich, als Menschen, die die Verhältnisse, in denen sie leben, mitgestalten, wenn auch mit unterschiedlichen Chancen, und die ihr Erleben in und mit diesen Gegebenheiten jeweils subjektiv verarbeiten und sich als individuelle Erfahrung aneignen.

II. Das Zusammenwirken von Psychodynamik und gesellschaftlichen Prozessen im Generationenkonflikt

Von diesem »Standpunkt« aus zurückblickend, erscheinen mir die Konflikte in der Psychagogenausbildung der späten sechziger und der siebziger Jahre, für die »meine Geschichte« vielleicht nur ein Kristallisationspunkt war, als ein zeittypischer Generationenkonflikt, der während der kulturellen Revolution in den westlichen kapitalistischen und demokratisch verfaßten Industriegesellschaften seit Mitte der sechziger Jahre an vielen Orten und in vielen Institutionen ausgetragen wurde. In

West-Deutschland mit seiner spezifischen Geschichte von Nationalsozialismus und Nachkriegszeit verlief er mit besonderer Heftigkeit und spezifischen Inhalten.

Damals, mitten in den Ereignissen, lehnte ich die Interpretation meines Handelns als Agieren innerhalb eines Generationenkonflikts entschieden ab, zumal wenn diese Deutung mit psychoanalytischen Mustern argumentierte, die mir als unzulässige »Psychologisierung« einer gesellschaftlich existentiellen politischen Auseinandersetzung erschienen.

Die AusbildungskandidatInnen gehörten damals überwiegend zu den Geburtsjahrgängen 1935 bis 1940. Diese Frauen und Männer hatten ihre Kindheit im nationalsozialistischen Deutschland und ihre Jugend in der zunächst so verworrenen und dann so bienenfleißigen, sauberen und ordentlichen Zeit des »Wiederaufbaus« der fünfziger und frühen sechziger Jahre erlebt und waren jetzt, in der zweiten Hälfte der Sechziger und den beginnenden Siebzigern »junge Erwachsene«, wie man heute sagt. Unsere DozentInnen und LehranalytikerInnen waren in der Mehrheit zwanzig bis fünfundzwanzig Jahre älter. Sie waren bereits im nationalsozialistischen Deutschland Erwachsene und die aktiven Gestalter von Ausbildung, Theorie und Praxis der Psychotherapie nach dem 8. 5. 1945 – die Generation also, die aus meiner/unserer Sicht die Hauptverantwortung im Umgang mit dem grauenvollen Erbe der nationalsozialistischen Diktatur in Deutschland zu tragen hatte. Sie waren selbst, auf welche Weise auch immer, in dieses Erbe involviert. Die Verflechtung von Biografie und Zeitgeschichte gilt schließlich für alle Generationen, und es ist nicht in das Belieben des Einzelnen gestellt, dazu zu gehören oder nicht. Verantwortlich sind wir alle für die Art und Weise, wie wir involviert sind, zumindest *mit*verantwortlich, soweit wir nicht selbst Opfer des menschenverachtenden Einsatzes von unmittelbarer Gewalt gegen Leib und Leben geworden sind.

Die Interpretation »Sie agieren ihren ödipalen Konflikt an uns aus und rationalisieren das als notwendige politische Auseinandersetzung« bedeutete, daß die sich im Besitz analytischer und therapeutischer Deutungskompetenz Wähnenden für sich die Definitionsmacht beanspruchten und sich damit – das Wesen eines Generationenkonflikts verkennend oder es bequem als Übertragungsphänomen deutend (»wir sind gar nicht gemeint – Sie sollten sich ihre frühkindlichen Konfliktkonstellationen noch einmal anschauen«) – selbst außerhalb des Generationenkonflikts stellten, an dem sie als lebendige Repräsentanten ihrer Generation beteiligt und von uns/mir auch als solche angesprochen waren. Heute denke ich, daß sie es mir/uns damit leicht machten, mich/uns selbst nicht in der spezifischen Psychodynamik dieser Konfliktkonstellation sehen zu müssen.

Damit waren meines Erachtens die Chancen zu einer dialogischen Wende und möglichen Lösung weitgehend verbaut, zumal auch die von »außen« sich beteiligenden Personen, Gruppen und Institutionen keine »neutrale« bzw. unabhängige und damit moderierende oder vermittelnde Position einnahmen, sondern sich als Bündnispartner aus Interessengleichheit oder Solidarität der einen oder der anderen Seite zuordneten. Von heute aus gesehen erscheint mir das Ganze als ein Spiegelbild der kulturell und politisch noch nie zuvor so gespaltenen westdeutschen Gesellschaft – einer Spaltung, die gesamtgesellschaftlich dominant zwischen der Kriegs- und Nachkriegsgeneration verlief. Für die Individuen ergab sich daraus keine zwingende Zuordnung. Ihre Optionen blieben inmitten dieser Polarisierung grundsätzlich offen, aber auf der Seite unserer »Elterngeneration« machten nur wenige von dieser Offenheit Gebrauch. Bei den AnalytikerInnen mit Konsequenz nur einige, wie Hochheimer und Richter und die Wenigen im Umkreis des Frankfurter Instituts für Sozialforschung (Kritische Theorie) und zögerlich die Mitscherlichs und ihnen Nahestehende vom Sigmund-Freud-Institut in Frankfurt a. M.

Wie sich die Leitung des Berliner Instituts für Psychotherapie in den politischen Konstellationen jener Zeit positionierte (und sie vertrat durchaus die Mehrheit der Institutsangehörigen), mag folgende Episode andeuten: 1969/70 war ich Vertreter der AusbildungskandidatInnen im Unterrichtsausschuß des Instituts. Wir waren unzufrieden mit dem veralteten Bestand der Fachbibliothek, vor allem mit ihrer einseitig tiefenpsychologischen Ausrichtung und mit der Abstinenz gegenüber allen Publikationen, die im aktuellen Diskurs über grundlegende Fragen des Gesellschaftssystems von Bedeutung waren. Ich bekam den Auftrag, eine Literaturliste mit von den AusbildungskandidatInnen gewünschten aktuellen Veröffentlichungen zu erstellen. Aus dieser Liste wurden von der Institutsleitung die von mir vorgeschlagenen Titel von Alexander Mitscherlich und Horst-Eberhard Richter gestrichen, mit der Begründung, es handle sich bei diesen Autoren nicht um Ernst zu nehmende Analytiker und Psychotherapeuten, sondern um Politiker.

Rückblickend habe ich den Eindruck, daß die Mehrheit der »etablierten« AnalytikerInnen bzw. tiefenpsychologisch orientierten PsychotherapeutInnen glaubte, sich außerhalb der die Gesellschaft bewegenden Konfliktlinien halten zu können und sich nur von uns/mir gezwungen sah, sich mit dem »Agieren« ihrer SchülerInnen analysierend und interpretierend zu beschäftigten.

Es gab aber einen psychoanalytischen Diskursbeitrag, der sich dem die Gesellschaft bewegenden Generationenkonflikt stellte und nach Möglichkeiten eines angemessenen psychoanalytischen Verstehens und einer politischen Haltung dazu suchte. Im Juli 1970 erschien ein Heft der *Psyche*, in dem mit zwei großen Artikeln eine psychoanalytische Annäherung an die gesellschaftlichen Auseinandersetzungen mit den »jungen Revolutionären« versucht wurde. Alexander Mitscherlich: »Protest und Revolution«, und Isidore Ziferstein: »Der Psychoanalytiker vor den Problemen der Gesellschaft«. Dazu eine ganze Reihe interessanter Diskussionsbeiträge von teilweise international renommierten PsychoanalytikerInnen.[3]

Mitscherlich schreibt: »Der fortschreitende Prozeß der Macht- und Produktionskonzentration, die zunehmende Abhängigkeit des Einzelnen in den anonymisierten Organisationen, ein immer umfassenderer Anspruch auf Konformisierung von der Privatsphäre bis zum politischen Rollenspiel machen die negativen Gefühle der heute in diese einrückenden Generation verständlich. Die vorangehenden ein bis zwei Generationen haben das Unbehagen in der sich ausbreitenden Industriezivilisation zwar vermehrt verspürt, ihrem Protest fehlte jedoch Überzeugungskraft, er veranlaßte entweder regressive Bewegungen, wie Faschismus und Krieg, oder vermochte sich nicht in generelle adaptive Veränderungen der Institutionen der Gesellschaft umzusetzen.« (S. 511)

Mit Blick auf die »jugendlichen Rebellen« und einen »Teil ihrer Virulenz«, schreibt Mitscherlich, daß es zu verstehen gelte, »welche spezifischen Unlusterlebnisse nicht in Gewohnheit und Anpassung aufgelöst werden, sondern über die Adoleszenz hinaus einen wesentlichen Teil des Politischen wie des Selbstbewußtseins ausmachen. Es ist offenbar die unausgesprochene Hoffnung der jugendlichen Rebellen, die verweigerte Anpassungsleistung werde ihnen die Frische und Unbestechlichkeit des Blicks und den Elan der Jugend für die Verwirklichung po-

---

[3] *Psyche – Zeitschrift für Psychoanalyse und ihre Anwendungen*, hrsg. von Alexander Mitscherlich, 24. Jg., Heft 7, Juli 1970, Stuttgart; daraus die folgenden Zitate.

litischer Zielsetzungen erhalten. Denn, ob Protest oder Rückzug in die Welt halluzinatorischer Drogen, die Jugendlichen wünschen keine Konsolidierung ihrer Persönlichkeit nach einem von ihrer Gesellschaft vorgegebenen Rollenschema. Die Entwicklung von den Objektbeziehungen zu den Identifikationen ist gestört und wird von anderen Prozessen durchkreuzt. Bis heute ist es offen, welche Identität diese gegen ihre Gesellschaft rebellierenden oder von deren Zielsetzungen sich zurückziehenden jungen Menschen finden werden. Die Aufgabe unserer Diskussion könnte es sein, zusammenzutragen, was wir von den Motiven der Rebellion verstehen, und nach Möglichkeit Ideen für eine weitere Forschung zu entwickeln.« (S. 512)

Im weiteren Verlauf seiner Überlegungen unterscheidet Mitscherlich zwischen Protest, der sich »gegen einzelne Verhaltensweise von Individuen oder Gruppen« richte, und Revolution, wenn sich der Protest »nicht mehr bloß auf Individuen richtet, sondern gegen die Gesellschaft als solche«. In diesem Protest gehe es nicht mehr um die »Beanstandungen einzelner Objekte, mit denen man in der Kindheit verknüpft war«, vielmehr richte sich der revolutionäre Protest gegen die »Verhältnisse«, die zu narzißtischen Kränkungen bei den Angehörigen der Protestgeneration geführt hätten. Ausgehend von seiner Narzißmus-Hypothese versucht Mitscherlich, mit einer psychoanalytischen Deutung zwischen neurotischen und eher realitätsgerechten Protestformen zu unterscheiden. Im »Protest gegen die etablierten Autoritäten und bestimmenden Mächte der Gesellschaft« könne eine »Abwehr gegen ungelöste Abhängigkeit von Elternfiguren zum Ausdruck« kommen, eine »infantile Fixierung«, die den Weg zur »Selbständigkeit und das Selbständigwerden der Persönlichkeit« behindere. Diesen »unverkennbar neurotischen Zügen« stellt Mitscherlich »eine Form der Identitätsfindung« gegenüber, »die einen wirklichen sozialen Mißstand aufgreift, gegen ihn protestiert und daraus einen wichtigen Lebensinhalt werden läßt« (S. 515). Auch in diesem Falle handle es sich um einen Autoritätskonflikt, der aber in der »besonderen Verbindung von realitätskritischer Begabung und historischer Situation« eine neue historische Dimension eröffnen könne. Wie tastend Mitscherlich mit solchen Interpretationsversuchen umgeht, wird daran deutlich, daß er im Anschluß an diese Textpassage seinen psychoanalytischen LeserInnen empfiehlt, »in der Beurteilung der Phänomene sehr zurückhaltend zu sein«:

»Fortschritt in geschichtlichen Augenblicken wie den unseren vollzieht sich nicht nach dem Schema einer mühelos erkennbaren Rationalität. Auch aus zunächst verworrenen und abstrus erscheinenden Zielsetzungen, aus regressivem Verhalten kann sich plötzlich eine Möglichkeit zu neuer Interpretation besonders quälender Teile der sozialen Realität ergeben, eben dann, wenn unter den Mitgliedern einer Gruppe der Gesellschaft sich eine tiefere Einsicht in die Motivationszusammenhänge eröffnet – und dies ist doch wohl ursprünglich mit dem zum Schlagwort entarteten Begriff von der ›Bewußtseinsveränderung‹ gemeint gewesen.« (S. 516)

Mit dem Hinweis auf Freud, der Analytiker individueller Schicksale und gesellschaftlicher Prozesse zugleich gewesen sei, verbindet Mitscherlich die Kritik an seinen psychoanalytischen und psychotherapeutischen BerufskollegInnen, diese »doppelte Interessenrichtung« Freuds nicht mitvollzogen zu haben: »Sie bleiben vornehmlich an der individuellen Psychopathologie interessiert, doch wird die Anwendung psychoanalytischer Kategorien auf die Sozialprozesse gegenwärtig an vielen Orten nachgeholt – leider immer noch ohne breitere Anteilnahme der psychoanalytischen Gesellschaften beziehungsweise ihrer Mitglieder.« (S. 516)

Mitscherlichs Überlegungen zu »Protest und Revolution« münden zuletzt in einer programmatisch anmutenden Empfehlung:

»Im protestierenden wie im revolutionären Engagement für noch nicht realisierte Chancen eines angstfreier organisierten Lebens werden also immer Reaktionsbildungen gegen unsere schwer sozialisierbaren Triebtendenzen enthalten sein. Es sollte eine Aufgabe der Psychoanalytiker sein rauszufinden, wie in einer gegebenen Situation mit den ursprünglichen Triebbedürfnissen umgegangen wird (welche Sublimierungen zum Beispiel geleistet werden), wie sich Objektbeziehungen entwickeln (zum Beispiel welche Empathie möglich ist), welche Abwehrmechanismen (zum Beispiel narzißtische Regression) in Protest und Revolution zum Zuge kommen. Vielleicht kann die Diskussion uns helfen, auch in dieser Hinsicht klarer zu sehen.« (S. 519)

Dieser Artikel ging aus einem Referat hervor, das Alexander Mitscherlich 1969 auf dem 26. Kongreß der Internationalen Psychoanalytischen Vereinigung hielt. In seinem Vortrag empfahl Mitscherlich den TagungsteilnehmerInnen, in der Diskussion über »Protest und Revolution« vier Fragen zu erörtern:

»1. Warum ist die Rebellion über die ganze Welt verbreitet?

2. Welche sozialen und psychischen Faktoren haben den Protest der

jungen Generation ausgelöst?
3. Was ist normal und was pathologisch an diesem Verhalten unserer protestierenden Jugend? und
4. Was kann die Psychoanalyse als Wissenschaft und was können die Psychoanalytiker als Praktiker dieser Wissenschaft zum Verständnis der verschiedenen Protestaktionen und revolutionären Bewegungen und der an ihnen beteiligten Menschen und Gruppen beitragen?« (S. 521)

Im Protokoll der Diskussion finden sich sehr interessante Beiträge von TagungsteilnehmerInnen. »Die Analytiker könnten nichts zur Lösung des Problems beisteuern«, sagte einer, »wenn sie alle Aspekte des Protests ödipalen und prä-ödipalen Konflikten zuschrieben oder sich abseits hielten. Es sei sehr wichtig, daß sie sich in die Kampfzone begäben, um die Reaktionen humanisieren zu helfen und auch dem Establishment zu helfen, die notwendigen Änderungen vorzunehmen.« (Gustav Bychowski, S. 521)

Ein anderer meinte, daß es falsch sei, »das Problem unter der Fragestellung zu diskutieren, ob die Proteste pathologisch seien oder nicht«. In dieser Formulierung sei bereits eine Wertorientierung enthalten die von den Angehörigen der älteren Generation geteilt werde, »nämlich daß bei den Angreifern etwas verkehrt sein müßte, daß der Protest unabhängig davon, welches der bewußte Zweck sei, symptomatisch für regressives Verhalten und eine Fehlentwicklung innerhalb des Wachstums und der Reifung der Protestierenden sei«_(Joseph Goldstein, S. 521).

Wieder ein anderer gab zu bedenken, »daß der Begriff der Normalität mißbraucht werden könne. Man sollte das Gespräch mit den Protestierenden suchen, denn nur so könne man Verständnis dafür gewinnen, was ihrem Verhalten zugrunde liegt. Die Psychoanalytiker sollten sich mit der Frage von Protest und Revolution beschäftigen, weil der Psychoanalytiker als Experte für die innere Welt gilt. Nur mit einigem Verständnis für diese Sphäre könne man das Vorurteil gegen die jungen Menschen abbauen. Die Geschichte habe der heutigen Jugend das Thema gegeben, auf das der Protest sich richtet.« (Arthur F. Valenstein, S. 521)

Eine Teilnehmerin machte darauf aufmerksam, daß Eltern, die nicht mit ihren Kindern reden, traumatisierende Wirkungen haben könnten: »Der betreffende Vater oder die betreffende Mutter vermehren das Trauma noch durch ihr eigenes Schuldgefühl wegen ihres Schweigens.

Es sei für den Analytiker wichtig, sich daran zu erinnern, daß man bei Eltern etwas antreffen kann, was wie Verständnis aussieht, vielleicht aber nur Ausdruck ihres eigenen Narzißmus ist.« (Paula Heimann, S. 523)

Der Psychoanalytiker Joseph Goldstein (New Haven) formulierte seinen Diskussionsbeitrag als gesonderten schriftlichen Beitrag. Goldstein kritisiert an den der Tagung aufgegebenen Fragestellungen Mitscherlichs, daß sie »zwar nicht ausdrücklich, aber implizit« auf der Annahme zu beruhen scheinen, »daß Protestierende Menschen sind, die in der Ausbildung ihrer Identität ›gestört und gehemmt‹ wurden, was von der Psychoanalyse als eine Form von ›sozialer Pathologie‹ erfaßt werden könnte«. (S. 533) Es werde unterstellt, »daß der Protest für irgendein Versagen im normalen Wachstum in der normalen Entwicklung des Protestierenden symptomatisch sei«. Dem setzte Goldstein bewußt eine andere Wertung entgegen, indem er betonte, »daß der Protest in den meisten Fällen keineswegs für eine gestörte oder gehemmte Identität« spreche. Vielmehr könne der Protest »gerade ein Beweis der Gesundheit, einer sich gut entwickelnden oder schon entwickelten Identität, einer relativ konfliktfreien Anpassung an die Realität des Protestierenden sein«. Er spitzt seine Hypothese noch zu, indem er vermutet, daß die Realität der Protestierenden auch die Realität der Psychoanalytiker sein könne, wenn diese sich »von der Verleugnung« frei machen könnten, die dazu diene, »uns die Angst zu erleichtern, die das Angegriffenwerden begleitet« (S. 533). Eine solche Sichtweise könne das Phänomen des Protests auch als einen eindrucksvollen Beweis »für den Erfolg unserer Erziehungs- und Bildungsmethoden« interpretieren:

»Viele von uns gehören noch zu einer Generation, die nach dem Grundsatz erzogen wurden, daß man Kinder sehen, aber nicht hören dürfe; sie verhalten sich auch als Erwachsene noch so. Unsere Kinder haben wir aber nach dem Grundsatz erzogen, und zwar zu Hause wie in der Schule, daß man sie sowohl sehen als auch hören dürfe. Sie haben diesen Grundsatz ernst genommen und bereiten uns damit viel Unbehagen, wenn nicht Panik. Es ist nun so, als ob die Eltern, das heißt unsere Generation, niemals wirklich gemeint hätte, was sie sagte, was sie lehrte – als wenn die Freiheit zu denken, frei herauszusprechen, anderer Meinung zu sein, zwar in der Theorie gelehrt, aber in der Praxis unterdrückt werden muß, sobald die Stimme des Protests zu irgendwelchen Änderungen führt. Die Protestierenden sind in einer Welt aufgewachsen, in der die Älteren das Schweigen der mächtigen Majorität angeprangert haben, die nicht protestierte, nicht rebellierte, als sechs Millionen Juden in Hitlers Europa ermordet wurden, als Millionen schwarze Amerikaner unter unmenschlichen, unwürdigen Verhältnissen litten, wie sie nur Menschen anderen Menschen auferlegen können, und als wir eine Atommacht zum Zwecke des Tötens entwickelten.« (S. 534)

Die jungen Protestierenden hätten die »Verdammung des Schweigens angesichts der gesellschaftlich ›pathologischen‹ Politik des Establishments ernst genommen«, schreibt Goldstein. Für die Angehörigen der »schweigenden Generation« sei ihr Schweigen möglicherweise funktional gewesen, »es war aber unrecht« (S. 534). Unabhängig von der psychischen Dynamik des Einzelnen, die ihn zum Konformismus bewege, sei Schweigen angesichts von Ungerechtigkeit ein soziales Übel. Goldstein schlägt im weiteren Verlauf seiner Argumentation vor, die von Mitscherlich im Hinblick auf die jüngere Generation angeregte Forschungsarbeit, auf das »Establishment« auszudehnen »mit dem Focus auf dem angegriffenen Erwachsenen, auf seine Unfähigkeit, sich einer anderen Realität anzupassen (oder wenigstens einer weniger durch Verleugnung verzerrten Realität), auf seiner Rigidität und Zerbrechlichkeit«. Es gehe ihm darum, schreibt Goldstein, »beide, die Protestierenden und die Angegriffenen, ins Blickfeld und auf eine gleiche Forschungsebene« zu bringen. Seines Erachtens gehe es in dieser Diskussion überhaupt nicht um die Frage von Gesundheit oder Krankheit.

Goldstein bezieht seine Überlegungen dann auf die »Forschungstechnik« und schreibt:

»Wir stehen dem Protest, dem Protestierenden und den Zielen des Protests als angegriffene Eltern, Lehrer, relativ sichere Bürger und Mitglieder des Establishments gegenüber und fühlen uns auf Gebieten angegriffen, die ohnehin emotional hoch belastet sind, auf denen wir uns sehr verletzlich fühlen und die durch erhebliche Ambivalenzen ausgezeichnet sind; das alles müssen wir für uns herausarbeiten, wenn wir Fakten sammeln und soziale Deutungen geben wollen. Als psychoanalytisch orientierte Sozialforscher müssen wir auf ein Äquivalent zur Gegenübertragung achten, deren wir uns in unserer therapeutischen Arbeit so bewußt sind. Ferner müssen wir uns des Unterschieds zwischen solcher Forschungsarbeit und der therapeutischen Begegnung bewußt sein.« (S. 535)

In seinem Beitrag »Der Psychoanalytiker vor den Problemen der

Gesellschaft« schreibt Isidore Ziferstein (Los Angeles) im selben Heft der *Psyche*:

»Werten wir uns nicht selber ab, indem wir Nicht-Wissen vorschützen! Der Psychoanalytiker verfügt über ein Wissen, das bei der Bewältigung gesellschaftlicher Probleme Anwendung finden kann. Wichtiger noch als Wissen ist vielleicht der Beitrag, den wir aufgrund unserer Problemorientierung und aufgrund unseres Ansatzes zur Problembewältigung leisten können. Zu einem Zeitpunkt, da unser Überleben durch innere und äußere Explosionen gefährdet erscheint – Gefahren, die zu einem gerüttelten Maß auf Vorurteil, Kommunikationsunfähigkeit und Mißachtung der Menschenwürde beruhen –, kann die Orientierung des Psychoanalytikers in Richtung auf Objektivität, auf das Realitätsprinzip, die Suche nach Wahrheit, das Verständnis für den Wert des Menschen und das Interesse für die Eliminierung des Statischen aus der interpersonellen und Gruppen-Kommunikation einen unschätzbaren Beitrag leisten. Der Psychoanalytiker kann einen solchen Beitrag nicht in der Abgeschlossenheit akademischer oder privater Atmosphäre zur Wirkung bringen, sondern durch aktive Teilnahme an der Lösung gesellschaftlicher Probleme.« (S. 551)

Die Auseinandersetzungen in den westlichen Gesellschaften der späten sechziger und siebziger Jahre, die als »Achtundsechziger-Bewegung«, als »Studentenrevolte«, als »Protestbewegung« oder schlicht als »APO« wichtige Bereiche des gesellschaftlichen Lebens stark bestimmten, haben auch die Psychoanalyse und ihr verwandte tiefenpsychologische Schulen tangiert: zum Beispiel in der Renaissance der Sex-Pol-Bewegung, in der Debatte über das Verhältnis von Psychoanalyse und Marxismus, über Krieg und Todestriebtheorie auf dem Hintergrund des Vietnam-Kriegs, durch die antiautoritäre Kritik an der tradierten Theorie und Praxis der Erziehung und die von dieser Kritik hervorgebrachte alternative Praxis und nicht zuletzt durch die Kritik an den »totalen Institutionen« (psychiatrische Kliniken, Gefängnis, Fürsorgeerziehungsanstalten) etc. Die zitierten Beiträge aus der *Psyche* vom Juli 1970 zeigen, daß einige PsychoanalytikerInnen in Deutschland und auf internationalen Foren sich mit den von dieser Bewegung hervorgebrachten Phänomenen intensiv befaßten, sie als Ausdrucksformen eines auf der gesellschaftspolitischen Ebene verlaufenden umfassenden Generationenkonflikts verstanden und ihre Generation, »die Generation der Schweigenden«, vor allem im Hinblick auf Faschismus, Krieg und Nach-

Krieg und bezogen auf Fragen der Menschenwürde und der sozialen Gerechtigkeit als Beteiligte und Herausgeforderte sehen konnten.

Von alledem war im Berliner Institut für Psychotherapie, mitten in einer Stadt, die vor nicht allzulanger Zeit das Zentrum der nationalsozialistischen Gewaltherrschaft war und die jetzt ein Zentrum des Protests gegen das Schweigen war, kaum etwas zu spüren. Unsere DozentInnen und LehranalytikerInnen beharrten auf den klassischen individualisierenden und pathologisierenden Interpretationsmustern gegenüber den »Protestlern«, sahen sich selbst nicht als Beteiligte im Konflikt der Generationen und waren bestrebt, das Institut aus alledem herauszuhalten. Daß das nicht gelingen konnte, ist von heute aus gesehen nicht zu bezweifeln – aber das hätten die Verantwortlichen und Mitglieder des Instituts auch damals schon sehen können. Die Frage ist warum und aus welchen Gründen sie es nicht sahen – oder sehen wollten? Vielleicht kann die Rekonstruktion des Verlaufs, der Inhalte und Hintergründe meines Prüfungskonflikts etwas zur Beantwortung dieser Frage beitragen.

III. Chronologie des Prüfungskonflikts am Berliner Institut für Psychotherapie e.V.[4]

- *Wintersemester 1966/67:* Beginn meiner Ausbildung. Beginn der Lehranalyse.
- *Wintersemester 1967/68:* Beendigung des »Probejahres«, Übernahme in das reguläre Ausbildungsverhältnis. Keine Einwendun-

[4] In einem Vorlesungsverzeichnis des Instituts werden die Aufgaben folgendermaßen skizziert: »Das Institut für Psychotherapie e.V. hat sich die Aufgabe gesetzt, Ärzte, Psychologen und Vertreter anderer akademischer Berufe mit der analytischen Psychotherapie bekannt zu machen. Es unterhält zu diesem Zwecke eine Lehranstalt. Das Institut ist eine gemeinnützige Vereinigung Berliner Psychotherapeuten. Seine Lehrpläne berücksichtigen die tiefenpsychologischen (analytischen) Arbeitsrichtungen von Freud, Jung und Schultz-Hencke, vertreten durch die Deutsche Psychoanalytische Gesellschaft, Jungsche Gruppe und Neo-Analytische Gruppe.
Diese Lehranstalt dient auch der Fortbildung von Angehörigen sozialpädagogischer Berufe und der Ausbildung von Psychagogen.« (Kappeler/Holzkamp/Osterkamp, 1977, S. 15)

gen der Lehranalytikerin und des Unterrichtsausschusses.

- *Sommersemester 1968:* Absolvierung der sogenannten Anamnesen-Reihe mit sehr guten Beurteilungen. Keine Einwendungen. Lehrauftrag in der vom Institut durchgeführten Weiterbildung von Angehörigen sozialpädagogischer Berufe. Beauftragt mit der Einrichtung von Räumen zur Behandlung von Kindern und Jugendlichen durch Ausbildungskandidaten im Haus »Koserstraße«, dem Sitz des Instituts.
- *Wintersemester 1968/69:* Erteilung der sogenannten Behandlungserlaubnis unter Kontrolle von Lehranalytikern. Keine Einwendungen der Lehranalytiker und des Unterrichtsausschusses. Aufnahme der Behandlungen von zwei Kindern und zwei Jugendlichen einschließlich der Beratung ihrer Eltern.
- *1969:* Beendigung der Lehranalyse.
- *1969/70:* Vertreter der AusbildungskandidatInnen im Unterrichtsausschuß.
- *Sommersemester 1972:* Beendigung der Behandlungen. Keine Einwendungen der kontrollierenden AnalytikerInnen.
- *Wintersemester 1972/73:* Antrag auf Zulassung zur staatlichen Abschlußprüfung (Sonderregelung in West-Berlin).
- *Februar 1973:* Die Ausbildungsleitung legt mir nahe, auf die Abschlußprüfung zu verzichten, da meine Auffassungen mit den Lehrmeinungen des Instituts nicht mehr übereinstimmen würden. Die in der Ausbildungsordnung vorgeschriebene Stellungnahme der Lehranalytikerin konnte nicht eingeholt werden. Die Analytikerin war im Jahr zuvor gestorben.
- *Frühjahr 1973:* Nach ausführlicher Diskussion zwischen dem Unterrichtsausschuß und mir wurde dann doch meine Zulassung zur Prüfung ohne Auflagen beschlossen.
- *Frühjahr 1974:* Einreichung der in der Ausbildungsordnung vorgeschriebenen sechs Exemplare der Examensarbeit. Titel: »Neurose und Bewußtseinsentwicklung – Kritik der Psychotherapie am Beispiel der psychagogischen Behandlung eines Jugendlichen«.
- *Sommer 1974:* Aufforderung durch die Ausbildungsleitung, den Text von hundertfünfundfünfzig Seiten auf sechzig bis achtzig Seiten zu kürzen und statt der vorgeschriebenen sechs Exemplare zwölf Exemplare einzureichen, da alle Mitglieder des Unterrichts-

ausschusses die Arbeit lesen müßten.[5]

- *Oktober 1974:* Praktischer Teil der Prüfung: Durchführung einer anamnestischen Untersuchung und Erstellung eines diagnostisch-prognostischen Berichts unter Klausur-Bedingungen (sogenannte Klausur-Anamnese).
- *November 1974:* Statt eines Termins für die mündliche Abschlußprüfung bekomme ich die schriftliche Mitteilung, daß der Unterrichtsausschuß nach der Lektüre der Examensarbeit und der Klausur-Anamnese beschlossen habe, meine Ausbildung »als beendet zu betrachten«. Hauptargument: Die Vermittlung zwischen Marxismus und Psychoanalyse sei mir nicht »in dem für eine analytische Examensarbeit notwendigem Maße gelungen«. Die in der Ausbildungs- und Prüfungsordnung vorgeschriebene Begutachtung der von mir erbrachten Prüfungsleistungen erfolgte nicht.
- *April 1975:* Nach einem juristischen Einspruch gegen die rechtswidrige Exmatrikulation gaben das Institut für Psychotherapie und die beteiligten Senatsdienststellen »juristische Verfahrensfehler« zu und versicherten, das Prüfungsverfahren nunmehr nach den Bestimmungen der Prüfungsordnung durchzuführen.
- *Sommer 1975:* Nach diesen Ereignissen erklärte ich auf Anraten meines Rechtsanwalts die als Gutachter und Prüfer vom Institut vorgesehenen Lehrkräfte für befangen und verlangte die Beauftragung von nicht dem Institut angehörenden Analytikern mit der Begutachtung meiner schriftlichen Prüfungsarbeiten und die Zulassung von unabhängigen fachlich qualifizierten Beobachtern zur mündlichen Prüfung. Diese Forderungen wurden von der Prüfungskommission abgelehnt, obwohl inzwischen Stellungnahmen und Gutachten von renommierten Hochschullehrern eingegangen waren, darunter ein sehr ausführliches Gutachten des Psychoanalytikers und langjährigen Mitherausgebers der *Psyche*, Professor Dr. Wolfgang Hochheimer, die zeigten, daß meine Arbeiten von Fachleuten offensichtlich extrem unterschiedlich gelesen und beurteilt werden konnten. Allerdings wurde das inzwischen vorgelegte Gutachten des Ausbildungsleiters als juristisch riskant zurückgezogen.

---

[5] Laut Prüfungsordnung mußte die Examensarbeit von *einer* Lehrkraft des Instituts begutachtet und dann zur Stellungnahme an die am staatlichen Examen beteiligten Senatsverwaltungen für Wissenschaft und für Familie, Jugend und Sport weitergeleitet werden.

- *November 1975:* Der Vorsitzende des Instituts für Psychotherapie wird mit der Begutachtung der Examensarbeit beauftragt. Mit Bezugnahmen auf das eigentlich nicht verwertbare Gutachten des Ausbildungsleiters (dessen »Befangenheit« vom Prüfungsvorsitzenden anerkannt werden mußte) benotete dieser Gutachter die Arbeit mit 6 = ungenügend. Der Gutachter für die Klausur-Anamnese konnte sich nicht zu einer Bewertung in Form einer Ziffer entschließen. In den Prüfungsakten fand ich später einen handschriftlichen Vermerk vom 28.1.1976, der darüber aufklärt, wie dieses Dilemma vom Vorsitzenden des Instituts gelöst wurde: »Der Vorsitzende stellt fest, daß er die Beurteilung als mangelhaft interpretiert. Auf Rückfrage des Vorsitzenden, ob er in der Annahme richtig liege, daß das zusammenfassende Votum im letzten Absatz auf die Note ›mangelhaft‹ hinauslaufe, erklärt Herr A..., daß dies zutrifft. (Die Frage des Vorsitzenden richtete sich an das für die Beurteilung der Klausuranamnese zuständige Mitglied der Prüfungskommission, M. K.) Beschluß: mangelhaft.«
- *Wintersemester 1975/76:* Der Prüfungskonflikt am Institut für Psychotherapie war inzwischen zu einer öffentlichen Auseinandersetzung eskaliert. Vor allem die Weigerung der Prüfungskommission, das Prüfungsverfahren transparent und mit nicht am Konflikt beteiligten Prüfern fair zu gestalten, sorgte für Empörung in der nicht mit dem Institut verbundenen Fachöffentlichkeit. Mehrere Psychologie-ProfessorInnen Berliner Universitäten und Hochschulen beantragten ihre Teilnahme als BeobachterInnen an der mündlichen Prüfung. Dieser Antrag wurde abgelehnt.
- *28. 1. 1976:* Unter diesen Bedingungen wird die mündliche Prüfung durchgeführt. Am Prüfungsort, dem Institut für Psychotherapie, hatten sich circa zweihundert StudentInnen, HochschullehrerInnen, wissenschaftliche AssistentInnen und einige AusbildungskandidatInnen des Instituts versammelt. Sie forderten noch einmal, vergeblich, die Zulassung der Fachöffentlichkeit. Das Institut wurde während der Prüfung durch ein Aufgebot der Bereitschaftspolizei »gesichert«. In der Prüfungskommission war niemand, der nicht auf irgendeine Weise in den Prüfungskonflikt verstrickt war. Die Prüfung verlief nach dem Muster eines Tribunals. Ich wurde zwei Stunden lang intensiv befragt (reguläre Prüfungszeit nach der Prüfungsordnung: eine Stunde). Im Anschluß an die Prüfung weigerte sich die Kommission, in die Beratung einzutreten, solange

die wartenden Menschen das Haus nicht verlassen hätten. Als diese Forderung erfüllt war, begab sich die Prüfungskommission in das Dienstgebäude des Wissenschaftssenators. Mir wurde gesagt, daß ich das Prüfungsergebnis dort erfahren könne. Auch die mündliche Prüfung wurde mit »mangelhaft« beurteilt. Gesamtergebnis: nicht bestanden.

- *Frühjahr 1976:* Ich reiche beim Berliner Verwaltungsgericht Klage gegen das Prüfungsverfahren ein. Der Wissenschaftssenator verweigert dem Gericht die Auslieferung der mehrere hundert Seiten umfassenden Prüfungsakten mit Berufung auf ein »höheres Gemeinwohlinteresse«. Das Gericht erzwingt die Herausgabe der Prüfungsakten. Der Senat muß dem folgen, verlangt aber vom Gericht, daß mir die Akteneinsicht und die Anfertigung von Fotokopien verweigert wird. Mein Rechtsanwalt macht dagegen erfolgreich eine Behinderung seiner Arbeit geltend. Das Gericht folgt seiner Beschwerde.
- *Sommer 1976:* Aus den Prüfungsakten geht hervor, daß das Prüfungsergebnis vor dem Prüfungsverfahren zwischen den Senatsstellen und dem Institut für Psychotherapie verabredet war. Kontext: Ein zur gleichen Zeit vom Berliner Senat gegen mich vorbereitetes und durchgeführtes Berufsverbot, mit dem mir verwehrt wurde, als Sozialpädagoge/Sozialarbeiter in Einrichtungen des Öffentlichen Dienstes tätig sein zu können. Diese Kongruenz der Verfahren und Ereignisse, an denen teilweise die selben Personen beteiligt waren, legt die Vermutung nahe, daß durch die Verweigerung des Zugangs zu einer Tätigkeit als Psychotherapeut für Kinder und Jugendliche das Berufsverbot umfassend gestaltet werden sollte. Ein Hinweis darauf ist meines Erachtens auch die in den Prüfungsakten belegte Manipulation des umfangreichen Protokolls der mündlichen Prüfung. Die Aufzeichnungen des Protokollanten rechtfertigten die Beurteilung nicht – also mußten sie »redigiert« werden. In einem sich über Monate hinziehenden Briefwechsel zwischen den Mitgliedern der Prüfungskommission einigte man sich schließlich auf die Formulierungen des »Protokolls letzter Fassung«. In den Akten fand ich einen handschriftlichen Vermerk des Prüfungsvorsitzenden: »Klar, daß Beurteilung von Prüfling nicht zu akzeptieren, fällt unter Ideologieverdacht. Damit muß Institut fertig werden. Alternative wäre Selbstaufgabe.«

- *1978:* Nach zweijährigem Prozeßverlauf beschließt das Berliner Verwaltungsgericht: Meine schriftlichen Prüfungsarbeiten müssen von neutralen Gutachtern neu bewertet werden. Die mündliche Prüfung muß mit unabhängigen Prüfern wiederholt werden. Institut und Senat werden verpflichtet, eine neue Prüfungskommission zu organisieren. Dafür benötigten sie sehr viel Zeit.
- *Januar 1980:* Mündliche Prüfung im Institut für Psychotherapie. Das Prüfungsgespräch verlief in freundlicher Atmosphäre. Ergebnis: Prüfung bestanden. Die Urkunde heftete ich in meinen Dokumenten-Ordner ab, ich habe sie auf meinen weiteren beruflichen Wegen nicht gebraucht.

Im Prüfungskonflikt hatte ich zwar zuletzt »Recht« bekommen, aber das Institut für Psychotherapie hatte dennoch sein Ziel erreicht. Ich war erfolgreich ausgeschlossen worden. Die politische Disziplinierung, das zeigte die schnelle Verdrängung dieses Prüfungskonflikts aus dem »Institutsbewußtsein«, hatte das Schweigen noch einmal gerettet, wenn auch nur für wenige Jahre.

IV. Die Genese des Prüfungskonflikts in ihrem zeitgeschichtlichen Kontext

Wie konnte es zu einem so polarisierten und mit solcher Härte ausgetragenen Prüfungskonflikt kommen?

Gemessen am »Corpus Delicti« – der Examensarbeit und der Klausuranalyse – sind die Härte und das Ausmaß des Konflikts von heute aus gesehen kaum zu verstehen. Daß meine Texte einen großen Beurteilungsspielraum zuließen, zeigten schon damals die extrem unterschiedlichen Gutachten vom Vorsitzenden des Instituts Professor Bach, dem Ausbildungsleiter Dr. Petri, dem Rektor der Staatlichen Fachhochschule für Sozialarbeit und Sozialpädagogik in Berlin Professor Claessens und dem Psychoanalytiker Professor Dr. Hochheimer:

Bach: »ungenügend, da die Leistungen völlig unzureichend sind und eine sichere Grundlage fehlt.«

Petri: »Die Arbeit läßt sich als analytische Examensarbeit nicht beurteilen, da die ›Kritik der Psychotherapie‹ gleichzeitig die Aufgabe der psychoanalytischen Theorie und Behandlungstechnik bedeutet.«

Claessens: »Diese Arbeit scheint mir – bestimmte Mängel des Aufbaus berücksichtigt und eine in der Kürze zu vereinfachende marxistische Perspektive abgezogen – ein so wichtiger Diskussionsbeitrag zu denjenigen Verdrängungsprozessen zu sein, denen die Tiefenpsychologie generell, die Psychoanalyse insbesondere unterliegt, daß ich es einigermaßen besorgniserregend (wenn auch von innen her verstehbar) finde, wenn die in ihr angelegte und fundierte Kritik (die weit außerhalb dogmatisch-marxistischer Perspektive angesiedelt ist) durch schlichte Eliminierung des Kritikers selbst nun wieder verdrängt wird.«

Hochheimer: »Er hat immerhin auch gezeigt, daß er traditionelle Psychotherapie gelernt hat und kennt; daß er mit ihr methodisch arbeiten kann; daß er – jedenfalls auch mit ihr – therapeutisch arbeiten kann und dabei Erfolg hat. (...) Er hat exemplarisch Kasuistik getrieben und endlich einmal praktisch aufgezeigt, wie Psychotherapie inclusive historisch-materialistischer Ansätze aussieht und gelingen kann. Danach erschien es mir völlig unerfindlich, wie man dem Kandidaten Manfred Kappeler trotz seiner unbestreitbar positiven Leistung womöglich den Zugang zu psychagogischer Praxis verweigern könnte. Er hat übrigens auch an Kritik – trotz gelegentlicher Schärfen – Bedeutendes geleistet.«

Auch die vom Institut nach der gerichtlichen Entscheidung beauftragten Gutachter sind zu einem anderen Ergebnis gekommen als Petri und Bach, sonst hätte ich die Prüfung zuletzt nicht bestehen können. Mit meinen heutigen Augen gelesen, muß ich sagen, daß meine Texte kritikwürdig waren. Ich würde heute einen in mancher Hinsicht anderen Text schreiben – aber welcher Schreibende würde das nicht sagen können, bezogen auf Texte, die er vor dreißig Jahren einmal verfaßt hat?

In den zitierten Passagen finden sich zwei Schlüssel-Wendungen, von denen her ich einen Zugang zur Re-Interpretation der skizzierten Ereignisse versuchen will. Der Prüfungsvorsitzende notierte auf seinem Handzettel zur Vorbereitung auf die mündliche Prüfung: »Damit muß Institut fertig werden. Alternative wäre Selbstaufgabe.« Und der Gutachter Hochheimer erwähnt die »gelegentlichen Schärfen«, mit denen ich meine Kritik vorgetragen hätte. Claessens nennt mein Denken »radikal«. Diese polarisierten Positionen – radikale Kritik meinerseits und andererseits die Angst des Instituts vor der »Selbstaufgabe«, falls die

Prüfungskommission meine Kritik »durchgehen lassen würde« – waren meines Erachtens das Ergebnis eines sich über Jahre hin allmählich eskalierenden und schließlich radikalisierenden dialektischen Prozesses, der nicht zu einer qualitativ neuen Lösung führte, weil er in einer »dialektischen Verschlingung« (Horkheimer) erstarrte, die eine gewaltsame »Lösung« als einzigen Ausweg erscheinen ließ – und zwar auf beiden Seiten. Ich wußte, als ich meinen Text niederschrieb, daß ich damit harte, jedenfalls unkalkulierbare Reaktionen des Instituts provozieren würde, und nahm dieses Risiko bewußt in Kauf. Was ich niederschrieb, entsprach meinen Überzeugungen. Der Text spiegelt authentisch meine damaligen Sichtweisen. Ich hatte keine Spur von Kompromißbereitschaft. Ich wollte die Auseinandersetzung und insofern war ich nicht Opfer, sondern Täter. Das Institut wiederum hielt meine Kritik, die ja trotz aller Radikalität die vorgeschriebenen Formen wahrte und aus der Position eines Auszubildenden sehr zugespitzte Fragen, aber eben doch Fragen, an die Lehrenden enthielt, nicht für kritikwürdig: Mit anderen Worten: Ich war ihrer Kritik nicht würdig. Mit dieser Haltung hatte das Institut selbst nur noch die Möglichkeit meines Ausschlusses.

Daß meine Fragen, wenn sie auch im Stil von Gewißheiten vorgetragen wurden, immerhin das Ergebnis eines sechsjährigen intensiven Ausbildungsprozesses waren, in dem ich mich vom ersten bis zum letzten Tag in der Institutsöffentlichkeit aktiv in Rede und Schrift eingebracht hatte, konnten die Maßgeblichen des Instituts nicht erkennen, weil sie sich von diesen Anfragen existenziell bedroht fühlten – bis hin zur »Selbstaufgabe«. Die Konfliktkontrahenten kannten sich gut. Ich kam nicht von »außen«, sondern von »innen« – nein: ich kam von innen und außen, und diese Kombination war vermutlich das eigentliche Problem. Wenn man sich die Machtverhältnisse in diesem Prüfungskonflikt anschaut, und auf eine Analyse der Machtverhältnisse kann bei Prüfungskonflikten kaum verzichtet werden, wird klar, daß alle Machtmittel auf der Seite des Instituts lagen. Angesichts dieser realen Machtverhältnisse ist zu fragen, wie ein einzelner Ausbildungskandidat für eine Institution von der Bedeutung des Berliner Instituts für Psychotherapie zu einer solchen Bedrohung bzw. extrem angstbesetzten Person werden konnte. Wie konnte es geschehen, daß das mit realer Macht ausgestattete Institut dem lediglich mit der »Macht des Wortes« ausgestatteten, real gesehen aber ziemlich ohnmächtigen Prüfungskandidaten nicht mit kritisch-würdigender Wertschätzung, sondern nur noch mit dem Einsatz aller Machtmittel, und darüber hinaus mit offenem Rechtsbruch, begegnete?

Als Erziehungswissenschaftler, Sozialpädagoge und Hochschullehrer mit langer Berufserfahrung weiß ich, daß die primäre Verantwortung für die Organisation von Lernprozessen bei den Lehrenden liegt. Es ist zuvörderst ihrer Verantwortung aufgegeben, das Lehrer-Schüler-Verhältnis so zu gestalten, daß die Kommunikation auch in Konfliktsituationen nicht abreißt. Sie müssen schon aus der strukturellen Asymmetrie des Machtverhältnisses heraus, das institutionalisierte und formalisierte Ausbildungsverhältnisse kennzeichnet, in Konflikten mit Auszubildenden den »längeren Atem« haben. Dies gilt generell, besonders aber für Ausbildungsinstitute, die, wie solche für PsychotherapeutInnen und PädagogInnen, die zwischenmenschlichen Beziehungen zum zentralen Gegenstand des Verstehens, der Kompetenzentwicklung und zum Fokus ihres Curriculums machen.

Fazit dieser Überlegungen: Die Kontrahenten standen sich in diesem Prüfungskonflikt gleichermaßen kompromißlos gegenüber. Die Machtverhältnisse aber gaben wesentliche Gestaltungsmöglichkeiten dem Institut in die Hand, und das ethische Selbstverständnis einer psychotherapeutischen Ausbildungsstätte hätte die Chance geboten, diese Machtmittel zu einer anderen Regulierung des Konflikts zu verwenden, auf ihren Einsatz als Exklusionsinstrumente zu verzichten und aus der Position des objektiv Stärkeren heraus statt die Kommunikation abzubrechen, die Konfrontation mit Geduld allmählich in dialogische Bahnen zu lenken. Aber es war eben nur objektiv eine Position der Stärke – subjektiv war es eine der schwächenden Angst, und die Gewaltanwendung erscheint so gesehen als Reaktionsbildung, als Angstabwehr. Worauf aber bezogen sich die abgewehrten Ängste der Institutsrepräsentanten? Die einzige reale Gefahr wäre ein Aufstand der AusbildungskandidatInnen gegen ihre extreme Abhängigkeit von den DozentInnen und LehranalytikerInnen gewesen. Ich habe aber zu keinem Zeitpunkt des Konflikts von den AusbildungskandidatInnen eine das Institut auch nur in Ansätzen gefährdende Unterstützung bzw. Solidarität erfahren. Nicht-öffentliche, persönliche Sympathiebekundungen eine ganze Menge, aber keine öffentliche Stellungnahme. Eine Ausbildungskandidatin, in Lehranalyse bei einem Mitglied der Prüfungskommission, schrieb mir, daß sie mich gerne öffentlich unterstützen würde, damit aber ihre Lehranalyse und ihre bereits fortgeschrittene Ausbildung aufs Spiel setzen würde. Sie verurteilte die Strategie des Instituts ohne Einschränkung und beklagte ihre Handlungsunfähigkeit und ihre Probleme in der Lehranalyse, die unter der von ihr dem Lehranalytiker verschwiegenen Kritik an seiner Mitwirkung in diesem Prüfungskonflikt zu hochambivalenten Analysestunden führte. So wie ihr ging es auch anderen. Exemplarisch werden an diesem Beispiel die Abhängigkeitsverhältnisse deutlich, in denen sich die AusbildungskandidatInnen aufgrund der damals geltenden Ausbildungs- und Prüfungsordnung befanden. Einem hohen Maß an finanziellen und zeitlichen Aufwendungen der AusbildungskandidatInnen standen minimale Mitgestaltungsmöglichkeiten und so gut wie keine demokratischen Rechte gegenüber, wie sie andere Studierende an öffentlich-rechtlichen Hochschulen längst hatten und gerade dabei waren, in Richtung echter Paritäten zu erweitern.[6] Auf allen für die Studierenden relevanten Entscheidungsebenen war die Dominanz des Institutestablishments umfassend gesichert:

- Probejahr: Die Entscheidung über das Bestehen der Probezeit liegt allein bei der Ausbildungsleitung und den LehranalytikerInnen.
- Behandlungserlaubnis unter Kontrolle: Ebenso.
- Zulassung zur Abschlußprüfung: Ebenso – mit einem Veto-Recht der KontrollanalytikerInnen.
- Mitentscheidungen bei der Zulassung zur Ausbildung durch VertreterInnen der Studierenden im Unterrichtsausschuß: Gleich Null.

In einer sich demokratisch verstehenden Gesellschaft waren solche Ausbildungs- und Prüfungsordnungen ein Anachronismus.

Auf dieser Stufe der Analyse stellt sich die Frage, welche Dynamiken das kompromißlose Handeln der Akteure und den Grad der Radikalisierung bestimmen. Damit komme ich zurück zum Generationenkonflikt.

Den Ausgangspunkt für die Entwicklung meiner Haltung sehe ich in der Dialektik des erwähnten »Innen« (Institut für Psychotherapie) und »Außen« (meiner beruflichen und politischen Praxis in der Sozialen Arbeit). Im Unterschied zu den meisten AusbildungskandidatInnen lag

[6] Ich war damals als Dozent an der Pädagogischen Hochschule Berlin und der Staatlichen Fachhochschule für Sozialarbeit und Sozialpädagogik sowie an der Evangelischen Fachhochschule für Sozialarbeit auf Seiten der Studierenden an den Auseinandersetzungen um eine Demokratisierung der Hochschulen beteiligt.

meine Motivation zur Ausbildung nicht in dem Ziel, eine freiberufliche oder institutionengebundene Tätigkeit als Psychotherapeut für Kinder und Jugendliche anzustreben. Nach einer in ihrem theoretischen Gehalt sehr enttäuschenden Sozialarbeiterausbildung (1963 abgeschlossen) hatte ich das Glück, im Gründungsteam eines Erziehungsheims für sogenannte schwer erziehbare Jugendliche mitarbeiten zu können, in dem mit einer damals in der Bundesrepublik einmaligen Verbindung von sozialpädagogischen und psychotherapeutischen Sichtweisen und Methoden ganz bewußt eine Alternative zur klassischen autoritären Fürsorgeerziehung versucht wurde. Das sozialpädagogische Team und das psychotherapeutische Team (das aus zwei vollzeit-beschäftigten Psychoanalytikern und aus zwei vollzeit-beschäftigten PsychagogInnen bestand) arbeiteten eng zusammen. Ich lernte in den Arbeitsbesprechungen und in der psychoanalytisch geleiteten Einzel- und Gruppensupervision während meiner dreijährigen Praxis in dieser Einrichtung ein welt- und problemoffenes psychotherapeutisches Denken und Handeln kennen, mit dem ich meine sozialpädagogische Praxis qualifizieren konnte. Angeregt durch diese Erfahrung und ermutigt durch meine psychotherapeutischen Kollegen, folgte ich einem Angebot, die Leitung einer neueröffneten Modell-Einrichtung der Berliner Bewährungshilfe für »straffällige Jugendliche« zu übernehmen und berufsbegleitend im Berliner Institut für Psychotherapie eine Psychagogen-Ausbildung machen zu können. Für mich ein ideales Angebot: An der Reform der Heimerziehung, in einer sozialpädagogischen Einrichtung, für die ich selbst die Konzeption erstellen konnte, weiter mitwirken zu können und gleichzeitig eine tiefenpsychologische Qualifikation als Ergänzung meiner sozialpädagogischen Theorie und Praxis erwerben zu können. In den obligatorischen zwei Zulassungsgesprächen mit Analytikern des Instituts wurde diese Motivation nicht beanstandet. Ich merkte in den Lehrveranstaltungen aber schon im ersten Semester, daß die Fragen, die ich einzubringen hatte, auf Vorbehalte und Ablehnung stießen, daß die Lehrenden des Instituts, anders als die PsychotherapeutInnen des Teams, aus dem ich kam, sich mit der »Verwahrlosungsproblematik« nicht befassen wollten. Sie hatten dazu eine kontraindizierende Haltung, die mir als nicht mehr zeitgemäße, aber auch historische Erfahrungen ignorierende (wie die von August Aichorn und Siegfried Bernfeld) konservative und elitäre Haltung erschien. Die männlichen Jugendlichen, mit denen ich seit Jahren arbeitete, kamen weder in der Theorie noch in der Kasuistik der Lehrveranstaltungen des Instituts, vor. Diese »Ausgrenzung« meiner beruflichen Bezugsgruppe nahm ich nicht stillschweigend hin. Immer wieder versuchte ich, meine Sichtweisen und Erfahrungen dagegen zu setzen – ohne eine positive Resonanz.

In dieses »Innen« spielte das »Außen« gleich am Anfang kräftig hinein. In meiner Berufspraxis kam es schnell zu bedeutsamen enttäuschenden Erfahrungen. Die mir bei Vertragsabschluß von meinem Arbeitgeber zugesagten Gestaltungsräume wurden von der Berliner Kriminalpolizei, für die das Heim eine »Ansammlung von Kriminellen« war, nicht respektiert. Es kam zu schweren Übergriffen gegen die Jugendlichen und zur Mißachtung meiner sozialpädagogischen Kompetenz und Leitungsfunktion. Ich dokumentierte die Vorfälle und erzwang mit der Drohung, diese Dokumentation in der Zeitschrift *Quick* zu veröffentlichen, die nach der Erschießung des Studenten Benno Ohnesorg am 2. Juni 1967 eine kritische Serie über die deutsche Polizei gestartet hatte, eine Aussprache mit der Leitung der Kriminalpolizei. In hir erzielte ich zwar befriedigende Absprachen, aber mein Arbeitgeber entzog mir daraufhin das Recht, meine Arbeit mündlich und schriftlich in der Öffentlichkeit zu vertreten, und bereits nach kurzer Zeit setzte die diskriminierende Polizeipraxis wieder ein. In dieser Situation nahm eine Gruppe radikaler linker StudentInnen von der Sozial-Akademie »Alice-Salomon« (heute: Staatliche Fachhochschule), die von meinen Konflikten gehört hatten, Kontakt zu mir auf. Sie erreichten, daß ich als Honorardozent mit der Leitung einer Projektgruppe (Vertiefungsgebiet) zur »Kritik der Heimerziehung« betraut wurde. In dieser Gruppe analysierten wir, auf der Grundlage einer marxistischen Gesellschaftsanalyse, die »Fürsorgeerziehung im Kapitalismus«. Meine Erfahrungen mit den gebrochenen Reformversprechungen meines Arbeitgebers und des Berliner Senats fanden nun eine theoretische, gesellschaftskritische Aufklärung, die mein bis dahin sozialdemokratisch-reformorientiertes Denken radikalisierte.

Daß die Senatsverwaltung und mein Arbeitgeber die mir gemachten Zusagen schon beim ersten Konflikt mit der Ordnungspolitik des Innensenators brachen, ist eine Tatsache. Daß ich dagegen protestierte und mich zudem weigerte, das mir auferlegte »Rede- und Schreibverbot« zu akzeptieren, statt mich ihm stillschweigend zu unterwerfen, bedarf für sich genommen keiner tiefenpsychologischen Interpretation. Der Zusammenhang zwischen den Handlungen von Polizei/Arbeitgeber/Senat und meinem Handeln ist offensichtlich. Dennoch ist Mitscherlichs These von der das Protestverhalten verstärkenden »narzißtischen Kränkung« hier von Bedeutung. Die Ignoranz der Lehrenden des Instituts gegenüber meiner Erfahrung in der pädagogisch-therapeutischen Arbeit mit »verwahrlosten« Jugendlichen erlebte ich als Abwertung meiner Motivation und meines Engagements, und ebenso erging es mir mit den Reaktionen meines Arbeitgebers auf meine Forderung, die mir gemachten Zusagen, deretwegen ich überhaupt nach Berlin gekommen war, auch einzuhalten. Beides zusammen genommen erlebte ich als »Verrat« (durch Arbeitgeber und Jugendsenat) und »Ignoranz« (durch die Lehrenden des Instituts) bezogen auf die Ziele der Heimerziehungsreform, dem Kernstück der Reform der Jugendhilfe, die mich im Zentrum meines sozialpädagogischen Selbstverständnisses trafen. Ich fühlte mich auf eine für mein weiteres Leben richtungsweisende Entscheidungslinie gestellt: Anpassung oder Widerstand – und entschied mich für den Widerstand. Mögliche Handlungsoptionen zwischen diesen stark polarisierten Eckpunkten wollte und konnte ich damals nicht sehen. Freilich handelte es sich nicht um eine einsam-heroische Entscheidung, sondern um einen Entschluß im Kontext der sich gerade in Berlin mit großer Schnelligkeit entwickelnden antiautoritären Studentenbewegung, in deren Mitte ich in der Position eines etwas älteren und schon praxiserfahrenen Sozialpädagogen innerhalb eines Jahres angekommen war. Wer weiß, ob sich mir diese Entscheidung ohne diesen Kontext überhaupt so gestellt hätte und wenn, wie ich mich ohne das Netzwerk, das er mir bot, auf mich alleine gestellt, in der Auseinandersetzung mit der institutionalisierten Macht der »Jugendbürokratie« und des Arbeitgebers entschieden hätte, zumal meine materielle Situation (Familie mit drei Kindern) völlig ungesichert war. Die »narzißtische Kränkung«, was immer auch sie an frühkindlichen Anteilen mobilisieren mochte (was diese Anteile betraf, war die zur gleichen Zeit stattfindende Lehranalyse ein großes Glück für mich), hatte sehr reale »Kränker« in der Gegenwart, die ich ernst nehmen wollte und mußte, wenn ich in Theorie und Praxis meines sozialpädagogischen Handelns nicht auf der Stelle treten oder gar bürokratisch-bornierte Positionen des »Machbaren« übernehmen wollte. Es ging also um nicht weniger als mein berufliches Selbstverständnis, das inzwischen mit meinem neuen politischen Selbstverständnis zu einer Einheit geworden war.

Meines Erachtens spiegeln sich in den skizzierten Ereignissen und ihren subjektiven Wirkungen die zeittypischen gesellschaftlichen Konfliktlinien. Die Art und Weise, wie die Akteure in »objektiven« Konstellationen jeweils subjektiv agierten, wurde durch die individuelle Psychodynamik bestimmt. Bei mir führte diese Dynamik nicht nur zu einer Radikalisierung des Denkens, sondern auch zu einer Schärfe in der verbalen und schriftlichen, immer öffentlich ausgetragenen Auseinandersetzung. Zwischen der Heftigkeit meiner Kritik und dem Ausmaß der erfahrenen narzißtischen Kränkung bestand, so sehe ich das heute, ein Zusammenhang. Mitscherlich hat darauf hingewiesen, daß solche narzißtischen Kränkungen, so individuell sie auch jeweils verarbeitet werden, in den gesellschaftlichen Auseinandersetzungen einen zeittypischen Charakter haben und zu einem bedeutenden Faktor im übergreifenden Generationenkonflikt werden.

V. Die Faschismus-Frage

Wie in allen gesellschaftlichen Bereichen, die Gegenstand der radikalen Kritik der »Protestgeneration« wurden, rückten auch in der Sozialen Arbeit die Nachwirkungen der nationalsozialistischen Zeit in Deutschland ins Zentrum der Generationenauseinandersetzung. Vor allem die den Subjektstatus und zentrale Menschenrechte der in ihnen »untergebrachten« Menschen verletzenden »totalen Institutionen« und die Wege, auf denen Menschen, die nicht den normativen Erwartungen der Gesellschaft entsprachen, in diese Anstalten gebracht wurden, provozierten die Frage nach den Wurzeln dieser menschenverachtenden Praxis. Das war genau der Bereich, in dem ich arbeitete: der Knast, die Fürsorgeerziehung und ihr ganzes sogenanntes Vorfeld. Nicht nur die »faschistischen Merkmale« dieser Praxis und ihrer strukturellen Bedingungen, sondern mehr noch die Weigerung der verantwortlichen Politiker, Träger und Arbeitgeber, sich dem NS-Erbe, dem Hernach der nationalsozialistischen Gewaltherrschaft in Deutschland, zu stellen und an Veränderungen mitzuwirken, provozierte nachhaltig unsere Fragen an die Elterngeneration. Mehr noch als ihre eigene Beteiligung an der bevölkerungspolitischen Ausrichtung der Sozialen Arbeit im »Dritten Reich« wurde der Umgang dieser Generation mit ihren Erfahrungen während des Nationalsozialismus in den seither vergangenen zwanzig bis fünfundzwanzig Jahren von uns problematisiert. Von der großen

Mehrheit der so Befragten wurde mit Befremden, mit Schweigen und auch mit aggressiver Abwehr reagiert. So war es auch im Berliner Institut für Psychotherapie, und ich vermute, auch an anderen ähnlichen Orten.

Auch mit dieser Zurückweisung war eine »narzißtische Kränkung« verbunden, die meines Erachtens von größerer Bedeutung war als die des beruflichen Selbstverständnisses reformorientierter und für Veränderungen engagierter Berufsanfänger. Bei vielen Angehörigen der »Protestgeneration«, der sogenannten Zweiten Generation, hatte der Umgang der Ersten Generation mit ihrem Verstricktsein und ihrer Komplizenschaft im nationalsozialistischen Deutschland lebensgeschichtlich frühe und tiefe Wunden gesetzt. Jetzt, in der Aufdeckung der bislang gesellschaftlich tabuisierten, von den Individuen verdrängten und darum im Verborgenen weiter wirkenden faschistischen Sichtweisen und Praktiken, begannen diese Wunden zu schmerzen. Viele von uns hatten schon als Kinder und Jugendliche die Erfahrung des Schweigens gemacht, wenn wir unsere realen Väter und Mütter nach ihrem Denken und Handeln während der »Nazi-Zeit« fragten, noch halb unbewußt und schüchtern-neugierig, auf jeden Fall ohne das Wissen und noch ohne die moralische Anklage, wie jetzt, zehn oder fünfzehn Jahre später. »Du sollst nicht fragen« – diese von Alice Miller als verbreitete Reaktion Erwachsener herausgearbeitete Haltung, war für meine Altersgruppe eine geradezu typische Erfahrung.[7] Ich bin davon überzeugt, daß wir in einer breiten Delegation die »Schuld« unserer Elterngeneration, die sich weigerte, sich mit ihr Verantwortung für Faschismus und Krieg auseinander zu setzen, aufgeladen bekamen und sie uns aufladen ließen. Daß die Eltern der meisten Aktiven der Achtundsechziger-Bewegung in irgendeiner Weise in das NS-System verstrickt waren, daß sie, um mit Hannah Arendt zu reden, »Komplizen« geworden waren, zumindest aber mitgelaufen waren und angesichts der blan-

[7] Wissenschaftliche Literatur zu diesem Thema: Ralph Giordano: *Die zweite Schuld oder Von der Last Deutscher zu sein,* Berlin 1990; Norbert Elias: *Studien über die Deutschen,* Frankfurt a. M. 1994; Charlotte Kohn-Levy: »Antisemitische Mütter – Anti-Zionistische Töchter?« In: Charlotte Kohn-Levy/Ilse Korotin (Hrsg.): *Der feministische »Sündenfall«?* Wien 1994; Birgit Rommelspacher: *Schuldlos – Schuldig? Wie sich junge Frauen mit Antisemitismus auseinandersetzen,* Hamburg 1995; Dan Bar-On: *Die Last des Schweigens,* Frankfurt a. M., New York 1996; Gesine Schwan: *Politik und Schuld. Die zerstörerische Schuld des Schweigens,* Frankfurt a. M. 1997; Sabine Moller/Karoline Tschuggnall/ Harald Welzer: *Opa war kein Nazi,* Frankfurt a. M. 2002.

ken Gewaltherrschaft geschwiegen hatten, daß sie keine WiderstandskämpferInnen waren, auf die wir jetzt hätten stolz sein können, das war eine Kränkung unseres Narzißmus, die schwer wog und weitreichende Folgen für den Verlauf des Generationenkonflikts hatte. In der Plötzlichkeit und Heftigkeit, mit der jetzt die Tabus von uns gebrochen wurden, hatten die von uns angegriffenen VertreterInnen der Ersten Generation wenig Chancen für einen Hiatus, in dem sie sich hätten besinnen und ihre Re-Aktionen hätten bedenken können. Wenn man heute in den vielen politischen und wissenschaftlichen Publikationen und in den Protokollen der Debatten über die »Revolte der jungen Generation« im Bundestag nachliest, spürt man die Überraschung, die Hilflosigkeit und auch die narzißtische Kränkung, die unsere radikale und generalisierende Kritik bei denen bewirkte, die von sich mit einiger Berechtigung glaubten, unter eigenen großen Verzichten und ungeheuren Anstrengungen Deutschland nach Faschismus und Krieg »wieder aufgebaut« zu haben – nicht nur für sich, sondern auch für uns. Daß wir ihre Lebensleistung nicht anerkannten, den »Wiederaufbau« vielmehr als umfassende Verweigerung eines wirklichen Neuanfangs nach dem 8. Mai 1945 kritisierten, war eine tiefe Verletzung ihres Selbstbewußtseins. Daß wir unsere Kritik als moralische Anklage vorbrachten, in der pharisäerhaften Haltung der falschen Gewißheit des »Wir-hätten-da-nicht-mitgemacht« – wo doch das Gegenteil viel wahrscheinlicher gewesen wäre –, löste Verbitterung und Aggressionen aus, die sich bis zum Haß und zum Einsatz von Gewaltmitteln (Hausverbote, Berufsverbote, Enterbungen etc.) steigern konnten.

Ich befand mich mitten in dieser Dynamik von aggressiver Anklage und aggressiver Verweigerung. Individuell gab es dafür »gute Gründe«, die aber auch wieder typisch waren. Ich kam aus einer ausgesprochenen »Nazi-Familie«: Vater hoher Funktionär der politischen Abteilung der nationalsozialistischen Volkswohlfahrt (NSV), beteiligt an der rassistischen bevölkerungspolitischen Ausrichtung der Sozialen Arbeit, Mutter ehemalige BDM-Führerin, Großvater NS-Parteirichter – eine Familie, deren Überlebende (mein Vater war als freiwilliger Soldat vor Stalingrad erschossen worden) sich strikt weigerten, sich mit ihrer Beteiligung und ihrer Mitverantwortung auseinander zu setzen. Im Gegenteil: Sie sahen sich als Opfer einer »ungerechten Entnazifizierungspolitik« und konservierten ihre NS-Gesinnungen bis in die achtziger Jahre hinein – ein typisches Beispiel für Familiengeschichten im Deutschland des zwanzigsten Jahrhunderts. Neben den oben skizzierten Enttäuschungen in der Ausbildung am Institut für Psychotherapie und der Abwehr der Lehrenden des Instituts gegen meine wachsende marxistische Kritik an den gesellschaftlichen Funktionen psychotherapeutischer Praxis (eine Kritik, die damals in allen Disziplinen und Studiengängen der Geistes- und Sozialwissenschaften und auch in weiten Bereichen der Sozialen Arbeit an der Tagesordnung war) trat nun, sich mit ihnen zu einem umfassenden Ganzen verbindend, die »Faschismus-Frage«, bezogen auf konkrete Verstrickung und Komplizenschaft des Instituts und einiger in unserer Ausbildung noch aktiver Repräsentanten in der Zeit von 1933 bis 1945 und bezogen auf den Umgang damit in den Jahren seither. Solche Fragen in einem Institut zu stellen, das aus dem »Deutschen Institut für psychologische Forschung und Psychotherapie e.V.«, dem sogenannten Göring-Institut, hervorgegangen war, dessen »Neugründung« nach 1945 von führenden Mitarbeitern des »Reichsinstituts« (ein anderes Kürzel für das »Deutsche Institut«) vorgenommen wurde (Harald Schultz-Hencke, Werner Kemper und andere) und dessen Dozenten und Lehranalytiker zum Teil ihre Ausbildung an jenem »Deutschen Institut«, an dem erklärtermaßen eine rassistisch orientierte »Deutsche Seelenheilkunde« betrieben wurde, erhalten hatten, war für mich auf diesem Hintergrund mehr als naheliegend – es war eine politische und moralische Verpflichtung. Statt über diese Geschichte mit uns AusbildungskandidatInnen von sich aus in einen offenen Dialog einzutreten, vielleicht sogar ein gemeinsames Quellenstudium mit Originaltexten und Dokumenten aus der NS-Zeit, die es doch geben mußte, zu betreiben, bestritten unsere DozentInnen jede Verbindung mit der NS-Psychotherapie und wehrten jede noch so vorsichtige Frage nach der Vergangenheit des Instituts ab.

Schultz-Hencke, so lautete die Sprachregelung am Institut, habe in aufopferungsvoller Arbeit die psychoanalytisch orientierte Psychotherapie durch die Zeit des NS-Regimes gelotst und für Deutschland gerettet. An seiner Seite Kemper, Annemarie Dührssen und andere, auch einige etwas jüngere, jetzt unsere LehrerInnen und AnalytikerInnen. C. G. Jung, der Heros- und Namensgeber der sogenannten Jungschen Gruppe am Institut, wurde uns als schützender Begleiter aus der neutralen Schweiz dargestellt, der seinen internationalen Ruf und Einfluß zum Besten der tiefenpsychologischen Psychotherapie im nationalsozialistischen Deutschland und der in Berlin verbliebenen »nichtjüdischen« Psychoanalytiker einsetzte und mit seiner Autorität schlimmeres habe verhindern können. Alle waren sie Retter und Opfer, Täter gab es unter den Psychotherapeuten des »Deutschen Instituts« scheinbar nicht. Von John Rittmeister, ihrem von den Nationalsozialisten ermordeten Kollegen, der zum aktiven Widerstand gehörte, erfuhren wir dagegen nichts.

Im Sommer 1969 fand ich durch einen merkwürdigen Zufall den Aktenbestand des »Deutschen Instituts«, der nicht so gut versteckt worden war, daß er nicht hätte gefunden werden können: ein klassischer Fall der »Wiederkehr des Verdrängten«. Die durchgehaltene Sprachregelung im Berliner Institut für Psychotherapie behauptete, daß diese Akten in den letzten Kriegsmonaten mit dem Institutsgebäude bei einem Luftangriff in Flammen aufgegangen seien. Kemper, der selbst an der Evakuierung und der Rückholung der Akten nach dem 8. Mai 1945 beteiligt war, veröffentlichte die Geschichtslüge des Instituts sogar in einem Sammelband mit autobiografischen Beiträgen deutscher Psychiater und Psychotherapeuten.[8] Das wichtigste Stück dieses Aktenfundus sind die Handakten des Institutsleiters H. M. Göring (er war ein Vetter des »Reichsmarschalls«), die den gesamten Briefwechsel Görings mit C. G. Jung enthalten. Darüber hinaus die ganze politische Korrespondenz des »Reichsleiters«. Ebenso wichtig wie die »Handakten« Görings waren die Aktenordner mit den Protokollen von Beratungen der Institutsmitglieder im Frühjahr 1945 und in den ersten Nachkriegsjahren bis zur »Neu-Gründung« des Berliner Instituts für Psychotherapie. Aus diesen Akten geht hervor, daß die Bestände des »Reichsinstituts« 1944 ins Brandenburgische »ausgelagert« wurden, um sie vor der möglichen Vernichtung durch Bomben zu retten, und daß sie nach Kriegsende wieder komplett zurückgeholt wurden. Daß sie danach nicht, wie es ein Gesetz vorschreibt, im Koblenzer Bundesarchiv abgeliefert wurden, sondern versteckt aufbewahrt wurden, kann nur die Funktion gehabt haben, die Geschichtslüge der Institutsrepräsentanten nicht zu gefährden. Vielleicht sind diese Zeugnisse der Verstrickung und Komplizenschaft im Laufe der Jahre wirklich »vergessen« worden, wie es dem »Verdrängten« üblicherweise geschieht. Ich stellte meinen Fund später Regine Lockot zur Verfügung. Was sie in ihren Veröffentlichungen zu dieser Geschichte und ihrem Umgang damit in der Nachkriegszeit ans Licht gebracht hat, stammt zum großen Teil aus diesen Dokumenten. In ihrem Buch *Die Reinigung der Psychoanalyse – Die Deutsche Psychoanalytische Gesellschaft im Spiegel*

---

[8] Kemper, W.: »Autobiographie.« In: Pongratz (Hrsg.): *Psychotherapie in Selbstdarstellungen,* Stuttgart 1973.

von Dokumenten und Zeitzeugen (1933-1957), das, wie schon ihre Dissertation *Erinnern und Durcharbeiten – Zur Geschichte der Psychoanalyse und Psychotherapie im Nationalsozialismus* wesentlich auf der Auswertung dieser Dokumente beruht, schreibt die Autorin:

»Diese Dokumente fristeten ein unbeachtetes Dasein auf dem Dachboden des Instituts für Psychotherapie, bis sie einen ›Interessenten‹ fanden, der sie an sich nahm – allerdings ohne Wissen der DPG beziehungsweise des Instituts, deren Besitzrecht ja auch nicht eindeutig war. Nun blieb der Bestand nicht in der Rumpelkammer des ›Interessenten‹ – es fand sich ein weiter ›Interessent‹ ein, der es ihm in einem unbeobachteten Augenblick stahl.« (S. 15)

Der Weg Regine Lockots zu dem Material, ohne das sie ihre Bücher nicht hätte schreiben können, verlief in Wirklichkeit folgendermaßen: Mit Klaus Holzkamp, dem Direktor des »Psychologischen Instituts« der Freien Universität Berlin, hatte ich über meinen Aktenfund gesprochen. Er schlug mir vor, daraus ein Promotionsvorhaben zu machen. Aus beruflichen und finanziellen Gründen konnte ich damals (1980) auf seinen Vorschlag nicht eingehen. Einige Zeit danach fragte Klaus Holzkamp, ob ich einer Medizinhistorikerin bei der von ihr geplanten Promotion zur Geschichte der Psychotherapie im Nationalsozialismus mit der Einsicht in das Aktenmaterial behilflich sein könnte. Ich war einverstanden, diskutierte mit Regine Lockot ihr Promotionsvorhaben, machte sie mit dem Material vertraut und gab ihr einen Schlüssel zu meiner Wohnung, damit sie tagsüber dort arbeiten konnte. Eines Abends fand ich den Schlüssel im Briefkasten und einen Zettel mit der Mitteilung, sie habe alle Akten mitgenommen, um ungehindert damit arbeiten zu können. Wir einigten uns schließlich darauf, daß die Akten nach Herstellung von zwei Kopien dem Bundesarchiv in Koblenz übergeben wurden.

Warum, wenn sie schon in ihrem ersten Buch 1985, aus welchen Gründen auch immer, ihren Weg zu den »Quellen« nicht offenlegte, veröffentlichte sie 1994 die Legende von ominösen »Interessenten«, einer »Rumpelkammer« (meiner Wohnung) und einem »unbeobachteten Augenblick«? Nachdem sie schon 1981 geklärt hatte, daß juristische Konsequenzen für mich und sie nicht zu befürchten waren?

Hier ist die Frage wichtiger, was mich bewog, meinen spektakulären Fund nicht schon 1969 dem Institut und damit der DPG auf den Tisch zu legen. Ich erinnere mich an meine Reaktion auf das Ausmaß von Verstrickung, Komplizenschaft und politischer Blindheit, das mir während der Lektüre der Dokumente deutlich wurde. Trotz aller Ahnungen und Vermutungen, die ich bezogen auf die verdrängte Geschichte des Instituts hatte, war ich von der Realität geschockt. Die nächste Reaktion war: Ich muß diese Dokumente vor dem Institut retten, das durch seine Legendenbildung, für die das »Unsichtbarmachen« der Akten aus der NS-Zeit ja die Vorbedingung war, gezeigt hatte, daß die historischen Tatsachen nicht bekannt werden sollten. Ich befürchtete, die Dokumente würden erneut verschwinden, wenn ich sie an das Institut zurückgeben würde, und fühlte mich verpflichtet, für ihre Veröffentlichung zu sorgen. Als ich 1970 Tilmann Moser kennenlernte, schlug ich ihm vor, mit ihm zusammen eine »kommentierte Dokumentation« im Suhrkamp Verlag herauszugeben. Er lehnte mit der Begründung ab, der Schaden, der für die immer noch um ihre gesellschaftliche Anerkennung kämpfende psychoanalytische Theorie und Praxis, durch eine Veröffentlichung entstehen könne, sei größer als der aufklärerische Nutzen. Alleine fühlte ich mich mit dem Projekt überfordert. Aber auch mein Wunsch, die Psychagogen-Ausbildung am Berliner Institut zu beenden, hielt mich davon ab, meine ohnehin schon eskalierenden Auseinandersetzungen durch einen »Alleingang« mit den Akten weiter zuzuspitzen. So blieben die Dokumente erst einmal bei mir in »Sicherheit«. Dann kam der Prüfungskonflikt. Nach dessen Beendigung und meinem »Abschied« vom Institut informierte ich Klaus Holzkamp über die Akten, und als er Regine Lockot zu mir schickte, war ich froh, daß jetzt diese »verdrängte Geschichte« bearbeitet werden konnte. Allerdings war ich auf mein »Verdrängtwerden« aus dieser »Bearbeitung« nicht gefaßt.

Heute bin ich der Meinung, daß es falsch war, die Akten 1969 nicht sofort veröffentlicht zu haben, denn mein geheimes Wissen um ihren Inhalt entfaltete in der Folgezeit eine problematische Wirkung in meinen Institutskonflikten.

Neben dem Aktenfund hatte ich durch Funde auf den Trödelmärkten und in Antiquariaten Veröffentlichungen des »Deutschen Instituts« gesammelt, darunter viele Ausgaben und einige komplette Jahrgänge des *Zentralblatts für Psychotherapie – Organ der internationalen allgemeinen ärztlichen Gesellschaft für Psychotherapie* gefunden, das ab 1933 zunächst von Jung und später von Göring und Jung gemeinsam herausgegeben wurde. Unter diesen Quellentexten hat die Schrift *Deutsche Seelenheilkunde – zehn Aufsätze zu den seelenärztlichen Aufgaben unserer Zeit,* herausgegeben von Göring, mit Beiträgen unter anderem von Kranefeld (dem meines Erachtens bedeutendsten Jung-Schüler in Deutschland), J. H. Schultz, H. Schultz-Hencke und L. Seif, einen besonderen Stellenwert. Diese Publikation wurde im dritten Heft (1933) des *Zentralblatts* als ein in Arbeit befindliches Manifest der Psychotherapie im nationalsozialistischen Deutschland angekündigt. In dieser Ausgabe des *Zentralblatts* drückt C. G. Jung in seinem »Geleitwort« seine Zufriedenheit darüber aus, daß seine Wahl zum Vorsitzenden der »Allgemeinen ärztlichen Gesellschaft für Psychotherapie« und die Übernahme der Leitung des *Zentralblatts für Psychotherapie* durch ihn »mit der großen politischen Umwälzung in Deutschland« zusammenfalle. Er habe sich zur Aufgabe gemacht, die »Verwirrung der Köpfe« (gemeint sind die Köpfe der VertreterInnen der unterschiedlichen tiefenpsychologischen Schulen) aufzulösen und eine »Gesamtanschauung zu schaffen, welche den Grundtatsachen der menschlichen Seele in höherem Maße gerecht wird, als es bisher der Fall war«. Im nächsten Satz wird deutlich, was Jung mit der »Verwirrung der Köpfe« meinte: »Die tatsächlich bestehenden und einsichtigen Leuten schon längst bekannten Verschiedenheiten der germanischen und der jüdischen Psychologie sollen nicht mehr verwischt werden, was der Wissenschaft nur förderlich sein kann. Es gibt in der Psychologie vor allen anderen Wissenschaften eine ›persönliche Gleichung‹, deren Nichtbeachtung die Ergebnisse von Praxis und Theorie verfälscht. Dabei soll, wie ich ausdrücklich feststellen möchte, keine Minderbewertung der semitischen Psychologie gemeint sein, so wenig als es eine Minderbewertung des Chinesen bedeutet, wenn von der eigenartigen Psychologie des fernöstlichen Menschen die Rede ist. (…) Die Psychotherapie wird sich deshalb gezwungen sehen, in ihrer Theorienbildung das Ganze der Seele ins Auge zu fassen und damit ihren Standpunkt über das Nur-Krankhafte und das Nur-Persönliche hinaus zu erweitern. Diesen Zielen sollen die Bestrebungen des Zentralblatts dienen.« (S. 139f.)

Im Anschluß an dieses »Geleitwort« wird eine »Mitteilung des Reichsführers der ›Deutschen Allgemeinen ärztlichen Gesellschaft für Psychotherapie‹« M. H. Göring abgedruckt:

»Am 15. September 1933 ist in Berlin die ›Deutsche allgemeine ärztliche Gesellschaft für Psychotherapie‹ gegründet worden. Diese Gesellschaft hat die Aufgabe, im Sinne der nationalsozialistischen deutschen Regierung alle deutschen Ärzte zusammenzufassen, die durchdrungen sind von dem Gedanken, daß der Arzt bei jeder Behandlung das Ganze der Persönlichkeit des Kranken im Auge haben muß, daß er die Seele des Menschen nicht unbeachtet lassen darf; vor allem aber diejenigen Ärzte, die willig sind, im Sinne der nationalsozialistischen Weltanschauung eine seelenärztliche Heilkunst auszubilden und auszuüben.

Die Gesellschaft setzt von allen ihren schriftstellerisch und rednerisch tätigen Mitgliedern voraus, daß sie Adolf Hitlers grundlegendes Buch ›Mein Kampf‹ mit allem wissenschaftlichen Ernst durchgearbeitet haben und als Grundlage anerkennen. Sie will mitarbeiten an den Werken des Volkskanzlers, das Deutsche Volk zu einer heroischen, opferwilligen Gesinnung zu erziehen.« (S. 140f.)

Göring berichtet sodann über einen von ihm eingesetzten »vorläufigen Ausschuß«, in den er unter anderem Schultz-Hencke, Kranefeldt und Viktor von Weizsäcker berufen hatte. Die Mitglieder dieser Gruppe waren zum großen Teil auch die Autoren der angekündigten programmatischen Schrift »Deutsche Seelenheilkunde«, die im Februar 1934 bei Hirzel in Leipzig veröffentlicht wurde. Im Vorwort schreibt Göring:

»Das wichtigste ist, daß jeder bestrebt ist, seine Gedanken dem nationalsozialistischen Staate dienstbar zu machen, in Übereinstimmung mit der Idee Adolf Hitlers zu denken, zu arbeiten und seine Heilkunst auszuüben. Das ist auch das beste Bindeglied zwischen den verschiedenen Richtungen und gibt die Gewähr für ein fruchtbringendes Zusammenarbeiten. Nicht eine politische Gesinnung, nicht eine intellektuelle Verarbeitung der Leitsätze und Gedanken des Führers, sondern ein tatsächliches Bekenntnis zu seinem Werk, ein erlebnismäßiges Einordnen der nationalsozialistischen Idee soll aus den folgenden Aufsätzen sprechen. (...) Wir Psychotherapeuten wollen zeigen, daß auch wir gewillt sind, an dem Aufbau des neuen Reiches mitzuwirken, dadurch daß wir an der Gestaltung einer deutschen Seelenkunde arbeiten.« (S. 7)

Unter diesem Motto versammeln sich in der Publikation »richtungsweisende« Beiträge mit Titeln, die für sich sprechen: »Die nationalsozialistische Idee in der Psychotherapie« (Göring) / »Die Polarität, ein Grundproblem im Werden und Wesen der deutschen Psychotherapie« (Heyer) / »Freud und Jung« (Kranefeld) / »Die Bedeutung von Ludwig Klages und Hans Prinzhorn für die deutsche Psychotherapie« (Haeberlin) / »Volksgemeinschaft und Neurose« (Seif) / »Der Joga und die deutsche Seele« (Schultz) / »Die dialektische Charakterkunde als Ergebnis der kulturellen Krise« (Künkel) / »Die Tüchtigkeit als psychotherapeutisches Ziel« (Schultz-Hencke) / »Neue Richtung, neue Bindung« (Hattingberg) / »Aufgaben und Wege zu einer deutschen Seelenheilkunde« (Cimbal). (S. 9)

Interessant ist, wie sich in diesem Kontext die Autoren Kranefeld und Schultz-Hencke positionieren. Hinter dem unverfänglichen Titel »Freud und Jung« verbirgt sich eine Diskriminierung Freuds in der Diktion des wissenschaftlichen Antisemitismus und eine Anpreisung C. G. Jungs, dessen Prädestination als Leitfigur einer »deutschen Seelenheilkunde« hervorgehoben wird. Der Text von Harald Schultz-Hencke ist ein offenes Bekenntnis zu rassistischen und rassenhygienischen Zielsetzungen der nationalsozialistischen Bevölkerungspolitik. Die Ziele der Psychotherapie seien »weltanschaulich und nicht wissenschaftlich bedingt«, schreibt er und legt davon eine Probe ab:

»In der Psychotherapie bestimmen Wertgefühl, Wille, Blut, Leben das Ziel und nicht die Wissenschaft. Auch die Gesundheit ist nicht etwa Wert an sich. Sie ist nicht unter allen Umständen ein Wert, der verwirklicht werden muß. Sie hat sich der Welt der Werte überhaupt einzufügen, wie sie ihren Niederschlag in einer Weltanschauung finden. Und diese ist stets wesentlich politisch mitbestimmt. Von dieser Seite her also hat ein Volk einen Anspruch darauf, daß auch die psychotherapeutischen Wertsetzungen der Gesamtheit der Werte eingeordnet werden. Auf keinen Fall sollte sich der, der bloß Wissenschaftler zu sein glaubte, wundern, wenn ein Volk in Zeiten der Not jene Einordnung der psychotherapeutischen Zielsetzungen fordert. Zum mindesten sollte die Wissenschaft von sich aus immer wieder bereit sein, die Zielsetzungen zu überprüfen, mit denen sie in die Praxis hinein geht. So allein wird sie sich auch vor denen rechtfertigen können, die ihr die Existenz gewährleisten. Denn der Wissenschaft ist ja zunächst nur Freiheit zur Forschung gegeben, damit aber noch nicht völlige Handlungsfreiheit.

Wenn hier also die Tüchtigkeit in den Mittelpunkt der psychotherapeutischen Zielsetzung gestellt wird, so geschieht dies im Dienste freiwilliger Selbstbesinnung einer wissenschaftlichen Disziplin auf ihre zusätzlichen Wertbestandteile.« (S. 85)

Zur Tüchtigkeit, schreibt Schultz-Hencke, gehöre in erster Linie Kraft, die der Einzelne »in Zucht, Ordnung, Disziplin formen können soll«, um sich mit dieser Kraft in die Gemeinschaft einzuordnen, der er verpflichtet und verbunden sei. »Nicht, weil er von außen dazu getrieben wird, weil er leider eigenes Genießen verlassen und sich lästigem

Opfer zuwenden muß, sondern weil er nur wirklich leben und sich selbst entfalten kann, wenn er sich mit seinen Fähigkeiten in den Dienst dessen stellt, was mehr ist als er« (S. 85f.), heißt es weiter. Der neurotische Mensch aber habe seine expansiven Kräfte nicht beieinander, sie seien vielmehr in seiner Symptomatik gebunden und würden so der Mitwelt entzogen. Wenn es der Psychotherapie gelinge, die neurotisch gebundene Kraft zu befreien, mache sie damit der Gemeinschaft ein Geschenk. Im weiteren Verlauf seiner Argumentationen schlägt Schultz-Hencke vor, Theorie und Praxis der Psychotherapie danach zu beurteilen, »welches Maß an Untüchtigkeit sie in Tüchtigkeit zu verwandeln vermögen« und welche Möglichkeiten sie böten, die erfolgreich »entfalteten expansiven Kräfte am besten zu disziplinieren«. Um diese Beurteilung vor allem geht es dem Autor in seinen weiteren Ausführungen:

»Psychoanalyse, abgesehen von ihrer spekulativen und theoretischen Verfahrenheit, ist die Lehre vom gehemmten Menschen. Nicht mehr, aber auch nicht weniger. Sie ist eigentlich eine Desmologie und ihre Methode ist die der Desmolyse. Sollten die orthodoxen Anhänger der Psychoanalyse darauf beharren, ihre spekulativen Theorien unter allen Umständen vor dem berechtigten Zerfall zu bewahren, und nur dieses Ganze von empirischer Wahrheit, Begriffsschiefheit und Spekulation ›Psychoanalyse‹ zu nennen, so wird deren verifizierbarer Grundbestand eben einen neuen Namen erhalten müssen. Es kann keine Rede davon sein, daß die Wissenschaft sich ihrer unzulänglichen Begriffswelt anpassen wird.« (S. 91f.)

Schultz-Hencke wirft der Psychoanalyse vor, durch »zu viel Spekulation, Begriffsschiefheit und theoretische Abwegigkeit, besonders durch die Libido-Theorie und den ›Pansexualismus‹« ein in der Gesellschaft gegen die Psychotherapie verbreitetes Vorurteil befördert zu haben, demzufolge die psychotherapeutische Aufhebung der neurotischen Gehemmtheit zur »Hemmungslosigkeit« führe. »Die Libido-Theorie wird also fallen müssen«, schreibt er, »und mit ihr alle zusätzlichen Spekulationen und korrespondierenden Begriffsschiefheiten. Was dann an neuer, vertiefter Einsicht in die Neurosenstruktur bleibt, ist immer noch großartig und erstaunlich genug.« (S. 93) Mit diesen Sätzen kündigt Schultz-Hencke mit direkter Bezugnahme auf die nationalsozialistische Volksgemeinschaftsideologie und Bevölkerungspolitik seine »neo-psychoanalytische« Wende an. Im Mittelpunkt der psychotherapeutischen Theorie und Praxis müsse das Studium der »Gehemmtheit« stehen und die Methoden zu ihrer Beseitigung. Die Psychoanalyse sei dafür unbrauchbar, weil sie sich aufs Schwerste belastet hätte: Durch die »unhaltbare einseitige und überflüssige Libido-Theorie, durch ihre Stellungnahme für die Kriminellen (»der Kriminelle wird durch sie weitgehend exkulptiert«), durch die Behauptung »die Religion stamme aus dem Ödipus-Komplex« und durch »eine besondere psychoanalytische Pädagogik«. All dies habe mit Wissenschaft nichts zu tun, sei vielmehr das Ergebnis der Weltanschauung psychoanalytischer Forscher, die sie mit ihrer Wissenschaft vermengten: »Sie nehmen Stellung für den Kriminellen und glauben Wissenschaft zu treiben. Sie nehmen Stellung gegen die Religion und glauben, nur Folgerungen aus der Eigengesetzlichkeit der Kinderseele zu tun. (...) Wer eine psychoanalytische Pädagogik aufbauen will, schädigt den Ruf einer soliden, ihrer Grenzen bewußten Psychologie des gehemmten Menschen, einer legitimen Desmologie. Entweder ist er methodologisch nicht geschult genug, den Widersinn einer psychoanalytischen Pädagogik zu sehen, oder er hat aus weltanschaulichen Gründen ein Interesse am Überwiegen einer Pseudopsychologie.« (S. 95ff.)

Schultz-Hencke beschließt seinen Grundsatzartikel mit einer scheinheiligen Verteidigung der »Standesehre des Psychologen«, in der es ihm darum geht, den Psychoanalytikern die »Ehre« abzuschneiden:

»Darin liegt die Standesehre des Psychologen, daß er sein Fach beherrscht. Das aber heißt auch, seine Grenzen kennen. Grenze, nicht scheinbare Grenzenlosigkeit gibt Würde. Man muß sein methodologisches Werkzeug sauber instand halten. Wenn man eine Brille braucht, muß man sie regelmäßig putzen. Mag das dann nicht immer und vollkommen gelingen. Die Ehre liegt im Bemühen, nicht im Erfolg. Das Bemühen aber muß da sein. Wer das große, neue und wunderbare Gebiet der seelischen Entwicklungsgeschichte der Menschen mit bearbeiten darf, praktisch und forschend, hat es nicht nötig, von diesem Punkt aus gleich die ganze Welt erschüttern zu wollen!« (S. 97)

Das ist mehr als vorauseilender Gehorsam und kann mit »Gleichschaltung« nicht erklärt werden. Hier wittert ein Emporkömmling seine Chancen und nutzt sie »ungehemmt« durch moralische und ethische Skrupel in denunziatorischer Weise gegenüber den von ihm als Konkurrenten empfundenen Berufskollegen. Aus den Handakten Görings geht hervor, daß Schultz-Hencke sich ihm unmittelbar nach der »Machtergreifung« der Nationalsozialisten als Informant und Berater angeboten hat, dessen Kenntnisse der Psychoanalyse und der psychoanalytischen Szene in Deutschland für die auf ihre Eliminierung gerichteten Strategien der »Deutschen Seelenheilkunde« gebraucht wurden.

Meine Vermutungen zur Geschichte des Instituts hatten sich durch das Studium der gefundenen Akten und Quellentexte auf bestürzende Weise bestätigt. Ich brauchte nun eigentlich nicht weiter zu fragen, denn die Antworten lagen auf dem Tisch. Aber obwohl ich die Antworten ja nun alle wußte, hörte ich nicht auf zu fragen. Es verschaffte mir ein Gefühl der Genugtuung, die Repräsentanten des Instituts und der »schweigenden Generation« immer wieder der Lüge zu überführen, die ein Teil ihres Schweigens war. Die »Faschismus-Frage« hatte sich verselbständigt, war zu einem Mittel der »Entlarvung« geworden, zu einem Ritual der »Überführung« der verstockten Täter. Es war eine infantile Haltung, die an einem wirklich aufklärerischen Dialog nicht mehr interessiert war, sondern an der Wiederholung des ewig Gleichen. Die Strategie der Konfrontation, so individuell sie auch jeweils motiviert war, hatte sich zu einer verallgemeinerten Form dieses Generationenkonflikts »habitualisiert«, die fast überall dort anzutreffen war, wo dieser Konflikt konkrete Formen annahm. Bleibt zu fragen, warum die Lehrenden des Instituts als die »Älteren« und »Erfahrenen«, die sich zudem noch in materiell gesicherten und gesellschaftlich anerkannten Positionen befanden, nicht in der Lage waren, durch ein Annehmen der Fragen zu einem Zeitpunkt, als sie noch wirkliche Fragen waren, aber auch zu jedem späteren Zeitpunkt, das Ritual zu öffnen und die im Generationenkonflikt statisch festgerannte »Kommunikation« wieder zu lebendigem Fließen zu bringen. Warum konnten sie meine/unsere Fragen nicht als eine Chance verstehen, sich von ihrem lastenden Schweigen zu befreien und damit den Weg zu einer fruchtbaren, ihnen, uns und der ganzen Gesellschaft förderlichen und wohltuenden »Aufarbeitung« zu eröffnen? Nicht der nationalsozialistischen Gewaltherrschaft, die kann man, wie Adorno schon in den fünfziger Jahren feststellte, nicht »aufarbeiten« – sondern des eigenen Umgangs mit ihr, vor allem im Her-Nach.

Die Aussage, die ich zum Titel dieses Beitrags gemacht habe, erfolgte in einem Wortwechsel mit einem »Jungianer« des Instituts, der mir auf meine schon wiederholt gestellte Frage nach der Haltung von C. G. Jung zum Nationalsozialismus und speziell zu Hitler abweisend antwortete, das seien alles immer wiederholte diffamierende Gerüchte von Gegnern der Jungschen Lehre. Als ich ihn auf die immer aggressiver werdenden Reaktionen von Institutsrepräsentanten auf meine Fragen und Diskussionsbeiträge aufmerksam machte, kam seine Bemerkung: »Wenn Sie ins Zentrum des Verdrängten stechen, dürfen Sie sich über die Reaktionen nicht wundern...« In dieser Antwort steckt das Eingeständnis, daß die abgewehrten Fragen eine Berechtigung haben, daß ihre möglichen Antworten die Inhalte des Verdrängten sind, die virulent werden durch die massive Ansprache von außen und mit beträchtlichem psychischen Energieaufwand »unter der Decke gehalten« werden müssen. Das eisige Schweigen, die aggressiven Zurückweisungen wären so gesehen Abwehrmechanismen zur Aufrechterhaltung des bedrohten psychischen Gleichgewichts. Die Inhalte des Verdrängten wären die Erinnerung an das eigene Verstricktsein und die damit verbundenen Schuldgefühle. Auch das wäre ein habitualisiertes Muster der sich angegriffen fühlenden und tatsächlich angegriffenen Generation der Schweigenden. Im Institut für Psychotherapie, im Bundestag, in den Universitäten und Verwaltungen, in Kirchen und Berufsorganisationen – überall konnte man diesem Muster begegnen.[9]

Aber während in den Universitäten und Hochschulen, in Kirchen, Gewerkschaften, Jugendverbänden, den Nachwuchsorganisationen der Parteien und in Praxisfeldern der Sozialen Arbeit dieser Generationenkonflikt öffentlich und unter vielen Beteiligten ausgetragen wurde, versuchte das Berliner Institut für Psychotherapie, mit einem Exempel an dem ersten Ausbildungskandidaten, der dieses »Außen« auch im »Innen« zu entfalten versuchte, die die Gesellschaft bewegende Auseinandersetzung zwischen den Generationen im Keim zu ersticken. Nach der Einschätzung von Alexander Mitscherlich war das durchaus kein Berliner Sonderweg, sondern das übliche Verhalten in den Vereinigungen und Instituten der tiefenpsychologischen Psychotherapie – nur daß bei ihnen keine Exempel statuiert werden mußten, weil es eine kristallisierende Repräsentanz des »Außen« bei ihnen nicht gab. Allerdings hatte auch keines der anderen Ausbildungsinstitute eine mit dem Berliner Institut vergleichbare Geschichte im Nationalsozialismus, so daß dieser Konfliktfokus, den ich für den bedeutendsten in der Auseinandersetzung zwischen den etablierten Kräften der Gesellschaft und der

---

[9] Trotz aller mit großem Stimmaufwand vergebrachten Fragen und allen lauten Antworten bestand zwischen der Ersten und der Zweiten Generation eine von beiden Seiten errichtete und aufrecht erhaltene »Mauer des Schweigens«.

Achtundsechziger-Bewegung halte, in den anderen Instituten eine solche Brisanz vielleicht nicht entwickeln konnte.

Das Berliner Institut war vor 1933 die bedeutendste psychoanalytische Forschungs- und Ausbildungsstätte und neben Wien die – auch von Freud so gesehene – wichtigste Pflanzstätte der Psychoanalyse. Daß dieses Institut von den Nazis übernommen und »gleichgeschaltet« werden konnte, daß seine in Deutschland verbleibenden Repräsentanten es nicht unter Protest selbst auflösten, entsprach der üblichen Praxis von ungezählten Institutionen, Vereinigungen und Verbänden, die, statt gleich am Anfang, als die NS-Herrschaft noch nicht fest etabliert war, in einen durchaus chancenreichen Widerstand zu gehen, sich auf einer Skala von stummer Unterwerfung, vorauseilendem Gehorsam und opportunistischer, den eigenen Vorteil suchender Zustimmung, den Nationalsozialisten zur Verfügung stellten.

Daß die PsychotherapeutInnen im nunmehr von Göring geleiteten »Deutschen Institut« sich unter demütigenden Bedingungen an Theorie und Praxis einer »deutschen Seelenheilkunde« beteiligten, mit Schuldgefühlen gegenüber ihren aus dem Institut und aus Deutschland vertriebenen jüdischen und marxistischen KollegInnen, wiegt allerdings schwer. Hinzu kam die diskriminierende Arroganz des nationalsozialistischen Hoffnungsträgers Harald Schultz-Hencke und der ebenfalls diskriminierende Führungsanspruch durch die Vertreter der analytischen Psychologie C. G. Jungs, die jetzt durchaus triumphierend den Ton angaben. Psychoanalyse, analytische Psychologie und die schon deutlich akzentuierten Ansätze der sich später neo-analytisch nennenden Schultz-Hencke-Richtung – alle vereint in der »Deutschen Seelenheilkunde« unter arisch-rassistischen und antisemitischen Vorzeichen, repräsentiert durch den »Reichsleiter« Matthias Heinrich Göring. Das war, auf einen kurzen Begriff gebracht, das dominante Bild des Berliner Instituts während der »Zwölf Jahre«.

Bei aller Verstrickung und Komplizenschaft, die kaum zu vermeiden war, wenn man im nationalsozialistischen Deutschland jede Stufe der Eskalation der Gewaltherrschaft hinnahm, war das nicht zuletzt dennoch auch Überleben unter extremen Bedingungen. Das von heute aus gesehen größere Elend begann mit dem Vertuschen, Verschweigen und schließlich Verdrängen dieser Erfahrung, mit ihrer Umdeutung, die schließlich zur großen Lebenslüge wurde. Die geschulten und erfahrenen Psychotherapeuten haben nicht nur die Zäsur vom 8. Mai 1945 als eine Chance zur inneren Befreiung von den Wirkungen des Lebens und

Überlebens im nationalsozialistischen Deutschland nicht genutzt, sondern auch die mit der Achtundsechziger-Bewegung gegebene zweite Chance durch ihre unfruchtbare Verweigerung vertan.

Mein Protest/unser Protest war »unreif«, weil er sich in den Schuldvorwurf und in Entlarvungsaktionen gegen die RepräsentantInnen unserer Elterngeneration verrannte und damit sein emanzipatorisches Ziel zu einem guten Teil verspielte, bei aller inhaltlichen Berechtigung unserer Kritik, die auch heute nicht zurückgenommen werden muß und aus der trotz aller Fixierungen im Generationenkonflikt schließlich bedeutende gesellschaftliche Veränderungen erwuchsen. »Erwachsen« wären wir aber erst dann gewesen, wenn unsere Kritik auf die Verurteilung hätte verzichten können, wenn wir beharrlich den Schweigenden und Verschweigenden einen offenen Dialog hätten anbieten können. Das haben wir nicht vermocht, und das sehe ich heute als ein Versagen vor einer großen historischen Herausforderung an. Die Frage, warum die Repräsentanten der Ersten Generation den Dialog nicht angeboten haben, sondern ihre Macht nutzten, um ihr Schweigen zu retten, warum sie nicht emanzipatorisch mit ihrer Vergangenheit umgegangen sind und es versäumt haben, uns einen unbelasteteren Weg in die Zukunft zu eröffnen, bleibt dennoch.

Weil wir – und damit meine ich jetzt beide Seiten dieses historischen Generationenkonflikts – die uns gestellte Aufgabe, die Nachkriegszeit mit einer nachgeholten Selbstbefreiung von den Weiterwirkungen des Faschismus zu beenden, nicht gelöst haben, müssen sich gegenwärtig die Dritte und Vierte Generation mit diesem Erbe abmühen. Mit einigem Erfolg konnten und können wir, die heutigen Repräsentanten der älteren Generation, an einem sensibleren und erhellenderen Umgang der jüngeren mit der traumatisierenden epochalen Erfahrung der nationalsozialistischen Gewaltherrschaft mithelfen, was meines Erachtens der gesellschaftliche Diskurs über den Nationalsozialismus und seine Folgen in Deutschland seit Mitte der achtziger Jahre zeigt. Diese Entwicklung macht mich zuversichtlich, trotz aller Erscheinungsformen eines neuen/alten rassistischen Rechtsradikalismus, der uns jeden Tag wieder neu vor Augen führt, daß wir auch heute noch nicht zur »Tagesordnung« übergehen können.

VI. Schlußbetrachtung

Meine Erinnerungen an die konfliktreichen Jahre im Berliner Institut für Psychotherapie zeichnen ein merkwürdiges Bild: Wie kein anderer der im Institut vertretenen Angehörigen der Zweiten Generation bewegte ich mich im »Außen«, im Zentrum der Revolte. Von dort kam ich an mehreren Abenden in der Woche ins »Innere« des Instituts und bewegte mich dort in einer merkwürdig abgeschlossenen Welt, in der die tiefenpsychologische Deutung von Grimms Märchen auf jeden Fall wichtiger war als die Inhalte der im »Außen« stattfindenden gesellschaftlichen Auseinandersetzungen und eine aufhellende historisch-analytische Arbeit an der Geschichte des Instituts und der Psychotherapie seit 1933. Diese eigenartige Abdichtung des »Innen« gegen das »Außen« verlangte von mir eine Spaltung/Abspaltung, die ich nicht vollziehen konnte und wollte. Zum »Außen« gehörte auch meine radikal-sozialistische Praxis und Theorie in Brennpunkten der Sozialen Arbeit. Die Erfahrungen, die ich dort machte, konnte ich nicht, wie es von mir verlangt wurde, an der Tür zum »Innen« des Instituts ablegen, zumal ich immer wieder auf Belege stieß, die mir zeigten, daß dieses »Innen« in die Auseinandersetzungen im »Außen« hineingehörte. Aber diese für die Zeit »typische« polarisierte Struktur war kein Naturereignis, sondern von den in dieser Struktur agierenden Menschen hergestellt und aufrecht erhalten. Der zeitgeschichtliche Kontext und das subjektive Handeln der Individuen gehören zusammen. Mit einem Zitat aus meinem Essay »Gesellschaftskritik, Biografie und Zeitgeschichte«,[10] in dem dieses Verhältnis reflektiert wird, möchte ich mein Nachdenken über einen vielleicht exemplarischen Generationenkonflikt beenden:

»Zwar sind alle Menschen jeweils ›Kinder ihrer Zeit‹, (…) aber der/die Einzelne geht als Subjekt, das für sein/ihr Denken und Handeln individuelle Verantwortung trägt, tragen muß, in seiner/ihrer Zeit nicht einfach auf, und die zeitgeschichtliche Kontextualisierung individueller Biografie, so unerläßlich sie für jeden Versuch des Verstehens ist, darf nicht zur Legitimation des eigenen Versagens, der eigenen Blindheiten, Fehleinschätzungen und Verstrickungen dienen.« (S. 82)

---

[10] In: *Psychologie und Gesellschaftskritik*, 25. Jahrgang, Nr. 100/2001, Gießen 2002.

VII. Literatur

Kappeler, M., Gesellschaftskritik, Biografie und Zeitgeschichte, in: *Psychologie und Gesellschaftskritik,* 25. Jahrgang, Nr. 100/2001, Gießen 2002

Kappeler, Holzkamp, H. Osterkamp: *Psychologische Therapie und politisches Handeln,* Frankfurt/M., 1977

Psyche – Zeitschrift für Psychoanalyse und ihre Anwendungen, hrsg. von Alexander Mitscherllich, 24. Jg. Heft 7, Juli 1970, Stuttgart

Kemper, W.: Autobiografie, in: Pongratz (Hrsg.): *Psychotherapie in Selbstdarstellungen,* Stuttgart 1973

Lockot, R.: *Erinnern und Durcharbeiten – Zur Geschichte der Psychoanalyse und Psychotherapie im Nationalsozialismus,* Frankfurt/M. 1985

Lockot, R.: *Die Reinigung der Psychoanalyse – Die Deutsche Psychoanalytische Gesellschaft im Spiegel von Dokumenten und Zeitzeugen (1933-1957),* 1994

Zentralblatt für Psychotherapie – Organ der internationalen allgemeinen ärztlichen Gesellschaft für Psychotherapie, Leipzig 1933

Göring, M., H. (Hrsg.): *Deutsche Seelenheilkunde – zehn Aufsätze zu den seelenärztlichen Aufgaben unserer Zeit,* Leipzig 1934

Elisabeth Müller-Brühn

Geschichte und Entwicklung der analytischen Kinder- und Jugendlichen-Psychotherapie

I. Der Weg der analytischen Kinderpsychotherapie Von den Anfängen der Kinderanalyse und zur Problematik der Psychagogenausbildung

»Die Analyse des Kindes und des Erwachsenen haben gleichen Zweck und gleiches Ziel: die Wiedererlangung der seelischen Gesundheit, die Herstellung des durch uns bekannte und unbekannte Eindrücke erschütterten psychischen Gleichgewichtes.« Mit dieser Feststellung leitete die Wiener Kinderanalytikerin Hermine Hugh-Hellmuth ihren Vortrag »Zur Technik der Kinderanalyse« ein, den sie auf dem VI. Internationalen Psychoanalytischen Kongreß in Den Haag 1920 gehalten hat. Unter den Zuhörern befanden sich auch Anna Freud und Melanie Klein. In ihrem Vortrag behandelte Hugh-Hellmuth die zentralen Themen der psychoanalytischen Therapie mit Kindern, über die seither nachgedacht, geforscht und teilweise auch kontrovers diskutiert wird: Das Arbeitsbündnis, die Rolle des Spiels, Übertragung, Widerstand, Deutung und die Arbeit mit den Eltern gehören auch heute zu den Schwerpunkten der Seminare zur Technik analytischer Kinder- und Jugendlichen-Psychotherapie. Auch zu der schwierig und komplex gewordenen Frage der wöchentlichen Stundenzahl nimmt Hugh-Hellmuth Stellung.

Kurz vor Den Haag sprach Freud 1918 auf dem internationalen Kongreß in Budapest voraussehend über die Notwendigkeit der Schaffung von Institutionen für die psychoanalytische Behandlung von Erwachsenen und Kindern – »Kindern, denen nur die Wahl zwischen

Verwilderung und Neurose bevorsteht« und die »durch Analyse widerstands- und leistungsfähig« zu erhalten seien (Freud, 1919a, S. 193).

In Wien wurde 1924 unter Leitung von Helene Deutsch, Siegfried Bernfeld und Anna Freud mit einer geregelten Ausbildung von psychoanalytischen Kindertherapeuten für Pädagogen begonnen. Besonders in Wien sahen die Kinderanalytiker dieser frühen Periode in der Einflußnahme auf die Erziehung einen Weg zur Verhütung kindlicher Neurosen. Siegfried Bernfeld und Willi Hoffer[11] gehörten zu jenen Pionieren der Kinderanalyse, die durch Vorträge für Pädagogen und Erzieher aufklärend wirkten. Aus der Entdeckung der Bedeutung von Kindheitserfahrungen für die Entstehung der Neurosen entwickelten sich die kinderpsychoanalytische Therapie, die Anwendung der gewonnenen Erkenntnisse auf die Pädagogik sowie die Ausarbeitung einer psychoanalytischen Entwicklungstheorie. Diese Bereiche umfaßten in den ersten 45 Jahren das Aufgabengebiet der kinderanalytischen Forschung um Anna Freud. – Am Berliner psychoanalytischen Institut wurde der psychoanalytischen Arbeit mit Kindern Anfang der 1920er Jahre besonders unter Karl Abraham großes Interesse entgegengebracht. 1923 wurden von Max Eitingon Ausbildungsrichtlinien für psychoanalytische Therapeuten, die auch die Ausbildung von Kinderanalytikern beinhalteten, vorgelegt und beschlossen. In den Zulassungsbedingungen war festgehalten, daß »für die Vorbildung des Kinderanalytikers ... an Stelle der medizinischen eine entsprechend gründliche theoretische und praktische pädagogische treten kann, die auch Kinderpathologie umfaßt« (Oberborbeck, 1994, S. 108).

---

[11] Wilhelm Hoffer (1897-1967), Dr. med. et. phil., war 1919 Mitarbeiter von Sieg-fried Bernfeld, im »Kinderheim Baumgarten«, dem »ersten Experiment zur Anwendung psychoanalytischer Erkenntnisse auf die Erziehung« (Mühlleitner, 1992, S. 152). Über Siegfried Bernfeld kam Hofter zur Psychoanalyse. Er wurde 1923 Mitglied der Wiener Psychoanalytischen Vereinigung (WPV). Hoffer war weiterhin Bernfelds Mitarbeiter im »Jüdischen Institut für Jugendforschung und Erziehung«. Ab 1935 gehörte Hoffer zum Lehrinstitut der WPV. 1938 emigrierte Hoffer und arbeitete als beratender Arzt am *Anna Freud Centre* (früher *Hampstead Child Therapy Clinic)* und war Mitherausgeber der Zeitschrift *Psychoanalytic Study of the Child* (früher: *Zeitschrift für psychoanalytische Pädagogik).* Hoffer war außerdem (1949-1960) Herausgeber des *International Journal of Psychoanalysis.* Nach dem Zweiten Weltkrieg unterstützte Hoffer ganz wesentlich neben international angesehenen Analytikern das 1960 gegründete Sigmund Freud-Institut in Frankfurt am Main in seinem Bemühen, international Anschluß zu finden. Hoffer starb 1967 in London.

Melanie Klein, die 1920 nach Berlin kam und, ermutigt durch Ferenczi, sich der Arbeit mit Kindern widmete, entwickelte hier ihre psychoanalytische Spieltechnik, die insbesondere die Analyse sehr junger Kinder ermöglichte. Zur damaligen Zeit hielten die Kinderanalytiker in Wien die Analyse von kleinen Kindern wegen deren noch instabilen psychischen Struktur für nicht angebracht. Klein dagegen, deren Interesse sich vor allem auf frühe infantile Phantasien und Ängste und die Beziehung zu den ersten Objekten richtete, setzte das Spiel des Kindes der freien Assoziation gleich und stellte fest, daß sofortige Deutungen des ihr vom Kind angebotenen Materials, das die Angst des Kindes symbolisierte, sich rasch Angst mildernd auswirkten. Die theoretischen Positionen, die sie aufgrund ihrer Beobachtungen und Erkenntnisse einnahm – die Vorverlegung der Entstehung des Ödipuskomplexes und der Überich-Bildung –, einschließlich ihrer Technik, trafen besonders bei den Wiener Analytikern auf starken Widerstand und führten bereits in Berlin, insbesondere aber später in London, zu der bekannten jahrelangen Kontroverse mit Anna Freud bzw. zu getrennten Schulrichtungen (vgl. King/Steiner, 1991).

Anna Freud betrachtete das Spiel vor allem aus entwicklungspsychologischer Sicht und sah in ihm die unterschiedlichen Bemühungen des Kindes, innere und äußere Konflikte zu bewältigen. Die Bedeutung des Spiels liegt für Anna Freud insbesondere in dem wachsenden Vermögen des Kindes, Autonomie und Selbstvertrauen zu gewinnen.

Nach dem Tod von Karl Abraham 1925, und nachdem Melanie Klein 1926 nach London gegangen war, verebbten in Berlin die spannungsreichen Diskussionen. Die weitere kinderanalytische Arbeit in Berlin war nun weitgehend an der Wiener Schule orientiert.

Ab 1933 verlor mit der Ausbreitung des Nationalsozialismus, der Emigration jüdischer Mitglieder bzw. Kinderanalytiker und der immer schwächer werdenden Deutschen Psychoanalytischen Gesellschaft (DPG) die junge, aufstrebende Bewegung – wie Anna Freud die Pionierarbeit der Kinderanalyse nannte – zunehmend an Halt.

Ich habe diese Anfänge der Kinderanalyse kurz skizziert, weil die Geschichte der analytischen Kinder- und Jugendlichen-Psychotherapie nur vor dem Hintergrund dieser Vorgänge am Berliner Institut zu verstehen ist.

Die Ausbildung zum analytischen Kinder- und Jugendlichen-Psychotherapeuten begann als Psychagogenausbildung 1948 und ist eng mit Felix Boehm verknüpft. Auf dem Münchner psychoanalytischen Kongreß 1913 war Boehm als 22jähriger Freud erstmals begegnet. Nach seiner in München begonnenen Lehranalyse kam er 1919 nach Berlin, war Analysand von Abraham und ein geschätzter, auch wissenschaftlich arbeitender Analytiker und seit 1923 Dozent am Institut. Von Anfang an erlebte Boehm alle Phasen der Pionierzeit der Kinderanalyse mit und kannte ihre Repräsentanten. Offenbar war er auch von Melanie Kleins Ideen und ihrer Technik angetan – er hätte anderenfalls kaum seine Tochter Melanie Klein zur Analyse überlassen. Die anfänglich positive Wertschätzung gegenüber Boehm, der als einer der hervorragendsten Schüler Abrahams galt, verblaßte zunehmend im Zusammenhang mit den Geschehnissen am Berliner Institut seit 1933. Freud nannte ihn einen »Indifferenten«, als er mit Eitington – damals Direktor des Berliner Psychoanalytischen Instituts – über dessen Nachfolge sprach und vorschlug, Boehm die Leitung des Instituts übergangsweise zu übergeben.

Freud sah darin – falls das Institut nicht geschlossen werde – eine Möglichkeit, »die ungünstigen Zeiten zu überstehen«. Freud zog auch in Erwägung, »daß innere Gegner wie Schultz-Henke sich des Instituts bemächtigen und ihren Absichten dienstbar machen« könnten; er sprach sich für diesen Fall eindeutig für die »Disqualifizierung« des auf diese Weise »mißbrauchten« Instituts durch Ausschluß aus der Internationalen Psychoanalytischen Vereinigung (IPV) aus. Boehm stellte sich ganz auf die Seite Freuds und erklärte, daß er mit Schultz-Henke nie im Vorstand zusammenarbeiten werde (Freud, zit. nach Lockot, 1994, S. 28f).[12]

Harald Schultz-Henke, der als einer der bedeutendsten Vertreter der Neo-Psychoanalyse gilt, kam 1927 als Dozent an das Berliner Institut. Die Grundposition der von ihm entwickelten Richtung der Neo-Psychoanalyse stellt eine Verschmelzung (»Amalgamierung») von Gedankengängen der Psychoanalyse Freuds, der Individualpsychologie Adlers und der komplexen Psychologie Jungs dar. Von der Psychoanalyse Freuds weicht die Neo-Analyse in den grundlegenden Positionen der

---

[12] Anna Freud war zunächst geneigt, Boehm wegen seiner schwierigen Verhandlungsposition gegenüber den NS-Behörden 1936/37 Verständnis entgegenzubringen: »Seine Situation« – schreibt sie an Jones – »ist eine sehr schwierige, ich kann sie sehr gut verstehen, aber es wird wahrscheinlich viele unter uns geben, die ihm den Entschluß, den er jetzt fällt, sehr übelnehmen werden.« (Lockot, 1994, S. 45) (Es ging um die Übernahme des Berliner Psychoanalytischen Instituts in das »Reichsinstitut« und das Fortbestehen der DPG in der IPV.) Später hielt sie ihn eher für oppurtunistisch und mit der Situation überfordert. Die Mitgliedschaft der DPG in der IPV endete 1938.

Metapsychologie und der Libidotheorie ab und gründet ihre Theorie im wesentlichen auf die Lehre von Antriebserlebnissen, die während der Entwicklung des Kindes durch Härte oder Verwöhnung, also erzieherische Einflüsse, gehemmt werden. Versuchungs- und Versagungssituationen können später bewirken, daß die gehemmten Antriebserlebnisse in Gestalt von neurotischen Störungen und Symptomen an die Oberfläche kommen. Die auf den Grundgedanken Schultz-Henkes aufbauenden Lehrbücher *Psychogene Erkrankungen bei Kindern und Jugendlichen* und *Psychotherapie bei Kindern und Jugendlichen* von Annemarie Dührssen – sie gehörte zum engen Mitarbeiterkreis von Schultz-Henke – haben in der kindertherapeutischen Ausbildung und Praxis sowohl bei Ärzten als auch Nicht-Ärzten breite Anwendung gefunden.

Bis 1930 hatte Schultz-Henke wegen der starken DPG-Gruppe nur geringen Einfluß. Er gewann jedoch an Boden, nachdem ein großer Teil der DPG-Mitglieder emigriert war. Damit verlor insbesondere auch die Kinderanalyse die sie stützenden und fördernden Personen, die zugleich auch die Grundpfeiler des theoretischen Konzeptes kinderanalytischer Arbeit jener Zeit gewesen waren. Unter den nun herrschenden Umständen konnte sich die Kinderanalyse nicht weiterentwickeln.

Nach der Umwandlung des Berliner Instituts zum Reichsinstitut 1936 und der 1939 vorgenommenen Umbenennung in Deutsches Institut für Psychologische Forschung und Psychotherapie, befand sich in der angegliederten Poliklinik die Abteilung Erziehungshilfe. Hier wurde bei der Arbeit mit Kindern und Jugendlichen der damals von Gerdhild von Staabs entwickelte Scenotest für diagnostische und therapeutische Zwecke verwendet. Die Behandlungsdauer variierte zwischen sechs Monaten und einem Jahr; bei jüngeren Kindern waren kürzere Behandlungszeiten vorgesehen. Die therapeutische Ausbildung von Ärzten und Nicht-Ärzten fand unter dem Zusammenschluß aller Schulrichtungen – Freud, Jung, Adler, Künkel – statt; d.h. sie war an Schultz-Henke orientiert.

Die Zeit nach dem Zweiten Weltkrieg, als Freud wieder gelehrt werden durfte, war geprägt durch massive Kontroversen um wissenschaftliche Auffassungen und Differenzen zwischen den Vertretern der verschiedenen Schulrichtungen, insbesondere der Freud-Gruppe und der neoanalytischen Richtung. Den Analytikern der Freud-Gruppe um Carl Müller-Braunschweig ging es um die Wiedereinführung einer gründlichen psychoanalytischen Ausbildung und in Verbindung damit die Wiedererlangung der Mitgliedschaft in der IPV. »Eine wirkliche Pflege der Freudschen Forschung (war) unmöglich und es wuchs ein Stamm von Psychotherapeuten heran, der von Freud so gut wie nichts oder doch bestenfalls in der entstellten, reduzierten und banalisierten Form der Lehre Schultz-Henkes etwas wußte.« (Müller-Braunschweig 1947 an Jones und Anna Freud; zit. nach Lockot, 1994, S. 110)

In dieser Zeit und in dieser Atmosphäre wurde in gemeinsamen Beratungen zwischen den Mitgliedern der im Oktober 1945 wiedergegründeten DPG bzw. dem Institut für Psychotherapie und den Vertretern von Stadt und Schulamt Berlin im Jahr 1947 die Psychagogenausbildung[13] geschaffen. Boehm, der damals Leiter des Unterrichtsausschusses am Berliner Institut war, begründete die Notwendigkeit der Ausbildung zum Psychagogen (Erziehungsbetreuer) mit der »katastrophalen Situation unserer Jugend, welche unter den besonders erschwerenden Bedingungen während des Hitlerregimes, des Krieges und der Nachkriegszeit gelitten hatte« (Boehm, 1952, S. 258). Mit dieser Ausbildung sollten geeignete Kräfte zur Betreuung schwieriger Kinder und für die Beratung von Eltern herangebildet werden. Dabei ging man von der Vorstellung aus, daß der größte Teil der auffällig gewordenen Kinder und Jugendlichen keiner eingehenden Therapie bedürfte, sondern durch Betreuung von heranzubildenden Fachkräften von ihren Auffälligkeiten – sei es im Sinne einer Neurose oder von Verwahrlosungserscheinungen – befreit werden könnte.

---

[13] Die Bezeichnung ›Psychagoge‹ wurde von Schultz-Henke vorgeschlagen. Psychagogik bedeutet: »Seelenführung mit dem Ziel der Umleitung und Umorientierung des Menschen. Erstrebt wird die Ausreifung und Vollentfaltung der Persönlichkeit. Hierzu dienen Methoden, die an Einsicht appellieren, sich um Selbsterkenntnis bemühen und durch Schulungs-, Übungs- und Entspannungsverfahren die Harmonisierung erreichen wollen.« (Dorsch, F.: *Psychologisches Wörterbuch*, Hamburg/Bern, 1959, S. 242) Die Bezeichnung Psychagogik bzw. psychagogische Betreuung wurde wegen der therapeutischen Arbeit von Anfang an als ein unglücklicher und mißverständlicher Ausdruck empfunden. Da der Begriff Psychagogik im universitären Bereich eine klar umrissene Disziplin darstellt, wurde den Gründern der Psychagogik Mangel an wissenschaftlicher Umsicht bei der Wahl dieses Begriffs vorgehalten. 1975/76 wurde die Bezeichnung Psychagogik sowohl bei der Berufsbezeichnung und im Titel des Berufsverbandes als auch bei der Ständigen Konferenz der Ausbildungsstätten der Psychagogen in analytische Kinder- und Jugendlichen-Psychotherapie umbenannt. Die Initiative dazu hatte der Berufsverband »Vereinigung deutscher Psychagogen« infolge veränderter Ausbildungsziele und Ausbildungsinhalte und der therapeutisch ausgerichteten Tätigkeit ergriffen.

Die Ausbildung umfaßte Lehranalyse, an Schultz-Henke orientierte theoretische Ausbildung und kontrollierte Behandlungen. Als Modell für die praktische Tätigkeit der Psychagogen bzw. Kinderpsychotherapeuten diente der ›play-therapist‹. In der psychagogischen/therapeutischen Arbeit mit dem Kind soll das Spiel – ein reichhaltiger Spielzeugschrank – im Sinne des neoanalytischen Konzeptes dem Nachholbedarf unbefriedigter Bedürfnisse durch ›Enthemmung‹ und Befreiung von Schuldgefühlen dienen und damit einen Nachreifungsprozeß ermöglichen. Durch aktive Teilnahme des Therapeuten am Spiel soll das Kind ermutigt werden, seine Impulse in Spielhandlungen auszudrücken und seine Spannung zu entladen. »Die Kinder dürfen nach Herzenslust spielen, auch mit Sand, mit Ton kneten, mit Buntstiften malen und zeichnen, und wenn es die Umstände erlauben, auch im Wasser plantschen. Hierbei verraten sie von ihren unbewußten Antrieben und deren mißglückter Bewältigung mehr als sie in Worten ausdrücken können ... ihnen können in den Betreuungen weitergehende Freiheiten gewährt werden, als das jemals zuhause oder in der Schule möglich gewesen ist ...; trotzdem werden sie angehalten, gewisse Grenzen einzuhalten«, heißt es im Konzept psychagogischer Betreuung (Boehm, 1952, S. 262).

Aus psychoanalytischer Sicht ist anzumerken, daß bei diesem der kathartischen Methode ähnlichen Vorgehen die unbewußten Konflikte unberührt bleiben. Spiel und Spielmaterial stehen hier im Dienst der Konfliktabwehr und der Vermeidung des Bewußtwerdens abgewehrter unbewußter Phantasien. Die Nichtbeachtung der Psychodynamik und der Übertragungsvorgänge führt durch das mitagierende Enthemmen zu einer stark stimulierenden Idealisierung des Therapeuten.

Der im Zusammenhang mit der Beseitigung von Zerstörung und mit dem Wiederaufbau geschaffene Beruf, dessen Zielsetzung darin bestand, Kinder und Jugendliche für erfahrenes Unheil durch nachholende reale Befriedigung von Triebansprüchen, durch Agieren und Abreagieren von Aggressionen zu entschädigen und Konflikte durch Ermutigung zuzudecken, hatte für die Gründer offensichtlich auch eine von Schuldgefühlen entlastende Funktion.

Das Konzept psychagogischer Betreuung war von der Kinderanalyse und deren theoretischen und behandlungstechnischen Grundpositionen weit entfernt, auch wenn es sich ausdrücklich auf die Kinderanalyse und deren Gründer beruft. So verweist Boehm in der Einleitung seiner Arbeit über die Ausbildung und Arbeitsweise des Psychagogen auf die Psychoanalyse Freuds und deren frühzeitige Beschäftigung mit der

Therapie auffälliger Kinder. Er erinnert an die Pioniere der Kinderanalyse und im Zusammenhang mit der Verwendung von Spielmaterial vor allem an Hermine Hugh-Hellmuth (Boehm, 1952).

Soweit in den ersten Jahren nach dem Krieg Kinderanalyse von DPG-Mitgliedern überhaupt praktiziert wurde, hatte sie sich nach beiden Seiten zu rechtfertigen: einerseits gegenüber der ›Enthemmungsmethode‹, andererseits gegenüber dem Anspruch hochfrequenter Analyse. Eine auf die reale Not des Kindes bezogene Anwendung kinderanalytischer Methode war erforderlich. Der nachfolgende kurze Ausschnitt aus einer Kinderanalyse von Luise Werner belegt diese Situation.[14]

Der Bericht handelt von einem neunjährigen Mädchen, das wegen seines äußerst asozialen Charakters in einem Heim untergebracht oder – das war die Frage – psychoanalytisch behandelt werden sollte. Bei der an die innere und äußere Situation des Kindes angepaßten psychoanalytischen Behandlungsmethode gelang es dem Kind gut, die therapeutische Beziehung zur Bewältigung seiner Probleme zu nutzen. Die Patientin wurde in der relativ kurzen Zeit der Behandlung fähiger, die wirkliche von der phantasierten Welt abzugrenzen und sie besser miteinander in Beziehung zu setzen. Das Spiel diente dabei als wichtiges Mittel auf dem Weg zur Verbalisierung und Deutungsarbeit.

Es sei nicht ihre Absicht gewesen, »eine Art kathartischen Ausbruch hervorzurufen«, kommentiert Werner, in deutlicher Abgrenzung zu Boehm bzw. zu Schultz-Henke, ihr interpretierendes Vorgehen und fährt fort: »... noch daß ich mir von einem Ausbruch etwa schnellere Heilung versprochen hätte, noch auch, daß mit den als Ausbruch beschriebenen Stunden etwa die Hauptarbeit der Analyse getan sei.«

Bezogen auf die damaligen Umstände, die eine wesentliche Einschränkung für eine wünschenswerte Behandlungsdauer und Stundenfrequenz darstellten, heißt es am Ende des Berichtes: »Die Behandlung mußte in gewisser Weise fürsorgerischen Charakter erhalten, viele Wochenstunden für das Kind würden der Mutter gegenüber den Eindruck von Sinnlosigkeit und Luxus machen. Die Fürsorge hatte eine Notsitua-

---

[14] Luise Werner war Lehrerin, seit 1937 Mitglied der DPG. Zusammen mit Ada Müller-Braunschweig und Käthe Dräger wird sie als Kinderanalytikerin bezeichnet. Nach der Spaltung 1950 gehört auch sie der Deutschen Psychoanalytischen Vereinigung (DPV) an. In der Übersicht der wissenschaftlichen Aktivitäten der DPG von 1937 bis 1950 erscheint insbesondere Luise Werner mit kinderanalytischen Themen.

tion konstatiert. Aus dieser Notsituation kann ich nicht heraushelfen durch Verwöhnung, auch nicht durch die Verwöhnung, die viele Wochenstunden für das Kind bedeutet hätten. Auch die Tatsache, daß das Kind bei sechs bis acht Stunden pro Woche die Schuhsohlen viel zu schnell durchlaufen würde, mußte mitbestimmend für mich sein.« (Werner, o. J., S. 103ff.)

Der Beginn der Psychagogenausbildung wurde in Zusammenarbeit mit der Abteilung Volksbildung und dem Wissenschaftlichen Prüfungsamt in Berlin sehr vorangetrieben, so daß 1948 mit dem ersten Ausbildungsgang in Berlin begonnen werden konnte. Boehm insbesondere weist darauf hin, daß bei dem Mangel an Kinderanalytikern den Psychagogen/analytischen Kindertherapeuten ein großes Aufgabengebiet in der Betreuung gestörter Kinder erwachse und daß das Berliner Institut diese Ausbildung nicht ohne jahrelange hilfreiche Förderung und Unterstützung durch den Senator für Familie, Jugend und Sport hätte durchführen können. »Die Ausbildung der Psychagogen wird heute allgemein in Deutschland als mustergültig empfunden und gereicht Berlin zur Ehre.« (Boehm, 1952, S. 266) Mit der Unterstützung durch die öffentliche Hand war jedoch eine starke Einflußnahme des Senats auf die Ausbildung (insbesondere die Zulassungsbedingungen) verbunden, die eine Abhängigkeit schuf, die sich noch bis in die 1980er Jahre bei der Festlegung bzw. Anhebung von Grundanforderungen in der Ständigen Konferenz auswirkte.

Im Juni 1950 – zwei Jahre nach Beginn der Psychagogenausbildung – erfolgte die Spaltung der DPG bzw. die Gründung der Deutschen Psychoanalytischen Vereinigung (DPV), die 1951 in die IPV (wieder) aufgenommen wurde. Damit wurde die Feindschaft zwischen den Freudianern und den Anhängern von Schultz-Henke offenkundig.

Franz Baumeyer teilte Müller-Braunschweig sein außerordentliches Befremden darüber mit, daß die Gründung der neuen Psychoanalytischen Vereinigung erfolgt sei, ohne daß alle Vorstandsmitglieder und Mitglieder der DPG unterrichtet waren. Bald nach der Gründung der DPV wurden deren Mitglieder von der DPG-Liste der Lehranalytiker gestrichen.[15] Für die nach 1950 für die Psychagogenausbildung zugelassenen Pädagogen bedeutete diese Entscheidung, daß sie künftig keine Lehranalyse mehr bei Freudianern – den orthodoxen Analytikern, wie sie fortan bezeichnet wurden – aufnehmen konnten. So gab es in Berlin

[15] Das Schreiben von F. Baumeyer, seit 1937 Mitglied der DPG, an Müller-Braunschweig v. 30. 9.1950 ist abgedruckt in: Brecht, K. (1985, S. 220/226).

für Pädagogen keine Chance mehr, mit Psychoanalytikern der DPV im Rahmen einer analytischen Ausbildung zusammenzuarbeiten.[16]

II. Die Geschichte der analytischen Kinder- und Jugendlichen-Psychotherapie und ihre Anwendung

Nach Berlin entstanden in den 1950er und 1960er Jahren in verschiedenen Bundesländern weitere Institute; sie sind überwiegend an der Schulrichtung von Schultz-Henke, aber auch an C. G. Jung oder an der synoptischen Ausrichtung von Freud/Jung orientiert. Die Ausbildungsinstitute in Hamburg und in Frankfurt a. M. gehörten zu den nach 1970 zuletzt gegründeten Instituten. Sie sind an DPV-Ausbildungsinstitute gekoppelt. 1953 hatten die ersten Psychagogen mit einigen an der Kinderarbeit interessierten Psychotherapeuten gemeinsam die »Vereinigung Deutscher Psychagogen e. V.« (VDP) gegründet, die eigenverantwortlich die Interessen des Berufsstandes vertritt. Die erste Initiative der Vereinigung war die Einrichtung eines Ausschusses, der sich mit der organisatorischen und inhaltlichen Gestaltung der Psychagogenausbildung befaßte. Die Bezeichnung Psychagogik wurde von der VDP schon sehr früh als nicht der inhaltlichen Arbeit entsprechend angesehen; die Umbenennung der VDP in »Vereinigung Analytischer Kinder- und Jugendlichen-Psychotherapeuten e.V.« (VAKJP) konnte aber erst 1975 vollzogen werden. 1963 setzte sich die VDP bei den Vertretern aller Institute, die Psychagogen ausbildeten, bereits für gemeinsame Beratungen über eine Zulassungs-, Ausbildungs- und Prüfungsordnung ein, die für alle Institute als ›Grundanforderungen‹ Verbindlichkeit erhalten sollte; der Einigungsprozeß nahm ein Jahrzehnt in An-

[16] 1950 befanden sich bereits 17 Psychagogen am Institut für Psychotherapie e.V. in Berlin in Ausbildung, von denen der größte Teil bei den DPG-Mitgliedern der Freud-Gruppe in Lehranalyse waren. Bis 1950 werden auch Fragen der Psychagogen auf den wissenschaftlichen Sitzungen der DPG gelegentlich behandelt. Mit der Spaltung der DPG in Berlin 1950 und der Gründung der DPV und deren (Wieder-) Aufnahme in die IPV war zwangsläufig verbunden, daß sich die DPV in der Frage der Laienanalyse den Pädagogen gegenüber den Richtlinien der IPV anschloß, wonach Pädagogen nicht mehr zur Ausbildung zugelassen werden durften.

spruch. Seit 1973 ist in den Richtlinien der daraus hervorgegangenen ›Ständigen Konferenz der Ausbildungsstätten für Analytische Kinder- und Jugendlichen-Psychotherapeuten in der Bundesrepublik Deutschland‹ (StäKo) die Analytische Kinder- und Jugendlichen-Psychotherapie als wissenschaftlich fundiertes Heilverfahren festgeschrieben und bereits seit 1971 Teil der kassen- und vertragsärztlichen Versorgung. Die Weiterentwicklung der Ausbildung an den Instituten hat inzwischen insgesamt zu einer Zentrierung auf die analytische Position geführt.

Schon in diesen Jahren wurden viele – auch kontroverse – Diskussionen über die unterschiedlichen theoretischen Grundlagen und die Praxis der Psychagogik/Kinderpsychotherapie geführt![17] Die unterschiedlichen Schulrichtungen wurden besonders deutlich bei Fragen der Verwendung des Spiels und der Deutungstechnik. In Stuttgart galt damals Jaques Berna als Repräsentant angewandter Kinderpsychoanalyse. Vom beabsichtigten Mitagieren im Rollenspiel war er zur ichpsychologischen Deutungstechnik gekommen und löste bei Anhängern der deutungsfreien Spieltherapie, die insbesondere von Dührssen (unter Berufung auf Zulliger) vertreten wird, manche Debatte aus.

Hans Zulliger (1957) begründet sein Konzept der deutungsfreien Spieltherapie mit der entwicklungsspezifischen Denkweise des kleinen Kindes und dessen Versuchen, durch Lust am Spiel Triebforderungen dem Realitätsprinzip anzupassen. Zulliger sieht die therapeutische, ichstärkende Wirkung, die »heilenden Kräfte« der »reine(n) Spieltherapie ohne Deuten unbewußter Inhalte und Zusammenhänge« insbesondere darin, daß die symbolische Bedeutung des kindlichen Spiels erkannt wird und der Therapeut dem Kind in dessen Sprache bzw. auf der sym-

[17] Ausgehend von dem »kleinen Hans« behandelte Harald Hennigsen in seiner Arbeit über die »Entwicklung der analytischen Kinderpsychotherapie« die wesentlichen Unterschiede kinderanalytischer Praxis, angefangen bei Hugh-Hellmuth über Anna Freud, Klein, Zulliger und Dührssen. Psychagogen werden lediglich als »Nachkriegskindertherapeuten« im Zusammenhang mit dem Mangel an Kinderanalytikern für die dringend notwendige therapeutische Versorgung erwähnt; die Psychagogen seien »zudem – mit unterschiedlicher Berechtigung – schief angesehen«. Er beklagte damals, daß es weder in Deutschland noch in der Schweiz noch in Österreich eine nur halbwegs organisierte Möglichkeit zur Kinderanalyse gäbe. Die Gründe dafür sah er in der geringen Nachfrage nach Ausbildungsmöglichkeiten, in den Schwierigkeiten im Umgang mit der Übertragung und der Deutung in der Kinderbehandlung und im Verhältnis der Kindertherapie zur Pädagogik (Henningsen, 1964, S. 59-80).

bolischen Ebene begegnet; »man tut gut daran, dem Kind in seinem Denken mit gleichem Denken zu begegnen, damit es einen verstehen könne« (1957, S. 42), empfiehlt er und macht dies an nachfolgendem Beispiel deutlich:

»Wenn die kleine Patientin jenes Holzstäbchen, das die Rolle der ›Mutter‹ innehat, die Mutter *ist,* fortwirft, damit das Kind beim Vater im Bett schlafen kann, ist es unnötig, ihr (der Patientin) mitzuteilen, sie wolle die Mutter, ihre eigene Mutter wegschaffen, und dies entspreche dem weiblichen Ödipuskomplexe. Das kleine Mädchen würde empört aussagen, nein, es liebe seine Mutti, und den Spruch vom weiblichen Ödipuskomplex würde es nicht verstehen, höchstens nachplappern.

Dagegen muß selbstverständlich der Therapeut verstehen, was ihm die Patientin anhand ihres Spiels mitgeteilt hat. *Er* muß das Spiel ›deuten‹ können. Und wenn er über seine Deutung unsicher ist, dann kann er neue Spiele anregen, welche nachprüfen, ob seine Deutung stichhaltig sei.

Nachher kann er die Spiele variieren, um die Behandlung weiterzutreiben. Er greift ins Spiel ein, statt daß er es deutet.

Er baut (zum Beispiel) an das Schlafzimmer der Eltern mit Zweiglein einen besonderen Raum an, stattet ihn mit allen jenen Schikanen aus, die ein Kind erfreuen können – alles das unter Mithilfe der Patientin. Dann frägt er diese, ob das kleine Stöcklein – das ›Kind‹ im Spiel – nicht in dem kleinen Sonderzimmerchen schlafen könnte. Wird dies von der Patientin erlaubt, dann wiederholt der Therapeut das Spiel, baut und malt es aus, die Freuden, die Vorteile, die das Kind in seinem Zimmerchen erleben und genießen kann, werden dargestellt, schließlich wird das Schlafstübchen noch mit einem großen Stoffhund (der neben es gestellt wird) ausgerüstet; er hütet das Stübchen und will keinesfalls ins Schlafzimmer der Eltern.« (ebd.)

Zulliger räumt ein, daß es bei älteren Kindern nötig sein kann, Deutungen, jedoch nur in Form von Fragen, zu geben, um ein Stagnieren der Behandlung zu vermeiden. Grundsätzlich grenzt er sich jedoch von der Deutungstechnik, wie sie Melanie Klein und auch Anna Freud verstehen, stark ab: »Die Praxis hat mir gezeigt, daß es recht oft vollständig unnötig ist, Kindern unbewußte Vorgänge durch Deuten bewußt zu machen. Da das Spiel für das Kind kein ›Spiel‹ sondern kraft der animistisch-anthropomorphologischen-magischen-totemistischen Weltauffassung und Denkweise des Kindes ›Wirklichkeit‹ i s t, können wir uns mit dem Mittel des Spieles ›direkt mit dem Unbewußten in Verbindung‹

setzen, kaum aber mit Wortvorstellungen, die ja Produkte des Intellektes sind – und damit etwas bereits Übersetztes, für das Kind eigentlich eine ›Fremdsprache‹ bedeuten.« (a.a.O., S. 90f)

Zulligers abweisende Haltung insbesondere gegenüber der Technik von Melanie Klein, die er auch als »grobe und unmittelbare Deuterei« (a.a.O., S. 32) bezeichnet, ist gleichzeitig ein Beispiel für die damals recht verbreitete Ablehnung ihrer theoretischen und technischen Vorstellungen.

E. C. M. Frijling-Schreuder behandelt die Verwendung und Deutung des Spiels unter dem Aspekt der Übertragung und Gegenübertragung. Ihre Arbeit basiert auf ich-psychologischen Erkenntnissen. Sie rät: »Man sollte mit Spieldeutungen äußerst sparsam sein und nicht vergessen, daß die aktive Wiederholung im Spiel im Kindesalter eine normale, günstige Verarbeitung von schwierigen Affekten ist. ... Energetisch betrachtet ist es (das Spiel) oft ein Mittelding zwischen Impulshandlung und Sublimierung. Natürlich werden in der Behandlung häufig unbewußte Themata, die gerade im analytischen Prozeß ›fällig‹ sind, im Spiel ausgedrückt. Man sollte also abwarten, bis das Kind das im Spiel Gezeigte auch verbal andeutet oder es in die Übertragung bringt.

Ein Beispiel: Der Wunsch, jemandem Schmerz zuzufügen, kann sich zunächst im Puppenspiel manifestieren, sodann in einer Geschichte von einem grausamen Nachbarsjungen und schließlich in der Vorstellung, der Analytiker sei ›gemein‹. Die beiden letzten Mitteilungen können eventuell zu einer Deutung der Projektion führen, die erste (das Puppenspiel) jedoch nicht.« (1967, S. 18f)

Die Kinderpsychotherapeuten, die in den 1960er Jahren ihre Ausbildung absolvierten und später am Aufbau und der Entwicklung des Frankfurter Instituts entscheidend mitwirkten, waren damals zunehmend mit einer kindertherapeutischen Arbeitsweise identifiziert, die in der Deutung unbewußter Vorgänge ›das primäre Instrument der therapeutischen Veränderung‹ sieht, ohne daß das Spiel seine Bedeutung als Ausdrucksmittel für das Verstehen und als Bewältigungsmöglichkeit kindlicher Konfliktverarbeitung verliert. Das nachfolgende Beispiel soll diese Verbindung von Spiel und Interpretation ein wenig veranschaulichen.

Thomas, zu Behandlungsbeginn vier Jahre alt, litt unter quälenden Trennungsängsten aufgrund eines Mangels an innerem Sicherheitsgefühl und Wohlbehagen, die zwischen Mutter und Kind zu einer unerträglichen Situation geführt hatten und schließlich auch bewirkten, daß das Kind über längere Zeit auf der Anwesenheit der Mutter während der Therapiestunden bestand. Der folgende Dialog ereignete sich, als Thomas seine Mutter bereits in einem anderen Raum warten lassen konnte und anstelle seines ausufernden Agierens in der Lage war, im Spiel darzustellen, was ihn bewegte. Thomas beginnt, indem er sehr unwillig und verstimmt erklärt: »Ich will Dich nicht sehen – und ich will nicht kommen.« Er lehnt unschlüssig und mit abweisendem Gesichtsausdruck an der Tür. Auf meinen Vorschlag: »Wir können das ja spielen«, geht Thomas ans Werk: Der Tisch im Raum wird zu einem Haus; er wünscht, daß ich seine Adresse aufschreibe und anbringe. In das Haus kommen Decken und Kissen als Betten. Thomas ist unruhig, aber auch konzentriert dabei. Nun besteht er darauf, daß ich mich mit ihm in das Haus lege, realisiert aber auch selbst, daß ich nicht hineinpasse: »Das geht nicht.« Ich: »Ja, das ist zu eng.« Thomas: »Wir bauen aus.«

Nun folgt wieder längeres Hantieren und Vorbereiten, bis er als Vater zu mir als Mutter in etwas herrischem Ton sagt: »Schau aus dem Fenster, ob es brennt – so, als gäb' es Krieg oder als sei ein Tankwagen in Brand geraten, und Du mußt dabei Angst haben.«

(Ich folge seiner Spielanweisung etwas verhalten, aber so, daß sein Thema zwischen uns zur Entfaltung kommen kann.)

»Du brauchst keine Angst zu haben«, beruhigt mich Thomas, »unser Haus hat Betonwände, es kann nichts passieren«, setzt er nach.

Das bevorzugte Stofftier, der Affe, soll mit der Wiege in das Haus. »Der Affe tät' sich jetzt umschauen und Angst kriegen. Du mußt durch den Vorhang schauen, weil das Feuer am Haus ist.«

Wieder beruhigt er mich: das Haus ist ein »Stahlbetonbunker, es passiert nichts«. In diese Beruhigung sage ich nun: »Die Angst scheint nicht wegzugehen, auch nicht, wenn das Haus Stahlbetonwände hat; es ist so aufregend in Deinem Haus, daß Du wie das Äffchen nicht ruhig schlafen kannst, und das Äffchen wohl auch sehen will, was Vater und Mutter machen.«

Thomas sagt zunächst »Nein« und möchte, daß ich noch einmal aus dem Fenster schaue. Nach einer Weile beklagt er sich, daß ihn alle zwingen würden, und auf mein Nachhaken: »Alle zwingen mich halt – ich will nicht mehr kommen, mein Bauch ärgert sich, wann er will.« (Von der Wut im Bauch war öfters die Rede.) Vielleicht glaube er, ich zwinge ihn auch, sage ich daraufhin und gebe ihm zu verstehen, daß es wohl etwas in ihm selbst sei, was ihn nicht in Ruhe lasse und was ich mit ihm herausfinden wolle. Bei seinem Handpuppenspiel stellt er die Lösung seines Konfliktes mit den ihn bedrängenden Impulsen auf seine Weise dar: das Krokodil wirft alle menschlichen Figuren aus dem Fenster unseres Hauses, nur die Tiere und die Freunde des Krokodils bleiben im Haus.

Von tiefliegender Angst vor den eigenen, als verfolgend erlebten, zerstörerischen Impulsen ist die Gestaltung der ödipalen Situation permanent bedroht. ›Das Spiel mit dem Feuer‹, inszeniert als äußere, ihn – das Äffchen – bedrohende Gefahr, erspart Thomas konflikthaftes Erleben seiner Wünsche, Ängste und Schuldgefühle in ihm selbst; die Herstellung der Verbindung zwischen dem Spiel des Kindes und seinen inneren Konflikten – so daß es diese als seine eigenen erkennt – wird nur dadurch möglich, »daß wir uns vom Spiel zur Verbalisierung vorarbeiten« (Fraiberg, 1975, S. 44).

III. Erstinterview mit Eltern und Kindern

Der Arbeit mit Eltern, Kindern und Jugendlichen geht ein intensiver diagnostischer Prozeß voraus, der der Einschätzung der Störung ebenso dient wie der Beurteilung der Fähigkeit der Patienten, von psychoanalytischen Verstehensansätzen auf die Dauer profitieren zu können.

Es sind meist die Eltern, die sich an Kinder- und Jugendlichen-Psychotherapeuten wenden, wenn Probleme mit dem Kind aufgetreten sind. Es kann ihr eigenes Anliegen sein, das sie veranlaßt, sich beraten zu lassen; häufig jedoch werden die Eltern durch die Schule zu diesem Schritt ermutigt. Die Mitteilungen der Eltern betreffen meistens nicht nur die Entwicklungs- und Problemgeschichte ihres Kindes, das Verhalten der Eltern und die Lebenssituation der Familie; sie geben zugleich einen Einblick in die unbewußte Beziehungsgeschichte, deren Qualität sich in gemeinsamen Erfahrungen und Handlungen manifestiert. Nicht selten verweisen die aktuellen Schwierigkeiten mit dem Kind und die sich wiederholenden und wenig erfolgversprechenden Versuche, ihnen zu begegnen, auf frühe unbewältigte Konflikte in den Eltern, die in der Konfrontation mit der jeweiligen Entwicklungsphase des Kindes aktualisiert werden. Unserer Erfahrung nach birgt das übliche erste Gespräch mit den Eltern, bei dem die Erhebung der biographischen Anamnese im Mittelpunkt steht, leicht die Gefahr, solche Beziehungsaspekte zu vernachlässigen, die uns für das Verstehen der inneren psychodynamischen Verflechtung zwischen Eltern und Kind und für die Einschätzung der Schwere der Probleme besonders wichtig sind.

Wir bieten den Eltern deshalb im Erstinterview ein ›offenes‹, d.h. nicht vorstrukturiertes Gespräch an und stellen es ihnen anheim, womit sie das Gespräch beginnen und auf welche Weise sie das ›Zur-Verfügung-Stehen‹ des Interviewers für die Darstellung ihres Problems nutzen. Wenn die Beteiligten nicht durch ein rational bestimmtes Vorgehen, wie die Erhebung der biographischen Anamnese, abgelenkt sind, können die unausgesprochenen Mitteilungen und Übertragungs- und Gegenübertragungsvorgänge besser wahrgenommen werden.

So wird eine Gesprächssituation geschaffen, in der sich die unbewußte Dynamik entfalten und in der szenischen Gestaltung der Situation ihren Ausdruck finden kann. Es geht um die Fähigkeit, die im eigenen Inneren während des Gesprächs bzw. der Spielsituation ablaufenden Prozesse – die Übertragungs- und Gegenübertragungsvorgänge – wahrzunehmen, denn sie vermitteln die innere Befindlichkeit des Kindes und der Eltern jetzt und als diese selbst Kind waren. Es gilt, die unbewußte Konfliktverschränkung zwischen Eltern und Kind herauszuarbeiten und sprachliche Formulierungen dafür zu finden. Um zu einer diagnostischen Einschätzung zu gelangen, ist schließlich die Integrationsarbeit aller Informationen, die sich aus dem Verstehen der unbewußt gestalteten Situation und der auf der bewußten Ebene vermittelten Informationen ergeben, erforderlich sowie psychoanalytisches Denken, das vom Erleben wieder Distanz gewinnen kann. Nicht zuletzt ist die Fähigkeit gefordert, sich in einer den Eltern und dem Kind bzw. Jugendlichen angemessenen Sprache verständigen zu können. In den Erstinterviews mit Kindern, die sich zunächst meist recht bereitwillig auf die für sie ungewöhnliche, offene Situation einstellen und sie auf ihre Weise nutzen, beeindruckt oft deren kreative Fähigkeit zur szenischen Gestaltung ihrer inneren Befindlichkeit und ihrer unbewußten Konflikte. Argelander (1970, S. 61) spricht von einer spezifischen Ichfunktion, der ›szenischen Funktion des Ichs‹ – »eine(r) bewundernswerte(n) Begabung des Menschen«. Kindern steht diese Begabung meist noch recht uneingeschränkt und unverfälscht zur Verfügung. Mit dem nachfolgenden Interviewmaterial möchte ich das etwas beleuchten.

Florians Eltern sind besorgt, weil im Kindergarten geklagt wird, daß ihr fünfjähriger Sohn aggressiv sei, Grenzen nicht akzeptiere. Während sie den Schwierigkeiten etwas näher auf den Grund gehen und Erklärungen dafür im Gespräch mit mir suchen, geraten sie bald in einen Disput über die mögliche Ursache des auffälligen Verhaltens ihres Sohnes, seines gelegentlichen Symptoms des Haarausreißens. Sie sind sich nicht einig: Wie groß ist Florian? Was kann an Selbständigkeit von ihm verlangt werden...? Er werde verwöhnt, hält der Vater seiner Frau vor, die wiederum Florian durch ihn überfordert sieht. Die Überforderung ist aber auch den Lebensgeschichten der Eltern, als sie Kinder waren, zu entnehmen. In den gegenseitigen Vorhaltungen, Erwartungen und Enttäuschungen werden die an die eigenen Eltern gerichteten Klagen deutlich: Im Alter von Florian trennten sich ihre Eltern, erzählt die Mutter, sie blieb deren einziges, an ihre Mutter sehr konflikthaft gebundenes Kind. In des Vaters Familie galt es in vieler Hinsicht Rücksicht zu nehmen auf ein schwerkrankes Geschwister, er war nie ein »Raufbold», eher brav und angepaßt.

Ich war neugierig, wie Florian selbst seine Situation darstellt. Er wird von seinem Vater gebracht, der ihn mit einem aufmunternden »Tschüß, bis nachher« verabschiedet. Florian schaut ernst und zögert ein klein wenig, den ihm ungewohnten Raum bei mir zu betreten; er hat auch nur eine Hand frei, denn er bringt eine Marionette mit, die er sehr behutsam vor sich herträgt, und schaut, ob diese meine Aufmerksamkeit erregt. Ein eigentlich körperloses, aus einem Schleier von blassem Rot und Gelb, mit einem runden Kopf, kunstvoll von ihm und der Mutter gestaltetes Wesen – mit dem vorsichtig umzugehen ist, wie er mir wortlos zu verstehen gibt. ›F e u e r‹ heiße das, erklärt er, als er meinen fragenden Blick wahrgenommen hat, und es macht mir etwas Mühe, in das ›hm‹ nicht mein ganzes Überraschtsein hineinzulegen über die Diskrepanz seines in den Raum gesetzten ›Feuer‹ und der zarten, schleierhaften Gestalt, die verblaßt und nur entfernt an Feuer denken läßt – wenngleich in sich von Ideenreichtum und Kreativität zeugend. Florian legt dann von sich aus die Figur behutsam zur Seite; so hat er beide Hände frei, betrachtet ein wenig kritisch die in seinem Blickfeld liegenden Handpuppen und entscheidet sich zu malen. Konzentriert und mit einer etwas unkindlichen Ernsthaftigkeit im Gesicht, mich, als lauere Gefahr, im Auge behaltend und auch für sich einnehmend, geht er ans Werk. Nach einer ganzen Weile, die auch etwas von der Fähigkeit, allein zu sein, vermittelt, beginnt er, vom Kindergarten und Kindertheater, vom Feuer, das vom Wasser gefressen wird, der Königin der Nacht, die tötet, zu erzählen. Nachdem ich sage: »Manchmal können die Geschichten auch nachts kommen, Dich nicht schlafen lassen und Angst machen«, unterbricht er sein Malen und sagt: »Dann geh' ich zu Mama und Papa ins Bett (die Eltern hatten davon berichtet), das ist lustig.« – Er lacht, schon wechselt die Stimmung. Und als sei der Schleier aufgehoben, kann das ›Feuer‹ zum Vorschein kommen: »Guck – ich zeig Dir mal, was ich manchmal morgens mache.« Und er erzählt lebhaft und vertrauensvoll, wie er sich ganz unter die Bettdecke verkriecht (macht mit Handbewegungen vor, wie er die Decke über sich zieht), rückt den Stuhl beiseite, duckt sich und verschwindet, wie unter der Decke, unter dem Tisch, daß ich ihn nicht sehe. »Guck – dann mach ich so«, und läßt nun seinen ›Zeigefinger‹ sich am Tischrand entlang bewegen, als winke und locke er mich zum Mitspielen herbei; Florian taucht wieder auf, zeigt sich wieder ganz, ist etwas aufgeregt und sieht mich an; ob ich wohl verstehe? Oder verbiete? »Ganz schön heiß eben, wie unter der Bettdecke«, sage ich und frage: »Und dann?« »Dann ruf ich und dann kommt die Mama.« Er setzt sich wieder und malt weiter, und ich interpretiere: »Weil du dann manchmal Angst bekommst vor der Königin der Nacht.« Florian ist fast fertig mit dem Bild, der Vater läutet und Florian zeigt ihm sein Bild. Der Vater staunt – für ihn hat es vielleicht auch etwas von dem Raufbold, der er nicht sein konnte. Das und einiges mehr hat uns in den nächsten Elterngesprächen beschäftigt.

Nach der »Periode des Zögerns« (Winnicott, 1971b), als wir uns erstmals begegnen, kann Florian den ihm ungewohnten Raum und meine Anwesenheit für die szenische Gestaltung der ihn bedrängenden ödipalen Konflikte nutzen. Er setzt seine Fähigkeiten ein, um den Triebdruck durch Gestaltgebung zu meistern, um ihm Ausdruck zu geben; und fast gleichzeitig inszeniert Florian in der Beziehung zum Objekt seine Phantasie. – Zu Beginn erscheint die Mutter in der Hand des Kindes als Marionette; mit seinem ödipalen Verlangen, mit dem er zugleich die Paarbeziehung der Eltern verschleiert, ist es für Florian leicht, die Mutter in der Hand zu haben bzw. die Eltern gegeneinander auszuspielen, was seine Angst vor Vergeltung und Strafe verstärken muß. Die Reaktivierung der ungelösten Konflikte bei den Eltern prägt die Beziehung zwischen Eltern und Kind und stört den Prozeß der Überich-Bildung des Kindes.

IV. Der kindertherapeutische Raum

Geleitet von dem Ziel, »das Kind auf den Weg der normalen Entwicklung zurückzuführen«, wie es Anna Freud umfassend formuliert, gilt es, sich im Umgang mit dem Kind oder Jugendlichen auf den Prozeß zu konzentrieren und Unbewußtes bewußt zu machen. Dabei tauchen auf der Suche nach einem Leitfaden viele Fragen zu dem Vorgehen auf. Wie z.B. kann das Kind mit der ungewöhnlichen analytischen Behandlungssituation vertraut gemacht werden, damit es in die Lage kommt, an der Erforschung seiner ihm verborgenen Gründe für seine Schwierigkeiten mitzuarbeiten? Die Unterscheidung zwischen der Übertragung und anderen Beziehungsweisen ist oft nicht leicht zu treffen. Was heißt durcharbeiten, welche Rolle nimmt das Spiel im psychoanalytischen Prozeß ein u.a.m.?

Als Antwort auf die Frage nach dem Leitfaden stellen J. Sandler, H. Kennedy und R. L. Tyson fest: »Die Technik der Psychoanalyse ist das Produkt einer ganzen Reihe von Einflüssen, die auf den Therapeuten einwirken, u.a. seine eigene persönliche Psychoanalyse, seine Beziehungen zu Lehrern und Supervisoren und des Kreises der Patienten, mit denen er in seinen Ausbildungsjahren zu tun hat. Als letzter, aber keinesfalls geringster Einfluß ist das eigene psychoanalytische Milieu des Therapeuten, seine Geschichte und sein theoretisches System zu nennen.« (1982, S. 11)

Es ist im Rahmen dieser Arbeit nicht möglich, die vielfältigen Schwierigkeiten und Probleme, die Kinder, Jugendliche und deren Eltern zu uns führen, aufzuzeigen und das behandlungstechnische Vorgehen ausführlich darzustellen.

Ich möchte für eine Weile den Raum öffnen, in dem sich der therapeutische Prozeß der psychoanalytischen Kindertherapie entfaltet und dabei einige der schon zu Beginn gestreiften Themen wieder aufnehmen. Das therapeutische Bündnis, die Rolle des Spiels, der Umgang mit Übertragung/Gegenübertragung und die Deutungsarbeit sind Vorgänge, deren angemessene Handhabung zur Aufrechterhaltung des therapeutischen Prozesses notwendig sind, wenn eine Veränderung des psychodynamischen Kräfteverhältnisses im Kind und seiner Beziehung zur Außenwelt bewirkt werden soll. Abgesehen von dem Bewilligungsverfahren durch die Krankenkasse schließt eine Psychotherapie nicht immer unmittelbar an die Erstgespräche an. Oft benötigen Eltern und

Kinder einen Entscheidungsspielraum, wenn nicht eine Situation besteht, die keinen Aufschub duldet.

Was hat nun der erste Kontakt in der Zwischenzeit bei dem Kind und seinen Eltern bewirkt, was ist daraus geworden? Knüpft das Kind an die erste Begegnung an? Z. B. Anne, sieben Jahre alt, macht zunächst die Unterbrechung von mehreren Wochen, seit wir uns das erste Mal gesehen haben, im Spiel ungeschehen: Einen kleinen Teddy läßt sie all die Dinge tun, mit denen sie sich im Erstinterview beschäftigt hat und die unser Kennenlernen begleitet hatten; ihr »weißt Du noch?« nach einer Weile und unser Blickkontakt überbrücken die Zeit, und wir nähern uns wieder an.

Anders der 11jährige Tobias, der sogleich, einer nochmaligen Pause vorbeugend, erklärt, es sei in der Zwischenzeit alles viel besser geworden in der Schule und dann alle seine Verpflichtungen aufzählt, die ihm keine Zeit mehr »für das hier« lassen; eigentlich brauche er nicht mehr zu kommen. Oder wieder ein anderes Kind, das sich im Erstinterview ohne Mühe mitteilte, das nun schweigt, vermittelt dadurch aber etwas von der Angst vor erneuter Trennung, die nach der Unterbrechung das Wiedersehen hervorruft.

So finden wir oft, verschoben auf das Spiel, enttäuschte Erwartung vorwegnehmend oder in das Gegenteil verkehrt, den Wunsch nach Fortsetzung des ersten Kontaktes beim Wiedersehen bestätigt. Nicht selten berichten auch die Eltern über ein verändertes Verhalten nach dem Erstinterview. Der therapeutische Prozeß ist also mit der Interviewarbeit bereits in Gang gekommen. Die innere Bereitschaft des Kindes zur Mitarbeit, die vielen Schwankungen unterworfen ist, kann sich in unterschiedlich abgewehrter Form äußern und oft den starken Wunsch des Kindes nach Kontinuität und dichtem Kontakt ausdrücken.

Florian verabschiedete sich nach einer der ersten Stunden mit dem Satz: »Und morgen spielen wir Theater.« Benjamin ist ein Spezialist der Wettervorhersagen; er kündigt am Freitag an: »Es wird Regen geben, die Temperaturen sinken... nächste Woche...« Oder Thomas: »Ich will Dich nicht sehen«; er nimmt vorweg, was er befürchtet und setzt dann im Spiel sein Thema fort. Anne sagte in ähnlichen Situationen: »Wieder Angst umsonst gehabt.« Sie bringt ihren Wunsch, herauszufinden, was sie »durcheinander macht« und am Denken hindert, häufig zugleich durch den Ausspruch: »Da ist wieder so ein Gewühl« und Zeichnungen, die ihre Befindlichkeit darstellen sollen, zum Ausdruck. Später malt sie im Zusammenhang mit ihrer Erleichterung, daß wir ihren ›Knoten‹ im

Hals, der ihr oft die Kehle zuschnürte, auflösen konnten, ein langes grünes Band mit aufgelöstem Knoten; dort, wo der Knoten war, malt sie die Stelle schmaler und etwas farbloser, wie abgerieben, und schreibt darunter: »Knoten auf, Band nicht gerissen.«

Es ist oft nicht leicht, die unbewußten Phantasien und Wünsche dem Verhalten des Patienten, seinen Handlungen und Ausdrucksweisen zu entnehmen und sie zu verstehen, zumal wenn sich ein Kind wenig auf sprachliche Weise mitteilt. So erhält das Spiel als Ausdrucksweise eine wichtige Bedeutung. Anne gehört beispielsweise zu den Kindern, die mit Hilfe des Spiels über lange Strecken der Behandlung einen Weg gefunden haben, traumatische Erfahrungen und Konflikte bewältigen zu lernen. Z. B. brachte sie Fragen nach ihrer Herkunft in einem Mutter-Kind-Spiel zum Ausdruck, bei dem das Kind immer abhanden kam und gesucht und festgehalten werden sollte. In der Folge ging sie dazu über, in einer Serie von Bildern eine Geschichte von »Fuchs und Füchsin«, die ein Kind zeugen, zu malen; und sie betonte dabei die Rolle des Vaters, der die Mutter mit dem Baby beschützen soll, »damit nichts passiert«.

Innerhalb des therapeutischen Prozesses kann das Spiel unterschiedliche Funktionen haben, von deren Verständnis eine wirkungsvolle Deutungsarbeit abhängt. Das Spiel dient beispielsweise dazu, Distanz zu gewinnen von Situationen, die das Kind als sehr unangenehm erlebte und denen es sich ausgeliefert fühlte; im Spiel wird das passiv Erfahrene in aktives Handeln umgesetzt und versucht, Lösungen zu finden. Dabei ist es wichtig, daß das Kind sein Spiel vollenden kann, um die von ihm angestrebte Lösung zu erfahren oder um zu erkennen, ob aufkommende Ängste, ähnlich einem Alptraum, dem Spiel vorzeitig ein Ende setzen. Kinder nehmen es oft sehr übel, wenn sie im Spiel unterbrochen werden, um ihnen mehr Einfälle zu entlocken oder um die Verschiebung sofort als Abwehr zu deuten und sie damit aufzuheben. Im Spiel können wir die Macht des Wunsches nach Befriedigung von Triebanteilen und das Bedürfnis des Kindes, das Spiel zu meistern, beobachten; und schließlich auch, daß das Kind mit Wiederholungen des immer gleichen Spiels bzw. der immer gleichen Handlung über einen längeren Zeitraum uns seine Unfähigkeit, Lösungen für seine Konflikte zu finden, offenbart (vgl. Neubauer, 1993). Tobias, dessen frühe Objektbeziehung von Übergriffen gekennzeichnet war und nicht den Raum entstehen ließ, in dem das von Winnicott (1973a) beschriebene› Vertieftsein‹ in das Spiel – bei dem weniger der Inhalt als der Zustand gleichzeitiger Nähe und Zurückgezogenheit wesentlich ist – erfahren werden konnte, schien die ›kreative Objektverwendung‹ wie verloren gegangen. Kinder, die sich in einer Welt von Unzuverlässigkeit bereits sehr früh zurechtfinden und anpassen müssen, entwickeln Kontrollmechanismen, um sich ihres Gegenübers sicher zu sein. Hier kann kein ›Spielraum‹ entstehen; das Material der Stunden hat dann häufig ganz real den Charakter verordneter Strafe, z.B. für schlechte Schulleistungen. Das tief sitzende Gefühl, abgelehnt zu sein, ist unerträglich, und oft wird versucht, es mittels verbaler, unverhüllter Angriffe und Entwertungen loszuwerden. Oder Nina, die sich schweigend zurückzieht oder das Kinderbuch *Als Hitler das rosa Kaninchen stahl* liest, kann so ihre unbewußten Wünsche und Erwartungen, die zur Bedrohung ihres inneren Gleichgewichtes geworden sind, auf Distanz halten. Eines Tages bringt Nina ihren Hasen in die Stunde mit, nimmt ihn aus ihrem Korb und läßt ihn frei herumlaufen. Verschoben auf den Hasen stellt sie schließlich eine verbalisierungsfähige Übertragungssituation her und bewirkt, daß die Angst vor Zurückweisung ausgesprochen und gehalten werden kann.

Diese Ausführungen und kurzen Fallepisoden haben sicher deutlich gemacht, daß die psychoanalytische Sichtweise und Handhabung des Spiels wenig mit dem Konzept psychagogischer Arbeit mit Kindern und der Spieltheorie von Annemarie Dührssen zu tun haben. Bei Dührssen täuschen die Bezugnahme auf Anna Freud und Melanie Klein sowie die Verwendung des Begriffs Deutung und die Bezeichnung Kinderanalyse darüber hinweg, daß es sich hier um ein der kathartischen Methode nahestehendes Vorgehen handelt. Harald Henningsen (1964, S. 74) stellt dazu fest, daß »die von Dührssen vertretenen theoretischen und vor allem auch technischen Auffassungen ausgesprochen praktikabel und deshalb eingängig sind« und – wenn er ergänzt – »allerdings ... gerade deswegen auch gefährlich werden können«; so denkt er m. E. daran, daß Dührssen die vielschichtige Bedeutung des Spiels unterschätzt und daß diese Methode, im Dienst der Abwehr stehend, das Erkennen und die Bearbeitung von inneren, unbewußten Konflikten verhindert.

Die Bedeutung des Spiels für die psychische Strukturbildung als Ausdruck und Repräsentanz kindlicher Erfahrungen, seine Funktion im Verweben von Vergangenheit und Gegenwart und künftiger potentieller Möglichkeiten sowie das Spiel im therapeutischen Raum in seiner Funktion als Konfliktverarbeitung haben Solnit, Cohen, Neubauer u. a. (1993) aus psychoanalytischer Sicht eingehend behandelt.

Bei den Überlegungen über das Ziel der Behandlung ist – neben den von der wöchentlichen Stundenzahl abhängigen anspruchsvolleren oder bescheideneren Zielsetzungen – im Rahmen des therapeutischen Prozesses zwischen kurz- und langfristigen Zielen und der dabei zu berücksichtigenden Deutungsarbeit zu unterscheiden. Ein kurzfristiges Ziel kann z. B. auf die Herstellung des Behandlungsbündnisses ausgerichtet sein; bei grenzüberschreitenden Aktionen eines Kindes könnte die therapeutische Arbeit einschließlich der Deutungen zunächst dem kurzfristigen Ziel dienen, dem Kind zu helfen, sich im Behandlungsraum sicher zu fühlen und zu einer angemessenen Darstellung der von Angst beherrschten Vorstellung zu finden. Kinder wie der kleine Thomas, deren primärer Konflikt in der Angst vor zerstörerischen Impulsen und der Vergeltung durch Liebesverlust und Verlassen werden wurzelt, sind oft zu Behandlungsbeginn nicht in der Lage zuspielen. »Spielen setzt Vertrauen voraus und gehört zum potentiellen Bereich zwischen Kleinkind und Mutter, in dem das Kind fast völlig abhängig ist, und die Mutter Anpassungsfunktionen übernimmt, die das Kind für selbstverständlich hält. ... Spielen ist etwas grundsätzlich Befriedigendes. Dies trifft auch dann zu, wenn es zu stärkerer Angst führt. Wenn das Ausmaß der Angst unerträglich wird, wird das Spielen zerstört.« (Winnicott, 1973a, S. 64)

Thomas benahm sich in der ersten Zeit seiner Behandlung äußerst unkontrolliert und destruktiv und leitete die Stunden oft im Befehlston mit den Worten ein: »Wir machen was – erst mal Krach machen!« Er schlug die Türen zu, warf Stühle um, schlug und trat um sich und schrie: »Los, los, mach schon!« Und verlangte, daß auf der Stelle geschah, was er wollte. Bei Kindern mit Defiziten in der Entwicklung der Fähigkeit, die innere Welt zu regulieren, ist uns dieses Verhalten vertraut, und es geht in diesen Behandlungsphasen zunächst um die Bereitstellung einer sicheren, verläßlichen Umgebung; die notwendigen Interventionen sind hier eine Mischung von Deutung und ich-stützenden Elementen, eine Art ›developmental help‹.

Ich sagte Thomas u.a., daß er glaube, wenn er mich so antreibe und mir Befehle erteile, ich sofort könne, was er von mir verlange; es erginge mir aber dann so wie ihm, daß es keinen Spaß mache, wenn man gar nicht ausprobieren dürfe. Ich bot dann an, ihm bei seinem Vorhaben der Herstellung einer ›möblierten‹ Behausung aus Papier für ein kleines Krokodil zu helfen, was er gut annehmen konnte.

Bei Anne z. B. bestand das nächstliegende Ziel darin, sie in ihren wortlosen Spielhandlungen so lange zu begleiten, bis sie ihre Weigerung zu sprechen aufgegeben hatte.

Störungen, die auf eine starke Unausgewogenheit der Entwicklungsprozesse zurückgehen und bereits sehr früh die Bildung der psychischen Struktur beeinträchtigt haben, erfordern unter Berücksichtigung anfänglich modifizierter Deutungsarbeit und Teilzielen oft langfristige Behandlungen. Dies gilt in gleicher Weise auch für die therapeutische Arbeit mit Adoleszenten.

Verlauf und Erfolg der Psychotherapie werden durch die äußeren Voraussetzungen und die inneren Bedingungen der Beteiligten, speziell der Eltern, stark mitbestimmt. Manchmal ist eine der Behandlung des Kindes vorausgehende kurzzeitig intensivere Arbeit mit den Eltern erforderlich. Von der Elternarbeit soll nachfolgend die Rede sein.

V. Die Arbeit mit den Eltern als Erweiterung des analytischen Bezugsrahmens der Kinderpsychotherapie

Seit Beginn der psychoanalytischen Behandlung von Kindern stellt sich die Frage nach der Rolle der Eltern bei der Behandlung des Kindes. In der ersten dokumentierten Kinderanalyse, der ›Kleine Hans‹, hat Freud (1909/1922) den Patienten nur einmal selbst gesehen und die Behandlung den Vater durchführen lassen. Freud vertrat damals die Auffassung, daß mit einem so jungen Kind anders nicht zu arbeiten sei, da die Eltern seine Situation am besten kennen und das Vertrauen des Kindes haben. Die individuelle Neurose der Eltern und ihre Erziehungshaltung blieben außerhalb der Betrachtung. Als Kinderanalytiker mit Behandlungen von Kindern begannen, bestand der Kontakt mit den Eltern in der Hauptsache darin, Informationen über die Lebensgeschichte des Kindes, sein Verhalten und eingetretene Veränderungen zu erhalten. Melanie Klein maß der Arbeit mit den Eltern keine entscheidende Bedeutung bei, da sie der Überzeugung war, daß bereits das kleine Kind eine echte Übertragungsneurose in der Behandlung entwickele und die Übertragungsbeziehung sofort von frühen Phantasien und Ängsten geprägt sei. Dagegen vertrat Anna Freud die Auffassung, daß das Kind keine zusammenhängende Übertragungsneurose, sondern lediglich Übertragungsmanifestationen zeige, in denen Teilaspekte verinnerlichter Elternbilder wiederbelebt werden. Wegen der bei Kindern noch realen Elternbeziehung scheint es nicht möglich, daß der Kinderanalytiker die konflikthafte Beziehung zu den Eltern ganz auf sich ziehen kann. Daher erhält bei Anna Freud die Einbeziehung der Eltern ein stärkeres Gewicht. Der Zusammenarbeit mit den Eltern wurde danach zunehmend mehr Aufmerksamkeit gewidmet, wobei vorwiegend die Situation der Mutter während der Analyse des Kindes Berücksichtigung findet.

In der Praxis des analytischen Kinder- und Jugendlichen-Psychotherapeuten ist die Arbeit mit den Eltern fester Bestandteil der therapeutischen Arbeit. Unabhängig von der Frage der Entwicklung einer Übertragungsneurose bei dem Kind erhält die Arbeit mit den Eltern in einem therapeutischen Setting von zwei Stunden je Woche größere Bedeutung. Für die Elternarbeit in diesem Rahmen sind einige spezifische Gegebenheiten relevant. Dazu gehört primär, daß die Eltern-Kind-Beziehung Realität ist, sie gehört noch nicht, wie beim erwachsenen Patienten, der Vergangenheit an. Für den Erwachsenen ist das, was das Kind gegenwärtig mit seinen Eltern an Befriedigung und Versagung erlebt, Erinnerung und in der Regel unbewußt geworden. Infolgedessen sucht das Kind, solange die reale Abhängigkeit noch vorherrscht, die Ursache seiner inneren Konflikte und seiner Symptomatik der Außenwelt zuzuschreiben und ist darum auch besonders geneigt, vom Kindertherapeuten zu erwarten, daß er sich mit ihm gegen die Außenwelt verbündet und so Abhilfe durch Beseitigung der Unannehmlichkeiten schafft. Das bedeutet auch, daß Kinder meist geringeren bewußten Leidensdruck als die Eltern verspüren und dadurch zunächst auch weniger bereit sind, sich in einem längeren Prozeß selbstbeobachtend mit den hinter den Schwierigkeiten und Symptomen liegenden Phantasien und Ängsten zu beschäftigen. Kinder stimulieren, provozieren und ›befriedigen‹ ihre Eltern. Sie sind nicht nur ein durch ihre Umgebung geformtes Wesen; sie sind vielmehr auch eine aktive Kraft in der Bestimmung ihres Schicksals, gleichgültig, ob es ein normales oder pathologisches ist. Aufgrund der unbewußten wechselseitigen psychodynamischen Vorgänge zwischen Eltern und Kind ist die Elternarbeit im Rahmen der analytischen Kinderpsychotherapie inhaltlich begründet und nicht nur aus technisch-organisatorischen bzw. abhängigkeitsbedingten Gründen notwendig.

Die Arbeit von Therese Benedeck, »Elternschaft als Entwicklungsphase« (1960) scheint für das Verständnis der inneren Wechselbeziehungen zwischen Eltern und Kind besonders geeignet. Sie zeichnet den inneren Prozeß, die Reaktivierung und Neustrukturierung der infantilen Erinnerungsspuren und Internalisierungen aus der Kindheit der Eltern, wie sie sich in den verschiedenen Phasen der Elternschaft ereignen, nach. Es sind also die gleichen Primärprozesse und Mechanismen der Identifizierung und Integration, die nun die Entwicklung zur Elternschaft bewirken und die Eltern-Kind-Beziehung gestalten, wie sie schon von früher Kindheit an im inneren Wachstum am Werk sind. In der oralen Phase des Kindes z. B. kann das Vertrauen in die Mütterlichkeit stabilisiert oder Ambivalenz regressiv geschürt werden, so wie in das Kind Vertrauen oder der depressive Kern gelegt werden kann. Der Vater, den Gang seiner Entwicklung ebenfalls wiederholend, belebt seine ›Mütterlichkeit‹ ebenso, wie er aus seiner Präsenz und seinem Umgang mit dem Kind die auf dem Ich-Ideal beruhende Sicherheit, ein guter Vater zu sein, schöpft.

Hier möchte ich auf den uns bereits bekannten vierjährigen Thomas, als er noch auf der Anwesenheit seiner Mutter im Behandlungsraum bestand, zurückkommen:

Thomas sei von Anfang an ein »Speikind und nervöser Typ« gewesen, wenn er etwas wolle, schreie und tobe er, bis er siege, und sie, die Mutter, kapituliere. Jede Nacht komme er ins Bett der Eltern; er wolle nicht in den Kindergarten, wird als Tyrann beschrieben. Schwangerschaft und Muttersein – obwohl sich die Eltern Thomas wünschten – sei ihr nicht leicht gefallen, zumal sie ihre Arbeit aufgeben mußte. Thomas war ein »süßes Baby«, aber da sie mit ihm nicht habe reden können, wußte sie nichts Rechtes mit ihm anzufangen, sagt die Mutter enttäuscht. Der Vater ist viel unterwegs und meint, die peinliche Ordnungsliebe seiner Frau könne ihn auch manchmal aus der Ruhe bringen; im übrigen sei er zäher und ausdauernder, wenn er Thomas etwas versagen müsse. Thomas sei ihm, wenn er da sei, ständig auf den Fersen, und er habe das Gefühl, in seiner Freizeit bei seinem Sohn Dienst zu haben.

Das negative Gleichgewicht – frustrierter Säugling/frustrierte Mutter – durchzieht alle gegenwärtigen Erfahrungen. In ihrem Gefühl: Ich bin eine schlechte Mutter, weil mein Kind unzufrieden ist, ist immer auch gleichzeitig ihre antizipierte Kindheitsphantasie, von der eigenen Mutter nicht verstanden und geliebt worden zu sein, enthalten. Der Mutter machten ihre eigenen, im Zusammenhang mit den primären Bedürfnissen des Kindes mobilisierten feindseligen Gefühle in einer solchen

Weise Angst, daß sie, um dem Kind ja nicht zu schaden, für dessen Versorgung laufend Rat von Ärzten und aus Büchern benötigte. Die Beziehung zwischen Mutter und Kind hatte sich in einem Kreislauf aufreibenden und quälenden Verklammertseins verfangen. Während Thomas in den Therapiestunden enorme Aktivität entwickelt, um seine sich vorwiegend um orale und analsadistische Themen konzentrierten Konflikte im Spiel darzustellen und zu verarbeiten, läßt er die Mutter, die das Geschehen entweder schweigend beobachtet oder manchmal strickt, weitgehend aus dem Spiel; dann wiederum bezieht er sie ein, wenn die aggressiven Impulse Angst und Schuldgefühle erzeugen und ihn zur Wiedergutmachung drängen. So läuft er z. B. mit dem Krokodil, das er gerade gierig und wütend in meinen Arm hat beißen lassen, zur Mutter, läßt es deren Arm streicheln und dabei ganz zärtlich zu ihr sagen: Jetzt sei es ganz lieb und brav. Die Mutter kann in meinem Beisein diese Gesten annehmen und streichelt ihrerseits das Krokodil.

In den Sitzungen mit den Eltern allein lernt die Mutter sich mit Hilfe des Kindes verstehen und kann ihrerseits sich zugestehen, Thomas oft schon weggewünscht zu haben. Sie glaubt, in ihrer Kindheit nie wirklich gespielt zu haben; und ich habe häufig während ihrer Anwesenheit in den Therapiestunden den Eindruck, daß sie sich sehr mit Thomas identifiziert und gleichzeitig mit ihm in ›kindertherapeutischer‹ Behandlung ist.

So gehören die Vorgeschichte der Eltern bzw. deren Kindheitserfahrungen zum Material der Gespräche, dienen jedoch im Rahmen der Behandlung des Kindes nicht der Analyse der Lebensgeschichte und der Rekonstruktion der infantilen Neurose der Eltern. Sie werden in bezug zur Lebensgeschichte des Kindes und ihrer Bedeutung für die gestörte Eltern-Kind-Beziehung hinterfragt. Die Arbeit mit den Kindheitserinnerungen der Eltern dient somit der Entflechtung der Konfliktverknüpfungen, wie sie sich im Hier und Jetzt des negativen Gleichgewichts zwischen Eltern und Kind offenbaren.

Cramer (1980) belegt an klinischem Material, daß sich die Interventionen insbesondere an die gegenseitigen Identifizierungen und an die Projektionen wenden sollten. Der Aspekt der Wiederholung der Vergangenheit wird unterstrichen, wobei Übertragungsvorgänge weniger Berücksichtigung bei den Interventionen finden. Es ist wichtig, die regressiven Phänomene, die Eltern und Kind aneinander binden, zu beobachten und von anderen Formen gegenseitiger Besetzungen und Haltungen, die gesund sind, abzugrenzen. Die ›Rezentrierung‹ der Problematik der Eltern auf sie selbst – die ›Wiederaneignungsarbeit‹ der an das Kind abgetretenen Selbstanteile – soll dem Kind ermöglichen, sich mit weniger Schuldgefühlen abzulösen.

Zur Illustration dazu eine kleine Episode aus einer Supervision: Die Therapeutin berichtet, daß der Vater ihres Patienten – ein Latenzkind, das zur Behandlung kommt, weil es einnäßt –, als sie ihm die Tür öffnet, sagt: »Jetzt ist es passiert!« Er hatte vergessen, seinen Sohn nach der Therapiestunde wie üblich abzuholen, weil er sich mit Kollegen verschwätzt hatte. Die Therapeutin hatte das Gefühl, es habe sich etwas Schlimmes ereignet. Das ›Schlimme‹ ist, daß der Sohn größer geworden ist und ›passiert ist‹, daß er allein nach Hause gegangen ist. So ist das Symptom des Einnässens im ›Verschwätzen‹ auf den Vater zurückgekommen. Was ist in dieser Situation dem Vater gegenüber zu interpretieren? Wird beispielsweise der Neid des Vaters dem Sohn gegenüber, der größer und unabhängiger wird, angesprochen, deckt die Therapeutin möglicherweise ein Gefühl von Defizienz beim Vater auf, wodurch dieser sich klein gemacht erleben könnte. Dies würde dem Ziel der Elternarbeit, seine Elternschaft zu stärken, entgegenstehen. Sinnvoll wäre es, ihm zu sagen, daß sein Sohn allein nach Hause gehen könne, daß aber er, der Vater, noch sehr fürsorglich ihm gegenüber denke.

Die Arbeit mit den Eltern birgt in sich spezifische Gefahrenmomente für die Gegenübertragung durch die Identifizierung mit dem Kind bzw. durch die Neigung, mit den Eltern des Kindes zu rivalisieren oder auch auf deren infantile Bedürfnisse einzugehen, d.h. Regressionen und Übertragungsprozesse zu intensivieren und die Eltern anstelle des Kindes zu behandeln. Lebovici hat in seinem Aufsatz »Die Gegenübertragung in der Kinderanalyse« (1952) diese Vorgänge eingehend untersucht. Die Arbeit mit den Eltern als Erweiterung des analytischen Bezugsrahmens der Kinderpsychotherapie ist also als Intervention zu verstehen, die dazu dient, die Behandlung des Kindes zu ermöglichen, sie aufrechtzuerhalten oder aber auch den Eltern dazu zu verhelfen, für sich selbst Hilfe in Anspruch nehmen zu können.

VI. Analytische Kinder- und Jugendlichen-Psychotherapie und Kinderanalyse

Immer wieder stellt sich die Frage nach den Unterschieden und Ähnlichkeiten von Kinderpsychotherapie und Kinderanalyse. Analytische Kindertherapie ist zentriert auf das Deuten und Durcharbeiten im Rahmen des analytischen Prozesses; auch die Mittel des Kindes, sich mitzuteilen, sind in beiden Verfahren die gleichen. Jedoch bewirkt eine kinderanalytische Behandlung von vier bis fünf Stunden je Woche infolge des intensiveren Prozesses die Chance, tiefgreifendere und nachhaltigere strukturelle Veränderungen zu erreichen; bei geringerer wöchentlicher Stundenzahl ist das Behandlungsziel eingeschränkter. Die Behandlung muß häufig nur auf Symptomauflösung, auf die Modifikation des Verhaltens begrenzt werden.

Die seinerzeit häufig von Psychoanalytikern der DPV mit Geringschätzung betrachtete ›Schmalspurausbildung‹ bzw. an Schultz-Henke orientierte Psychagogen/Kinderpsychotherapieausbildung Dührssens würde schließlich in der wöchentlich zweistündigen »Schmalspurbehandlung« von Kindern und Jugendlichen ihr Pendant gefunden haben. Mehrfache Anhebungen der Ausbildungsanforderungen durch die StäKo haben diese deutlich verbessert, und inzwischen ist unbestritten, daß analytische Kinder- und Jugendlichen-Psychotherapeuten im Rahmen psychotherapeutischer Versorgung nicht nur wichtige, sondern auch gute Arbeit leisten und aufgrund ihrer wissenschaftlichen Arbeiten ganz allgemein Wertschätzung erfahren. Nach Meinung von Karola Brede bilden die Kinder- und Jugendlichen-Psychotherapeuten heute »die einzige Gruppe von Psychoanalytikern, in der sich Freuds Vorstellung von der Verbreitung der psychoanalytischen Methode unter ›Laien‹, die Laienanalyse, wie modifiziert auch immer, realisiert hat« (1993, S. 72f). Sollte es den analytischen Kinder- und Jugendlichen-Psychotherapeuten, die sich im Anna Freud Centre (London) Orientierung und Anregung holen, Kinderanalyse praktizieren und in die Ausbildung zu integrieren suchen, tatsächlich um mehr als nur das Bemühen um Anerkennung gehen? Hier wird m. E. auch deutlich, daß es für die Außenwelt keine klaren Abgrenzungen der einzelnen Schulrichtungen innerhalb der inzwischen über 1600 Mitglieder starken Berufsgruppe der analytischen Kinder- und Jugendlichen-Psychotherapeuten in Deutschland gibt. So befinden sich die Ausrichtungen nach Freud,

Schultz-Henke, Jung u.a. in der VAKJP »vereint«;[18] man könnte auch die Ständige Konferenz als einen Zusammenschluß aller Schulrichtungen betrachten, jedoch mit dem solidarischen Bemühen, die unterschiedlichen Schulrichtungen und Konzepte in den Dienst der Erhaltung und Förderung der Ausbildung analytischer Kinder- und Jugendlichen-Psychotherapeuten zu stellen. Zu diesem Bemühen sollte eigentlich auch eine deutliche Abgrenzung der verschiedenen Richtungen gehören, die im Grunde unter der Hand längst vorgenommen wurde, aber nicht eindeutig und klar nach außen vertreten wird. Dies erinnert daran, daß Anfang der 1970er Jahre, als die Änderung der Berufsbezeichnung vom Berufsverband vorgenommen werden sollte, von Psychotherapeuten für Erwachsene – insbesondere der Schultz-Henke-Richtung – nahegelegt wurde, die Bezeichnung ›Psychagogik‹ beizubehalten, mit der Begründung, daß auf diese Weise in Abgrenzung zu den ärztlich vorgebildeten Kindertherapeuten der Dührssen-Richtung der Laienstatus der Psychagogen sichtbar sei, und – so ist wohl zu ergänzen – es keiner weiteren Abgrenzung bedürfe.

Seit es die Ausbildung in analytischer Kinder- und Jugendlichen-Psychotherapie in Zusammenarbeit mit DPV-Psychoanalytikern (wieder) gibt und die Kinderanalyse die Basis der Anwendung ist, kommen die alten verdrängten kontroversen Auffassungen, verschoben auf die Arbeit mit den Kindern und Jugendlichen, wieder zum Vorschein und schaffen Verwirrung und ein endloses Mitschleppen ungelöster Konflikte der Vergangenheit. Es bestehen wesentliche Unterschiede zwischen einer Kinderpsychotherapie, die sich aus der Psychoanalyse Freuds bzw. der Kinderanalyse ableitet und weiterentwickelt, und einer ebenso bezeichneten Kinderpsychotherapie, die sich auf die Lehre von Schultz-Henke und die Praxisanleitung von Annemarie Dührssen gründet. Die noch auszutragende Kontroverse und Abgrenzung psychotherapeutischer Richtungen wird der Kinderanalyse, die sich nicht nur als eine wöchentlich vier- bis fünfstündige Behandlung versteht – also letztendlich den Kindern –, zugutekommen. Es ist aber denkbar, daß Abgrenzungen – die neue Möglichkeiten eröffnen würden – aus der

---

[18] Lediglich fünf Mitglieder der VAKJP gehören der *Association for Child Psychoanalysis Inc.* (ACP) an. Unter Führung von Marianne Kris, Peter Neubauer und Albert Solnit wurde 1965 die ACP gegründet, mit dem Ziel, die kinderanalytische Arbeit und Forschung zu fördern durch gegenseitigen Austausch aller, die sich theoretisch und praktisch auf diesem Feld engagieren.

Befürchtung vor neuen Spaltungen nicht vorgenommen werden.

Psychoanalytische Kindertherapie stellt, wenn wöchentliche Stundenzahl und Dauer der Behandlung von außen begrenzt sind, hohe Anforderungen an die Therapeuten. Nicht nur die Zielsetzung, auch der Umgang mit den im Spiel und anderen Ausdrucksformen dargestellten Inhalten, die Handhabung der Übertragungs- und Gegenübertragungsvorgänge sowie der Widerstände müssen den einschränkenden Bedingungen und deren Auswirkungen auf den Behandlungsprozeß Rechnung tragen.

Im folgenden will ich anhand einiger Ausschnitte aus der Arbeit mit Juliane, deren zweistündiges Setting nach ca. 60 Sitzungen in ein Setting von wöchentlich vier Stunden umgewandelt wurde, einige Gesichtspunkte, die hier eine Rolle spielen, verdeutlichen.

»Sie kann nicht sie selbst sein«, charakterisieren die Eltern das Verhalten ihrer 12jährigen Tochter Juliane, deren mangelndes Selbstvertrauen – sie glaube oft, nicht geliebt zu werden – ihnen Sorge macht.

Trotz allen Bemühens sei es auch nicht zu schaffen, daß Juliane nachts trocken ist. Darüber berichtet Juliane selbst ganz ohne jede Scheu, beinahe so, als sei es eigentlich gar kein Problem. Ein Problem für sie ist der wenige Jahre jüngere Bruder Manuel, der in ihrem Zimmer oft Chaos anrichte, wenn sie ihn allein dort lasse. Neid und Haß – sprachgewandt und intellektuell abwehrend – machen ihn zur Wurzel allen Übels. Die Mutter habe ihr erzählt, daß sie sich mit ihr als Baby, wenn die Mutter sich nicht wohl fühlte oder in schlechter Stimmung mit dem Vater war, gut trösten konnte. Juliane mag diese Geschichte sehr, und es gibt für sie keinen Zweifel: das Sich-mit-der-Mutter-Wohlfühlen hat angehalten über vier Jahre, bis Manuel und mit ihm der Streit auf die Welt kam.

Daß Juliane möchte, daß ich diese Überzeugung mit ihr teile, geht in der ersten Zeit unseres zweimal wöchentlichen Zusammenseins daraus hervor, daß sie viele Geschichten und Begebenheiten ihres Schul- und häuslichen Alltags zu erzählen weiß; doch bleibt alles unverbindlich und austauschbar. Meistens fährt sie mit einem Filzstift, während sie redet, gelangweilt, unzufrieden und viele Male über das Zeichenblatt hin und her; es ist am Ende völlig ausgefüllt, dennoch vermittelt das Blatt große Leere und Sinnlosigkeit. Das Sich-Wohlfühlen stellt sich nicht ein; dieses ›Laufenlassen‹ läßt im Wechsel eher Langeweile und Ungeduld, Aggression und Schuldgefühle entstehen, bis es mit dem Einnässen – wohl einem ersatzweisen Sich-Wohlfühlen – verbunden werden kann. »Da ist wohl etwas in mir«, sagt Juliane, nachdem ich ihre Schuldzuweisungen bezüglich des Einnässens in Frage stelle. Sagt sie das, weil sie meint, ich will das hören (zu Hause wird viel psychologisiert)? »Das macht, was es will.« Und auf meine Nachfrage reagiert sie verharmlosend und kleinmachend: »Vielleicht ein kleines Männchen.«

Das Männchen führt zu dem Bruder, ihren Konflikten mit ihm, ihrem Neid und ihrer Identifizierung mit ihm. Es wird dann deutlich, wie Juliane in Manuel einen willkommenen Angreifer sieht, der die Aufrechterhaltung ihrer Phantasie von der ungestörten Zwei-Einheit mit der Mutter bedroht. Ihr ganzes Handeln, ihre Spiele dienen dazu, in ständigen Aktionen das auf den Bruder projizierte Wilde, Triebhafte und Unkontrollierbare zu beherrschen, »in den Griff zu kriegen«. Die Übertragungssituation vermittelt meist ihre große innere Unsicherheit und Angst vor Liebesverlust, wenn ihr Umgang mit dem Bruder ihren Wunsch, sich an seine Stelle zu setzen, verrät; die überstimulierenden sexuellen Spiele zwischen den Geschwistern offenbaren, wie sie sich seiner zu bemächtigen sucht. Obwohl Juliane Deutungen beispielsweise ihres Wunsches nach Bestrafung, um darin Liebesentzug und Ablehnung bestätigt zu bekommen, für sich verwenden konnte und auch Veränderungen in ihrem Verhalten festgestellt wurden und das Symptom nachließ, blieb eine gewisse Unverbindlichkeit, die in der Gegenübertragung sich unvermindert als Entwertung und Ablehnung bemerkbar machte. Bei dem Gedanken, die wöchentliche Stundenzahl von zwei auf vier zu erhöhen, kam Juliane mir ›entgegen‹, indem sie sichtlich befremdet davon berichtete, daß ihre Freundin »sauer geguckt« habe, als sie ihr erklärte, sie brauche sie nicht mehr, da sie jetzt ein Pferd habe. Julianes unbewußte Befürchtung, nicht mehr gebraucht, gegen etwas ›Besseres‹ ausgewechselt zu werden, ließ sie selbst diejenige sein, die sich, Enttäuschungen vorwegnehmend, das scheinbar Begehrtere zulegt, bevor sie der Situation passiv ausgesetzt ist und auch von mir nicht mehr gebraucht wird. So wehrt sie die Kränkung und Deutung, die der vermeintlichen Zurücksetzung entsprungen waren, ab. Dazu gehörte, daß Juliane mich zu überzeugen suchte, die Stunden nicht mehr zu brauchen, da vieles besser geworden sei, was in gewisser Weise auch der Fall war: Ihr Symptom war zurückgegangen, ihre Konflikte mit Gleichaltrigen schienen den üblichen zu entsprechen und der Streit mit dem Bruder fiel auch nicht mehr in dem Ausmaß wie zu Beginn ins Gewicht.

Eine solche Situation – hier nach etwa 60 Stunden – veranlaßt nicht selten die Eltern der Patienten, die Behandlung als beendet anzusehen. Die Besserung kann bei tieferliegenden Störungen darin bestehen, daß die therapeutische Beziehung unbewußt dazu verwendet wird, sich von dem eigentlich angstmachenden ›Material‹ lediglich zu entlasten, indem es im Therapeuten ›untergebracht‹ ist und dann im Falle von Juliane allein in der Gegenübertragung als quälender Selbstwertkonflikt spürbar wird. Hier bot das zweistündige Setting keine ausreichende Sicherheit und Gewähr für die Patientin, sich ihrer ambivalenten Gefühle der Mutter gegenüber in der Übertragungssituation bewußt zu werden und die frühen Separationskonflikte wieder zu erleben und durchzuarbeiten.

Juliane ist, als habe sie darauf gewartet, mit der Veränderung des Settings einverstanden (wobei ihre Bereitschaft, sich oberflächlich anzupassen, nicht gering ist). Nach einer – auch erwarteten – verstärkten Phase des Widerstandes in Form von Desinteresse (Kopfhörer, *Bravo*-Zeitschrift) eröffnet ihr Kritzeln auf dem Zeichenpapier einen Zugang zu früher, zu der Kindergartenzeit; sie erinnert sich, erzählt bereitwillig, was sie im Kindergarten gespielt hat; da war Manuel noch nicht da.

Die dichtere Stundenabfolge verstärkt zunächst meist die Angst und die Abwehrbewegungen. Juliane erklärte z. B. öfter, die Eltern täten besser, ihr ein Pferd zu kaufen als mich zu bezahlen, oder sie sprach ihre Befürchtung aus, daß sie von mir nicht mehr loskäme, wenn sie alles erzähle, was sie beschäftige.

Schließlich beginnt Juliane damit, daß ihr etwas im Hals stecke, daß ihr etwas den Hals zudrücke. »So ein komisches Gefühl«, vielleicht ist es noch der Ärger vom Tag zuvor, denkt sie, wegen nicht erledigter Pflichten; ich denke, weil sie gestern eine Stunde zu früh zur Stunde kam und ich noch mit einem anderen Kind beschäftigt war. Es sei irgendwie in ihr drin, sagt Juliane, und ich erinnere an ähnliche Situationen, in denen sie Mühe hatte, in Worte zu fassen, was sich in ihr abspielt und denke auch an das kleine Männchen, von dem sie glaubt, es sei Schuld an dem Naßmachen, so als sei es nicht eigentlich sie selbst. Sie lacht, wie jetzt öfter, wenn ich mich an etwas, was sie erzählt hat, erinnere. Ich frage sie, ob ihr noch etwas dazu einfalle und wie sie es sich vorstelle. Juliane beginnt zu beschreiben: »Im Bauch«, nimmt einen Stift und fragt: »Soll ich es aufmalen?« Während sie malt, zögert sie öfter fortzufahren, schaut mich an, hält wieder inne; es wird still zwischen uns. Als sie fertig ist und sich ihr Bild betrachtet – ein Kind mit einem Luftballon in der einen und einer Tüte Eis in der anderen Hand und auf dem oval dargestellten Körper in der Mitte ein kleines Kind –, sagt sie eher zu sich selbst als zu mir: »Vielleicht bin ich das?« Unsicher und auch etwas angstvoll schaut sie mich an. »Und das ist das Männchen im Bauch«, ergänze ich. Nach einer kurzen Pause lacht Juliane, und als habe sie gerade etwas entdeckt, sagt sie: »Das ist ja, als tät' ich ein Kind kriegen.« »Wie die Mama mit dem Julian im Bauch«, setze ich hinzu. Ihre nächsten Einfälle handeln vom Vater-Mutter-Kind-Spiel im Kindergarten und von Philipp, ihrem Freund, von dem sie sich trennen mußte, weil die Familie, als ihr Bruder geboren wurde, in einen anderen Stadtteil zog. Jetzt sei das komische Gefühl mit dem Hals weg, sagt Juliane, nachdem wir im Zusammenhang mit ihren Kindergartenerinnerungen Verbindungen zu ihrer Wut auf den Bruder und ihrem Gefühl, die Zuwendung der Mutter damals verloren zu haben, hergestellt hatten.

Die Situationen, in denen Kinder das Übertragungsgeschehen bzw. die Interpretation desselben mit Veränderungen bei sich selbst in unmittelbaren Zusammenhang bringen können, ereignen sich umso überzeugender, je kontinuierlicher und dichter sich der therapeutische Prozeß entwickelt; die Chance der Adaption und Integration von Einsichten und neuen Erfahrungen ist deutlich größer.

Provokationen und auf Gleichaltrige verschobene Angriffe leiten eine lange Behandlungsphase ein, in der Juliane oft, von der Angst vor Zurückweisung begleitet, sich ihrer sadistischen Phantasien sowohl gegen die frühe als auch gegen die ödipale Mutter bewußt wird. Während sie z. B. über ein Mädchen berichtet, das in seiner körperlichen Reife ihr weit voraus ist, kommt es wie von Wut überschwemmt aus ihr heraus: »... aber ich hab' so einen Haß auf diese Frau – wie die aussieht.« »Wie?« »So ein Ökoweib..., die Haare..., und fett...« Mit dickem Babybauch vielleicht? »Ich hasse die...« Juliane phantasiert nun aus, sich zu verkleiden, dann würde sie nicht erkannt, wenn sie mit Schlagringen auf die Frau losgehen würde. Dann stünde dem ja nichts im Wege, und sie hätte ihren Haß abreagiert, sage ich. Juliane hält inne, schaut mich an und sagt: »Ja, ich könnte..., aber ich mach's nicht.« Nach einer Weile: »Ich mach's nicht, ich hab' dann ein zu schlechtes Gewissen – mein Gewissen würde mich zerfressen; aber ich muß Ihnen was erzählen.« Sie erinnert eine Situation, in der sie sich »gemein« vorkam und sich schämte. Ein anderes Mal – sie war gelegentlich anderen Patienten begegnet – weint Juliane und äußert verzweifelt, nichts machen zu können, wenn die Eifersucht sie »packt«. Sie erkannte ihre Lust an sadistischen Vorstellungen, und, sich gleichzeitig zügelnd, sagte sie wieder nach einem Wutausbruch: »Ich muß Ihnen was sagen: Ich glaube, ich könnte Nazi werden; irgendwie fasziniert mich das – obwohl ich das mit Hoyerswerda unmöglich finde –, aber die Skinheads sind so straff organisiert..., ich werd' nicht so..., aber manchmal...« Dann verteidigt sie sich gegen die Angriffe einer jüdischen Klassenkameradin, die gesagt habe, mindestens 50% der Deutschen seien Nazis... Manchmal suchte sie wortwörtlich Halt: »... ich hab' die wieder angefaucht und angegiftet, fast hätte ich den ›Köter‹ ins Auto laufen lassen.« Durch den Halt, der ihr die Erfahrung aushaltbarer Ambivalenz vermittelt, der ihre Angst vor Liebesverlust mildert und den sie im Rahmen der kontinuierlichen, dichten therapeutischen Beziehung zunehmend selbst als eigene Fähigkeit wahrnimmt, gelang es ihr, die Lust am ›Laufen lassen‹ (das Verschwinden des Symptoms war für Juliane ein überzeugender Beleg für den Wert der gemeinsamen Arbeit) um der Beziehung willen einzugrenzen.

Auch bei geringer wöchentlicher Stundenzahl können die gleichen Konfliktthemen und Abwehrformen in Erscheinung treten; doch ist dann die negative Übertragung sowohl vom Kind als auch vom Therapeuten schwieriger zu halten und durchzuarbeiten. Dabei ist die negative Übertragung nicht zu verwechseln mit der häufig anzutreffenden Unlust des Kindes, überhaupt in die Stunden zu kommen; dies kann aber auch ein abgewehrter Wunsch nach intensiverem Kontakt sein.

Der Frage nach den Auswirkungen der Frequenz der wöchentlichen Sitzungen auf den Behandlungserfolg und Entwicklungsstand des Kindes wurde bereits in den 1960er Jahren nachgegangen. Eine 1965 veröffentlichte Studie (Heinicke, 1965) untersucht die Ergebnisse wöchentlich einstündiger im Vergleich zu vierstündiger Behandlung.[19] Die Untersuchung ergab, daß beide Gruppen – die einstündig und die intensiv behandelten Kinder – von der Behandlung profitieren; doch sind Gewinn und Fortschritt von intensiv behandelten Kindern bedeutend besser und können nachhaltiger aufrechterhalten werden.

[19] Für diese Studie wurde die Auswahl der Kinder so getroffen, daß sie hinsichtlich ihres Alters, des Entwicklungsstandes und der Störungen (Leistungsstörungen) hinreichend vergleichbar sind. Die Kinder wurden als neurotisch charakterisiert und mit kinderanalytischer Methode behandelt. Bei der Untersuchung nach der Behandlung sowie den nach einem und zwei Jahren nachfolgenden Untersuchungen wurden – wie vor der Aufnahme der Behandlung – das *Hampstead Diagnostik Profil* und verschiedene Testverfahren angewandt.

Literatur

Ahlheim, R. und Müller-Brühn, E. (1992): Elternarbeit als Erweiterung des analytischen Bezugsrahmens der Kinderpsychotherapie. In: Biermann, G.: *Handbuch der Kinderpsychotherapie,* Bd. V, München/Basel (Reinhardt).

Argelander, H. (1970): *Das Erstinterview in der Psychotherapie.* Darmstadt (Wissenschaftliche Buchgesellschaft).

Baumeyer, F. (1971): Zur Geschichte der Psychoanalyse in Deutschland. 60 Jahre Deutsche Psychoanalytische Gesellschaft. *Zs. f. Psychosomatische Medizin und Psychoanalyse,* 17, 203-240.

Benedeck, Th. (1960): Elternschaft als Phase der Entwicklung. In: *Jahrbuch der Psychoanalyse,* Bd. I, 35-61.

Berna, J. (1967): Ich-psychologische Deutungstechnik und Kinderanalyse. *Psyche* 21,31-43.

Brede, K. (1993): Der Berufsstand der Analytischen Kinder- und Jugendlichen-Psychotherapeuten in der »FOGS-Studie«. *Psyche* 47, 71-81.

Boehm, F. (1952): Zur Ausbildung und Arbeitsweise der Psychagogen (Erziehungsbetreuer). In: *Schriften zur Psychoanalyse,* München (Ohlschläger) 1978, 255-266.

Brecht, K. u. a. (Hg.) (1985): *Here life goes on in a most peculiar way... Psychoanalysis before and after 1933.* Hamburg (Kellner).

Cramer, B. (1980): Intervention breve avec Parents et Enfants. (Traitement d'une phobie). In: *Psychologie medicale* 12, 3, Genf.

Dührssen, A. (1954): *Psychogene Erkrankungen bei Kindern und Jugendlichen.* Göttingen (Vandenhoeck & Ruprecht).

Dührssen, A. (1980): *Psychotherapie bei Kindern und Jugendlichen.* Göttingen (Vandenhoeck & Ruprecht).

Eckstaedt, A. und Klüwer, R. (Hg.) (1980): *Zeit allein heilt keine Wunden.* Frankfurt (Suhrkamp).

Fraiberg, S. (1975): Psychoanalyse im Vorschulalter und in der Latenz. *Psyche,* 29, 35-48.

Freud, A. (1966): Eine kurze Geschichte der Kinderanalyse. In: *Die Schriften der Anna Freud,* Bd. IX, München (Kindler) 1980.

Freud, S. (1909): Analyse der Phobie eines fünfjährigen Knaben. *GW V/ll,* Frankfurt a. M. (S. Fischer), 241-377.

Freud, S. (1919): Wege zur psychoanalytischen Therapie. *GW Xll,* Frankfurt a. M. (S. Fischer), 181-194.

Freud, S. (1922): Nachschrift zur Analyse des Kleinen Hans. *GW Xll/,* Frankfurt a. M. (S. Fischer), 429.

Frijling-Schreuder, E. C. M. (1967): Übertragung und Gegenübertragung der psychoanalytischen Kindertherapie. *Psyche,* 21, 16-30.

Glantz, R. (1975): Grenzen und Möglichkeiten der Kinderanalyse. *Psyche,* 29, 1-20.

Glenn, J. (Hg.) (1978): *Child Analysis and Therapy.* Northvale, New Jersey, London (Jason Aronson Inc.) 1992.

Heinicke, C.M. (1965): Frequency of Pyschotherapeutic Sessions as a Factor Affecting the Child's Developmental Status. In: *The Study of the Child,* 20.

Henningsen, H. (1964): Die Entwicklung der analytischen Kinderpsychotherapie. Ein historischer Überblick. *Psyche,* 18,59-80.

Hugh-Hellmuth, H. (1920): Zur Technik der Kinderanalyse. Ein historischer Überblick. In: *Kinderanalyse* I, 1994, 9 -27.

Klein, M. (1952): *Das Seelenleben des Kleinkindes und andere Beiträge zur Psychoanalyse.* Reinbek bei Hamburg (Rowohlt). 1972.

Lebvovici, St.A. (1952): Die Gegenübertragung in der Kinderanalyse. *Psyche,* 5, 680-687.

Lockot, R. (1985): *Erinnern und Durcharbeiten. Zur Geschichte der Psychoanalyse und Psychotherapie im Nationalsozialismus.* Frankfurt/M. (Fischer).

Lockot, R. (1994): *Die Reinigung der Psychoanalyse. Die Deutsche Psychoanalytische Gesellschaft im Spiegel von Dokumenten und Zeitzeugen* (1933- 1951). Tübingen (edition diskord).

Mächtlinger, V. (1984): Anna Freud. Einige persönliche Eindrücke. In: *Jahrbuch der Psychoanalyse,* 16, 9-16.

Mühlleitner, E. (1992): *Biographisches Lexikon der Psychoanalyse. Die Mitglieder der Psychologischen Mitwoch-Gesellschaft der Wiener psychoanalytischen Vereinigung 1902-1938.* Tübingen (edition diskord).

Müller, E. und Dallmeyer, U. (1989): Die Ausbildung der analytischen Kinder- und Jugendlichen-Psychotherapeuten in Frankfurt (mit einem Fallbericht). In: Bareuther, H. u.a. (Hg.): *Forschen und Heilen. Auf dem Weg zu einer psychoanalytischen Hochschule. Beiträge aus Anlaß des 25jährigen Bestehens des Sigmund-Freud-Instituts.* Frankfurt/M. (Suhrkamp).

Müller, E. (1989): Treatment of an 8-year-old Adopted Girl. In: *Bull. Anna Freud Centre* 12,29-47.

Müller-Brühn, E. (1996): Geschichte und Entwicklung des Instituts für analytische Kinder- und Jugendlichen-Psychotherapie in Frankfurt am Main. In: Plänkers, T. u.a. (Hg.): *Psychoanalyse in Frankfurt am Main.* Tübingen (edition diskord).

Neubauer, P. (1993): Playing: Technical Implications. In: Solnit, A. J. u.a.: *The Many Meanings of Play. A Psychoanalytic Perspective.* New Haven and London (Yale University Press).

Oberborbeck, K.W. (1994): Kinderanalyse im Umfeld des Berliner Psychoanalytischen Instituts 1920-1933. In: *Luzifer-Amor,* Zeitschrift zur Geschichte der Psychoanalyse 13,71-120.

Richter, H. E. u.a. (1976): *Familie und seelische Krankheit.* Reinbek bei Hamburg (Rowohlt).

Sandler, J. u.a. (1980): *Kinderanalyse.* Frankfurt/M. *(S.* Fischer) 1982.

Solnit, A.J.u.a. (1993): *The Many Meanings of Play. A Psychoanalytic Perspective.* New Haven and London (Yale University Press).

Werner, L. (o.J.): *Eine Kinderanalyse. Aus der Werkstatt des Erziehungsberaters. Gedenkschrift zur 10. Wiederkehr des Todestages August Aichhorns,* 1960, Bolterauer, L. (Hg.), Wien (Verlag Jugend und Volk) 1960, 103-125.

Winnicott, D.W. (1971a): *Vom Spiel zur Kreativität.* Stuttgart, (Klett) 1973.

Winnicot, D.W. (1971b): *Die therapeutische Arbeit mit Kindern.* München (KindIer) 1973.

Zander, E. u. W. (1977): Die Neo-Psychoanalyse von Harald Schultz-Henke. In: *Die Psychologie des 20. Jahrhunderts,* Bd. 3, Zürich (Kindler), 426-474.

Zulliger, H. (1957) *Bausteine zur Kinder-Psychotherapie und Kinderpsychologie.* Bern und Stuttgart (Huber).

Klaus Aichele/Christiane Lutz

Psychotherapeutische Behandlung eines achtjährigen Jungen mit mangelnder Ich-Bildung und einer ausgeprägten Identitätskrise

In diesem kasuistischen Beitrag soll versucht werden, den Behandlungsverlauf einer analytischen Kinderpsychotherapie unter Jungscher Akzentsetzung darzustellen.

Die Verfasser nehmen dabei im wesentlichen Neumanns *Ursprungsgeschichte des Bewußtseins* und das dort dargestellte Entwicklungskonzept zur Grundlage. Zusammengefaßt handelt es sich bei dieser Behandlung um den Entwicklungsweg eines Jungen, der noch weitgehend in symbiotischen Bindungen an das Mütterliche lebt. Die Therapie bedeutete einen Versuch, den Weg zur Individuation, d. h. zu einer Verselbständigung und Entwicklung der eigenen Persönlichkeit, freizumachen.

Der Beitrag soll in sehr offener Form einen Einblick geben in den praktisch-konkreten Behandlungsverlauf, streift die in diesem Beispiel extremen technischen Schwierigkeiten und die dadurch provozierte Gegenübertragung und versucht, in der Parallele zum archetypischen Hintergrund, die potentiellen Entwicklungsmöglichkeiten, die durch die nicht zum Abschluß geführte Behandlung nur teilweise realisiert werden konnten, aufzuzeigen.

Bei einer analytischen Kinderpsychotherapie, die weitgehend auf dem Hintergrund der analytischen Psychologie von C. G. Jung den dynamischen Prozeßverlauf versteht, wird dem symbolischen Tun des Kindes große Bedeutung beigemessen. Wir gehen davon aus, daß sich mit Hilfe der Symbolik Konflikte, Wandlungsmöglichkeiten und Ansätze zur Progression darstellen können. Über eine ausführliche Beschreibung der auftretenden Symbolik im Rahmen dieser Behandlung und ihrer möglichen Einordnung in den Prozeßverlauf soll ein Einblick gegeben werden in die Denk- und Arbeitsweisen eines analytischen Kinderpsychotherapeuten Jungscher Prägung.

Zum besseren Verständnis der Psychotherapie des Kindes Ulrich sollen zunächst in geraffter Form einige anamnestische Daten gegeben werden: *Patient:* Ulrich, geboren 1968, bei Behandlungsbeginn acht Jahre alt. *Vater:* 1936 geboren, früher als Baggerführer tätig, dann etwa acht Jahre als Betriebspolizist, jetzt Fahrer im gleichen Betrieb. *Mutter:* 1946 geboren, früher Säuglingsschwester, seit drei Jahren als kaufmännische Angestellte tätig. *Schwester Margit:* geboren März 1969.

Die *Behandlung* dauerte vom Februar 1976 bis August 1977, insgesamt 84 Stunden. *Elterngespräche* insgesamt 19, davon drei gemeinsame Gespräche, sieben mit der Mutter, neun mit dem Vater. *Symptomatik:* Kontaktschwierigkeiten, aggressive Stauungen und Blockierungen bei gleichzeitigen explosiven Entladungen, schwere Leistungsstörungen, regressive Tendenzen, leichtes Einkoten. *Diagnose:* Angstneurotische Entwicklungsstörung auf der Basis einer frühen Störung in der Mutter-Kind-Beziehung mit massiven Fixierungen im oralen und analen Bereich. Identifikationsproblematik und Gefahr der Entwicklung einer passiv-femininen Charakterstruktur.

Ulrich war der Grund der Eheschließung der Mutter mit einem zehn Jahre älteren Mann. Die Verbindung wurde von der Familie mütterlicherseits im Grunde nicht toleriert. Ulrich wuchs in der ersten Zeit bei der Großmutter auf, die recht fordernd und autoritär sich früheren Erziehungsprinzipien verbunden fühlte. Die Mutter war zunächst bis zur Geburt der Schwester noch berufstätig. Die Beziehung zwischen Ulrich und dem Vater war von Anfang an problematisch. Ulrichs Vater stellte sich als sehr labile Persönlichkeit dar, der noch bis in das Jahr 1976 einnäßte. Die Ehe war von Anfang an äußerst problematisch und wurde wahrscheinlich durch den Verlauf der Therapie Ulrichs weiter in ihrer Desorientiertheit verstärkt, so daß es im zweiten Drittel der Behandlung zur Trennung der Eltern kam.

Die psychodiagnostisch-tiefenpsychologische Untersuchung ergab das Bild eines in seiner Frühbeziehung zur Mutter schwer verunsicherten Kindes. Bereits im Rahmen der Dualunion traten offensichtlich schwere Störungen auf, die im Kind kein stabiles Urvertrauen in eine gute Welt entstehen lassen konnten. Das Mütterliche wird als versagend, enttäuschend, frustrierend bei gleichzeitig extremer Forderungshaltung (Großmutter) erlebt, das Väterliche dagegen erscheint instabil, weitgehend leblos, dem Mütterlichen unterlegen. Gleichzeitig knüpfen sich an den Bereich des Väterlichen und damit an die eigene Identität große Ängste und Unsicherheiten und provozieren regressive Tendenzen. Die Ich-Entwicklung des Kindes ist unvollständig geblieben. Das Kind erlebt sich seinen massiven Triebansprüchen gegenüber hilflos. Die Über-Ich-Entwicklung ist einerseits ungenügend, andererseits geprägt von einzelnen rigiden und starren Abwehrformen, die sich an der Persona des Vaters (Polizist) orientieren. Demzufolge bestehen auch schwere Leistungsstörungen, die sich in einer extremen Diskrepanz zwischen Verbal- und Handlungsteil im Intelligenztest manifestierten. Wir können von einer neurotisch gebremsten, intellektuellen Leistungsfähigkeit sprechen.

In unseren typologischen Überlegungen, die sich an die Typenlehre von C. G. Jung anschließen, kamen wir zu der Auffassung, daß Ulrich über eine extravertierte Empfindungs- und Fühlfunktion verfügt, hingegen seine Denkfunktion weitgehend undifferenziert ist, was den schlechten Schulleistungen entspricht. Seine Intuition steht ihm nur teilweise zur Verfügung und ist weitgehend introvertiert.

Der Behandlungsverlauf

Wir möchten versuchen, den Behandlungsverlauf unter dem Thema der Individuation darzustellen. Dabei verstehen wir Individuation als Verwirklichung der Individualität, als einen Vorgang, bei dem Gegensätze zu höherer Einheit zuammengefaßt werden. Ziel der Individuation ist es, daß das Selbst erreicht wird. Vielleicht ist es beim Kind hilfreich, insgesamt von Individuationsschritten zu sprechen. Dieses Vorgehen scheint uns bei Neumann verwirklicht, so daß wir uns *im* Laufe der Arbeit immer wieder auf ihn und sein Buch *Ursprungsgeschichte des Bewußtseins* beziehen werden. In der Behandlung Ulrichs wurden solche Individuationsschritte immer wieder deutlich, wobei auffiel, daß sie sowohl mit regressiven als auch progressiven Phänomenen verbunden waren. Diese Phänomene waren gleichzeitig gekoppelt an das Auftreten einer bestimmten Symbolik. Regressive Einstellungsweisen des Jungen zeigten sich z. B. in einem Sich-Zurückziehen in eine Ecke, im Lesen eines Buches über das Meer, im Schmieren mit Fingerfarben, teilweise im Malen und zusätzlich in aggressiv-destruktiven Äußerungen. Progressiv verstanden wir das zunehmend sichere Umgehen mit Materialien, das Basteln, gemeinsame Spiele, gezielte aggressive Äußerungen. Im einzelnen ist es nicht leicht im Rahmen einer Behandlung exakt zwischen regressiven und progressiven Verhaltensweisen zu unterscheiden. Immer wieder erlebten wir, daß in Interaktionen beide Aspekte gleichzeitig gelebt wurden. Da die Fülle des Materials der Stunden weit über das Darstellbare hinausgeht, versuchen wir, uns auf die Schilderung der Phänomene und Symbole zu beschränken, die uns besonders wichtig erschienen in Hinblick auf den Prozeß der Individuation.

I. Die Initialphase: 1. bis 10. Stunde

Innerpsychische Konfliktsituation und symbolische Darstellung

Bereits die erste Stunde erscheint uns – auch im Rückblick – wie eine genaue Schilderung der Problematik des Kindes. Ulrich wurde zur Behandlung immer von Mutter und Schwester mit dem Auto gebracht. Manchmal begleitete ihn auch die ganze Familie, die oft dann direkt vor dem Haus parkte und im Auto auf Ulrich wartete. Vielleicht könnte das ein Zeichen dafür sein, wie sehr die Familie das Bedürfnis hatte, in Ulrichs Nähe zu sein, möglicherweise aus Angst, daß Ulrich etwas erleben könnte, das ihn selbständiger machte und aus dem Familienverband lösen könnte. Diese wartende Familie läßt an das Bild von Kletten denken, die aneinanderhängen. Dahinter war jedoch auch ein Stück Angst spürbar, daß die Familie zerrissen werden könnte.

In der ersten Behandlungsstunde stürmte Ulrich zur Tür herein ins Spielzimmer und griff sofort in das neben der Tür befindliche Regal mit seinen Spielfiguren. Als Erstes zog er die Schlange heraus.

In der Schlange erleben wir ein Tier, das einerseits bedrohlich zupackt und verschlingt, andererseits aber auch als Träger von Erkenntnis erlebt wird. In der Mythologie wird die große Göttin als Todesgottheit stets mit Schlangen zusammen dargestellt. Andererseits bedeutet die Schlange ein Wandlungs- und Heilsymbol, was sich auch im Äskulapstab der Ärzte symbolisch zeigt. Noch umfassender ist die Schlange bei Neumann dargestellt, wenn er vom Uroboros, der Kreisschlange, spricht. Der Uroboros symbolisiert die mütterliche Welt in ihren zwei Aspekten, einmal den schützenden und nährenden, aber auch jenen, der verschlingt und tötet. In der Loslösung vom Uroboros sieht Neumann eine wesentliche Aufgabe der psychischen Entwicklung.

Hier wurden von Ulrich bei seinem ersten Handgriff Dimensionen angedeutet, die weit über sein augenblickliches Leben hinauswiesen. Er legte jedoch die Schlange rasch wieder weg und nahm Panzer und Kanonen heraus. Panzer und Kanonen werden im Krieg verwendet, sie bedeuten hier vielleicht Hinweise auf einen zu erwartenden Kampf. Es sind jedoch gleichzeitig Waffen des Angriffes, Waffen, die von Männern bedient werden. Erst später erfuhr der Behandler, daß der Onkel Ulrichs, eine für ihn bedeutsame Indentifikationsfigur, bei der Bundeswehr Panzer fuhr.

Ulrich warf auch diese Dinge wieder zurück ins Regal, holte verschiedene Autos und fuhr mit ihnen ziellos herum. Das Auto ist individuelles Transportmittel, mit dem man sich quasi aus eigener Kraft bewegen kann. Die symbolische Bedeutung des Autos gewinnt für das Verständnis der Problematik Ulrichs besondere Aussagekraft, da es von ihm sehr häufig im Rahmen der Therapie verwendet wurde. Als nächstes wandte sich Ulrich einem Buch vom Meer zu. Er blätterte es rasch durch, bemerkte plötzlich, daß im Meer große Wale seien, die sehr schnell seien und denen gegenüber es keine Rettung gäbe. Dann fügte er hinzu: »Die Mutter hat gesagt, ich soll nicht mehr ins Wasser, aber ich rette mich durch ein Rohr ans Ufer.«

Das Meer beinhaltet zwei Aspekte: Aus ihm kommt eine ungeheure Fülle von Leben, andererseits ist das Meer gleichzeitig bedrohlich und verschlingend. Die Mutter, die Ulrich ja hier im Zusammenhang mit dem Meer nennt, verbietet, in dieses Meer zu gehen. Vielleicht könnte sich – innerpsychisch gesehen – andeuten, daß Ulrich jetzt nicht mehr verschlungen werden soll, sondern lernen sollte, seine eigenen Möglichkeiten zu erkennen und einzusetzen. Dies könnte sich auch in der Nennung des Rohres symbolisieren, indem sich möglicherweise auch eine Parallele zum Geburtsprozeß andeutet, eines Vorgangs, der sich – symbolisch gesehen – ja in der Behandlung neu vollziehen muß. Nachdem Ulrich das Buch weggelegt hatte, fand er die Pistole und schoß mehrmals auf den Boden. Hier zeigte sich wiederum, wie wenig er noch seine aktiven, aggressiven Kräfte adäquat einetzen kann; gleichzeitig aber könnte es auch bedeuten, daß er starke aggressive Impulse gegenüber dem Boden, auf dem er steht, empfindet, d. h. daß sich hier auch andeuten könnte ein Versuch einer aggressiven Auseinandersetzung mit dem Bereich des Therapieraums, d. h. in der Übertragung auch mit dem Behandler selbst.

Nachdem Ulrich dann noch mit braunen Plastilinstangen im Zimmer herumwarf, sie abbrach und damit auf seine Symptomatik, einmal des Einkotens, zum anderen seiner massiven Kastrationsängste hinwies, spielte er anschließend eine Szene mit einem Polizeiauto, das kein Benzin mehr hatte und abgeschleppt werden mußte. Es lag nahe, dabei an den Vater Ulrichs zu denken, der Polizist war und sich subjektiv in seiner Ehe manipuliert, »abgeschleppt«, erlebte. Gegen Ende der Stunde wurde Ulrich etwas ruhiger, nahm Lehm und formte zunächst eine kleine Maus. Er fügte hinzu, daß die Maus einem Elefanten in die Nase kriechen könnte. Damit könnte die Maus, so klein sie ist, einen Elefanten, indem sie ihm die Möglichkeit zu atmen nimmt, zu Fall bringen. Diese Aussage gewinnt noch eine weitere Dimension, wenn man sich vergegenwärtigt, daß Ulrich im Familie-in-Tieren-Test die Mutter als Maus und den Vater als Elefanten dargestellt hatte. Ob damit zum Ausdruck kommen soll, wie wenig das Männliche in der Familie gegenüber dem Weiblichen Bestand haben kann? Gewissermaßen als Antwort darauf formt Ulrich kurz darauf ein Männlein, das leblos auf dem Rücken, nur mit einer Hose bekleidet, daliegt. Diese ersten Gestaltungen zeigten in eindrucksvoller Weise, wie sehr Ulrich gefühlsmäßig die Familiensituation und seine eigene Entwicklung, die damit eng verbunden ist, erfaßt und im symbolischen Tun darstellt: Es wird spürbar, daß er ein Stück weit die Wirksamkeit seiner realen Mutter, die männliche Entwicklung nicht zuläßt, anklingen läßt, die versagend, kastrierend agiert und damit den negativen Aspekt des Mutterarchetyps in seiner lebenstötenden Qualität belebt.

In der zweiten Stunde holt Ulrich die Autos in den Sand und spielt Unfälle und Abschleppen. Dann fällt ein Motorrad in eine Grube, wird vom Sand zugedeckt, muß ausgegraben werden. Er fährt auf dem Rand des Sandkastens entlang, stürzt mal nach innen, mal nach außen, geradezu eine Gratwanderung, die plastisch zeigt, wie drohend das Abrutschen in den Abgrund für dieses Kind ist, d. h. wie gefährdet die Ich-Kräfte des Kindes insgesamt sind. Sie müssen erst, symbolisch gesprochen, ausgegraben werden, Ulrich muß sie einsetzen lernen, um sich sicher damit bewegen zu können, aber diese Möglichkeit scheint für ihn noch sehr entfernt zu sein.

Noch einmal wiederholt sich dieses Motiv im folgenden Sandbild, indem er hinten und rechts Zäune baut und dahinter die Autos stellt. Sie sind eingesperrt. Das bedeutet auf der Subjektstufe, daß die eigenen aktiv agressiven Kräfte des Kindes noch eingeschlossen, noch abgetrennt sind. Wenn aber nach Neumann die »Aggression und Destruktion Voraussetzung zur Bildung eines unabhängigen Ichs und Bewußtseins« sind, dann konnte sich bei Ulrich bis jetzt dieses Ich und Bewußtsein kaum entwickeln.

In diesem Zusammenhang gewinnt wohl auch das Hantieren mit der Pistole, das schon in der ersten Stunde begonnen hatte und ebenfalls in fast allen Stunden eine Rolle spielte, eine besondere Dimension. Es dürfte sich unter anderem darin vielleicht auch der Versuch symbolisieren, aggressive Kräfte als eigene positive Möglichkeiten zu erleben.

In der siebten Stunde begann Ulrich, zum ersten Mal die Pistole auf den Behandler zu richten. In diesem Vorgang konstellierte sich eine erste Konfrontation in einem bewußten Übertragungsphänomen, indem er einerseits aggressive Möglichkeiten zur Entladung brachte, andererseits sicherlich Schuldgefühle diesen Ansprüchen gegenüber erlebte. Wir vereinbarten eindeutige Regeln im Umgang mit der Pistole, um sowohl einen Schutz für den Behandler, als auch für das Kind selbst, auch in Hinblick auf seine Schuldgefühle, zu schaffen.

In der zehnten Stunde entstand ein neues Autosandbild. Ulrich brachte selbst Autos mit, und zwar Feuerwehr und Krankenwagen. In allen vier Ecken plazierte er Fahrzeuge, die helfenden und rettenden Charakter hatten. Hinten links die Feuerwehr, vorne links die Polizei, hinten rechts Abschleppauto und vorne rechts den Krankenwagen. In der Mitte passierte ein Unfall, in den drei Autos verwickelt waren, aber es gab dann Hilfe für die Toten und Verletzten. Interessanterweise kam als erstes die Polizei, um zu helfen.

Wir verstanden dieses Biid als ersten Versuch einer Konfrontation mit dem Gesamt der von Ulrich leidvoll erlebten innerpsychischen Konfliktsituation, aber auch im Sinne eines Ordnens des dramatischen Geschehen, d. h. eines ersten Ansatzes, Möglichkeiten zur Individualität und Selbständigkeit zu entwickeln. Das könnte weiter heißen, daß das kindliche Ich, so gefährdet es auch in seiner Entwicklung ist, trotzdem über helfende und heilende Kräfte verfügt, die ihm zur Hilfe kommen. Auch die Polizei gehört zu diesen helfenden Kräften. Sie war als erste am Unfallort und hier liegt nahe, an den Vater zu denken, der Betriebspolizist war. Möglicherweise kommt in diesem Bild auch zum Ausdruck, daß Ulrich, um aus dem Uroboros der mütterlichen Welt herauszukommen, diese Hilfe aus dem männlichen Bereich braucht.

Ein weiterer Hinweis auf die Gebundenheit des Kindes im Mütterlichen manifestierte sich im Rahmen der Übertragung: Ulrichs starker

Wunsch, etwas in den Behandlungsstunden zu essen. Nach Neumann ist die Nahrungssymbolik ein Merkmal des Uroboros, das Essen die früheste Form, sich einer Sache zu bemächtigen, sie sich einzuverleiben.

Zusammenfassend möchten wir dieses Initialgeschehen als eine Phase bezeichnen, in der es einmal um die Beziehung zur realen Mutter in ihrer versagenden Wirksamkeit geht, zum anderen aber auch um das Abbild der kindlichen Gebundenheit im archetypisch-mütterlichen Bereich. Ulrichs Ich ist noch klein und wehrlos, gefährdet, ein Ich, dem die Kräfte der Aggression noch nicht zur Verfügung stehen, das sich noch nicht aus dem Uroboros selbständig loslösen kann und zur eigenen Individualität gelangt. Dementsprechend zeigte sich innerhalb der Übertragung, daß Ulrichs Beziehung zum Behandler noch nicht Ausdruck einer persönlichen Haltung und Einstellung war; er mußte den Behandler häufig aus seinem Tun ausklammern, was in der Gegenübertragung Unsicherheit und Angst provozierte. Diese Hilflosigkeit verstanden wir als Abbild einer Einstellungsweise, die sowohl den Vater als auch die Mutter in ihrem Verhalten zur Realität kennzeichnete.

2. Phase: 11. bis 20. Stunde

Konfrontation mit der aggressiven Problematik und erste prospektive Möglichkeiten

Den Beginn dieser Phase bildete wieder eine Szene mit dem Meerbuch, das Ulrich still und in sich gekehrt während etwa 15 Minuten las. Der Behandler erlebte es als ein regressives Phänomen, das in dieser Form bis jetzt bei Ulrich noch nicht vorgekommen war. Anschließend ging er an den Wasserfarbenkasten, holte das Grün heraus und begann anzumalen, was ihm in die Hände kam. Das Zimmer begann grün und lebendig zu werden, grün wurden seine Hände, der Wasserhahn, teilweise Wände und der Spültisch. Wochenlang waren die Spuren im Zimmer zu sehen. Trotz gewisser Bedenken im Hinblick auf diesen Triebdurchbruch und Unsicherheiten des Behandlers im Sinne der Grenzsetzung bedeutete dieses Grün sicherlich einen entschiedenen Schritt nach vorn im Sinne eines psychischen Aufbruchs.

Als Farbe der Empfindungsfunktion und damit der »frühesten« Ich-Funktion könnte es auch im Blick auf seine innerpsychische Situation den Beginn einer Ich-Entwicklung bedeuten. Es war sehr eindrucksvoll, wie Ulrich in den weiteren Stunden dieser Phase an diesem Problem weiterarbeitete, was sich zunächst in der Manifestation ungeheurer Aggressionen äußerte. In der 12. Stunde ging er an die Abflußrohre der Spüle. Er baute die Rohre aus, ließ Wasser in den darunterstehenden Eimer laufen und wiederholte diesen Vorgang über mehrere Stunden. Ulrich bemerkte dazu immer wieder, er müsse diesen Bereich reparieren. Das Spiel erinnerte unter anderem an die Symptomatik des Bettnässens beim Vater. In diesen Stunden verwendete Ulrich häufig Fingerfarben. Er nahm immer wieder die vier Grundfarben heraus, malte auf ein großes Blatt sechs Kleckse, verwischte und verschmierte alles, so daß eine bräunliche Farbe entstand. Es entfalteten sich häufig Schmierereien, die darauf hinwiesen, wie nah ihm die gesamte anale Problematik war. Die ganze 13. Stunde verbrachte er so schmierend, während er dann in der 14. Stunde wieder auf braune Plastilinstangen zurückgriff, diese abschnitt oder abbriß, gegen die Wände warf und schließlich ins Wasser plumpsen ließ. Wir erlebten diesen Vorgang wie eine Einleitung zu den nun folgenden aggressiven Äußerungen, die sich in der 14. Stunde an einer Holzlatte zeigten. Er wollte sie auseinandersägen, schlug dann, als es nicht gelang, mit der Latte im Zimmer herum und begann schließlich, auch auf die Latte einzuschlagen. Im Unterschied zu seinem Testverhalten, in dem er bei Nichtgelingen anfing zu weinen, begann er jetzt, seinen Ärger und seine Wut zu äußern. Danach nahm er wieder das Spiel mit Autos im Sand auf, die laufend Unfälle machten. In der 15. Stunde entstand ein Sandbild, in dem Elemente aus früheren Stunden vorkamen, aber jetzt in neuem Zusammenhang. Hierbei spielte ein 30 cm langes Eisenrohr eine wichtige Rolle. Auf der rechten Seite des Sandkastens buddelte er ein Loch, mischte Sand und Wasser zu Beton und zementierte eine Vertiefung. Anschließend war er fast eine halbe Stunde damit beschäftigt, mit Hilfe des Rohres Wasser in die Vertiefung zu leiten und einen See entstehen zu lassen. Er nannte es Brunnen.

Das Wasser war nicht mehr das verschlingende Meer, sondern Wasser in einem Brunnen, Lebenswasser im Sinne eines schöpferischen Elementes. Der Brunnen mag als Wandlungssymbol verstanden werden, als Tor zum Leben. Im Rohr könnte sich auch ein Beziehungsangebot anbieten, ein Verbindungsglied, was in der Übertragung sicherlich auch die Anfrage an den Behandler beinhaltete, wie weit zwischen ihm und dem Kind lebensspendende Verbindung möglich sein könnte. Diese Beziehung mußte aber in den folgenden Stunden schnell wieder zurückgenommen werden. Es folgten aggressive und destruktive Äußerungen, die dem Behandler den Eindruck vermittelten, daß Nähe zum Väterlich-Männlichen noch als gefährlich, böse und fordernd vom kindlichen Ich erlebt werden mußte.

In der 18. Stunde bemalte Ulrich mit Fingerfarben das Fenster: Rechts entstand eine Sonne, Haus und Gras, links wurde rot und schwarz gemalt. In dieser Verbindung dürfte sich von der Farbensymbolik das Thema Aggression anbieten. Danach verschmierte er wieder beide Seiten, bis sie braun waren. In das rechte Feld kratzte er mit Fingernägeln Streifen wie ein Gitter.

Der Behandler bemerkte: »Wie ein Gefängnis.«

In der 19. Stunde fertigte Ulrich ein Bild an. Er begann mit der Wolke, der Sonne, dem Boden. Dann entstand eine Frau, die nach rechts ging, dahinter zwei Blumen.

Er meinte dazu: »Frauen können Hosen anhaben, aber Jungens keinen Rock.«

Was bei diesem Bild auffiel, war einmal der Gegensatz von oben und unten, Frau und Wolke, rot und schwarz. Zum anderen entstand zum ersten Mal in der Therapie die Darstellung einer Frau. Bisher hatte Ulrich immer nur von der Mutter geredet, jetzt hatte er eine Frau dargestellt, die entfernte Ähnlichkeit mit der Mutter haben könnte. Die Bemerkung, daß Frauen Hosen anhaben, wäre in diesem Zusammenhang auf die Mutter anwendbar. Aber es wird deutlich, daß Ulrich hier nicht im Uroborischen einer mütterlichen Welt gefangen ist, sondern daß er das andere Geschlecht und damit auch sein eigenes Geschlecht zu erfassen sucht.

In der 20. Stunde schien dann ein wesentlicher Fortschritt in der Aggressionsproblematik erreicht zu sein. Ulrich schlug vor, mit Indianern und Soldaten auf dem Boden zu spielen. Er wollte die Indianer haben, der Behandler sollte die Soldaten nehmen. An zwei gegenüberliegenden Enden sollte gegeneinander vorgestoßen und in der Mitte gegeneinander gekämpft werden. Er, die Indianer, symbolisierten die stärkere Partei. Sie erschossen die Soldaten und stahlen die Pferde. Hier war die aggressive Auseinandersetzung zum gezielten Kampf geworden, einem Kampf, der eine Atmosphäre größerer Ruhe und Sicherheit in sich barg als die vorhergehenden Stunden eines ausschließlich destruktiven Agierens.

Zusammenfassend scheint sich in dieser Phase in Ansätzen ein Aufbruch abzuspielen, den Neumann mit der Trennung der Ureltern beschreibt. Da waren die ersten schöpferischen Akte, das Grün, das Sandbild mit dem Brunnen. Da war das erste Bild, in dem er den Gegensatz Männlich – Weiblich symbolisch darstellte, und schließlich erlebten wir in diesem Abschnitt auch das aktiv-aggressive Verhalten mit einer zunehmenden Strukturierung beginnenden männlichen Bewußtseins.

3. Phase: 20. bis 36. Stunde

Zunehmende Polarisierung aggressiver und destruktiver Impulse und erste Selbstfindungsversuche

In der 20. Stunde bat Ulrich den Behandler, ihm das Meerbuch vorzulesen. Der Junge setzte sich ganz still hin, sehr aufmerksam und wach. Am Schluß der Stunde sollte sich der Behandler in Ulrichs Adressenbüchlein eintragen.

Hier können erste Ansätze ablesbar sein, sich mit Hilfe identifikatorischer Prozesse eine eigene Identität zu suchen. Auffallend war, daß offensichtlich jeweils ein neuer Entwicklungsschritt von der Beschäftigung mit dem Meerbuch eingeleitet wurde, so als müßte Ulrich hinabtauchen in die schöpferische Fülle, um ein Stück seiner eigenen Identität zu finden und in einem aktiven Prozeß in der Beziehung zum Behandler konkretisieren.

In der folgenden Stunde entstand zuerst das Bild eines Clowns, dann das eines Haies. Beide Bilder machten einen bedrückenden Eindruck. Der Clown, in rot und schwarz dargestellt und mit einem merkwürdigen, verschobenen Kopf, hatte keine Hände und nur angedeutete Füße. Es schien fast so etwas wie eine Selbstdarstellung des Kindes zu sein.

Auch er ist ja ein Clown, der im Rahmen der pathologischen Familienkonstellation eine bestimmte Rolle spielt, die des »verschobenen Versagers und schwarzen Schafes«, der lernen mußte, seine Empfindungen zu verbergen, der – im Bild des Clowns im Rahmen des Zirkus – mit eigenem Unglück andere Leute zum Lachen bringt. Dahinter könnte auch die Frage stehen, inwieweit Ulrich sich vom Behandler in dieser traurigen Position und Rolle angenommen wissen kann oder ob er zu einem Objekt wird, über das man lediglich lacht.

Im Bild des Haies, der vorläufig die Zähne noch fest aufeinandergepreßt hielt, dürfte sich unter anderem auch ein Stück der gefährlichen Aggressivität des Jungen darstellen, die im Rahmen der Beziehung zum Behandler auch die Anfrage beinhaltete, inwieweit der Behandler in der Lage sei, die maßlosen aggressiven Manifestationen auszuhalten.

Die Antwort auf diese indirekten Anfragen mußte für Ulrich offenbar positiv erlebbar geworden sein, denn es folgte nun eine sehr schöpferische Phase des Malens, in der sich verstärkt positive Aspekte im Rahmen seiner innerpsychischen Konfliktsituation darstellten.

Zunächst entstand ein rotes Auto. Er bemerkte, es sei sein Auto, auf dem er stehe. Hier erlebte der Behandler verstärkt das Symbol eigener Kraft, einer Möglichkeit, sich selbst fortzubewegen. Darüber hinaus könnte die rote Farbe unterstreichen, daß Ulrich einen neuen Funktionsbereich, die Fühlfunktion, aktivieren konnte. Das Auto fährt nach links, d. h. daß hier regressive Bewegungsanteile zum Ausdruck kommen, denn der linke Bereich bedeutet das Unbewußte, das es zu erkunden gilt. Daß er diesen Vorgang stehend auf dem Auto tut, erlebten wir als Ausdruck besonderen Mutes, d. h. er konnte besser sehen und gesehen werden. Dies gewann auch im Rahmen einer positiven Beziehung zum Behandler eine besondere Bedeutung.

In der folgenden Stunde entstand ein weiteres Bild, ein Haus, das er ganz schwarz malte. Es wirkte dunkel und traurig. Das Dach lastet schwer auf dem Haus, die Tür unten ist geschlossen. Dafür gestaltete er ein großes Fenster und eine darinstehende Person, noch ohne Hände und nur in Umrissen. Daß das Fenster – in all dieser umgebenden Düsterkeit – geöffnet sein konnte und nicht mehr, wie in der 18. Stunde, vergittert war, werteten wir als einen positiven Schritt in die Progression. Als letztes Bild dieser Reihe entstand in der folgenden Stunde ein Bild, das er »Mainzelmännchen« nannte. Es war ähnlich wie seine übrigen Darstellungen von Menschen, aber diesmal malte er die Figur nur bis zum Bauch. Dafür hatte sie zwei hochgestreckte Arme, zwar jeweils nur mit vier Fingern, doch wir erlebten in der noch sehr unsicheren Darstellung der Hände einen Fortschritt im Sinne einer Demonstration seines zwar noch unvollständigen, aber doch handelnden Daseins.

Ulrich ging dann wieder – wie in früheren Stunden – an die Abflußrohre unter dem Spültisch. Er baute sie aus – diesmal aber ekelte er sich – und machte sich daran, die Rohre von Schmutz und Sand zu befreien. Im Anschluß daran kam es zu weiteren destruktiven und selbstdestruktiven Handlungen, die aber gleichzeitig für uns auch den Aspekt wachsender Stärke und Ich-Haftigkeit hatten.

So versuchte er, zunächst die Klingel zu zerstören, indem er die Drähte abriß, dann lief er mit einem Hammer im Raum herum und klopfte und prüfte den Raum damit. Anschließend versuchte er, den Lichtschalter aufzuschrauben.

Sein Tun stellte den Behandler vor technische Schwierigkeiten. Auf der einen Seite sollte das unbewußte Tun nicht zu sehr eingeschränkt werden, auf der anderen Seite begab sich Ulrich immer wieder sehr in Gefahr. Er provozierte gerade durch seinen unreflektierten Umgang mit dem Strom Grenzsetzungen durch den Behandler, die diesen in zunehmendem Maße ärgerlich und unsicher machten.

In der 29. Stunde kam Ulrich mit der Idee, eine Maske zu machen. Er nannte sie Dracula. Sie sah mit ihrer braun-grünen Farbe wirklich erschreckend aus.

Er erklärte: »Alle sollen Angst bekommen, Du auch.« Er hielt sie vor das Gesicht und nahm sie anschließend mit nach Hause.

Die Maske mußte für ihn besonders wesentlich sein. Es war das erste Mal, daß Ulrich von Angst redete. Sicherlich war der Versuch, auch dem Behandler Angst zu machen, so zu verstehen, daß er in einem ersten Anlauf versuchte, im Sinne einer Projektion eigene Konflikte zu verschieben.

In den nächsten Stunden brachte er sich mit Hilfe waghalsiger Manipulationen an Steckdose, Kamin und Klingel immer wieder in äußerst gefährliche Situationen, die den Behandler veranlaßten, ihn im Rahmen von deutlicher Grenzensetzung sehr eindeutig mit seinem Wunsch zu konfrontieren, daß er, Ulrich, leben möge. Die damit bei ihm selbst und beim Behandler bewußter werdenden existentiellen Ängste beantwortete Ulrich verstärkt mit Weglauftendenzen, auch aus der Stunde.

In wie starkem Maße es in dieser Phase um grundsätzliche Fragen nach Leben und Tod ging, mag durch ein Ereignis aus der Realität unterstrichen werden. Der Onkel, für Ulrich eine sehr wesentliche Bezugsperson, der in seiner Funktion als Soldat bei der Bundeswehr ein Symbol bewunderter Männlichkeit war, kam unter mysteriösen Umständen, die den Verdacht eines Selbstmordes nahelegten, ums Leben. Für den Jungen bedeutete der Tod dieses Onkels eine tiefe Verunsicherung im Sinne eines Identitätsverlustes und in der Übertragung erneut Beziehungs- und Verlustängste, die sich mit der Person des Behandlers verknüpften.

Aus den Elterngesprächen war zu erfahren, daß Ulrich zu Hause nicht mehr so schwierig sei, er könne sich leichter behaupten und durchsetzen, könnte wagen, sich mit seinem Vater auseinanderzusetzen, und würde auch im Rahmen der Schulsituation bessere Kontakte finden.

4. Phase: 36. bis 58. Stunde

Die schöpferische Phase

Ulrich begann in der 36. Stunde, an einem Matadorauto zu bauen, das ihm auch recht gut gelang, nur die Räder waren nicht an der richtigen Stelle, sie bewegten sich nicht, sie waren festgeklemmt. Das Auto wollte er an einem besonderen Platz im Therapieraum stellen, so daß er es immer sehen könne.

In der 38. Stunde entstand ein Sandbild von eindrucksvoller Klarheit. Im Vordergrund war Land, auf dem links ein Baum stand. Fast in der Mitte erhob sich ein Berg aus Steinen. Quer durch das Bild führte er einen Zaun, dahinter lag ein See, in dem drei Schiffe am Ufer lagen. Er füllte den See sehr behutsam mit Wasser, so daß die Schiffe schwimmen konnten.

Es entstand der Eindruck eines Schöpfungsbildes, im Sinne einer Trennung von Wasser und Land. Betrachten wir dieses Bild von seinem Symbolgehalt her, so sehen wir, daß es nun nicht mehr das Meer ist, sondern ein abgeteilter See, auf dem man mit einem Schiff fahren kann, d. h. also ein Wasser, das trägt und nicht mehr verschlingt. Daneben ist Land, auf dem man gehen kann, gewissermaßen ein fester Boden unter den Füßen. Der Berg in der Mitte dürfte in seiner phallischen Qualität Möglichkeiten sich entwickelnder Männlichkeit symbolisieren, der Baum daneben ein Symbol für Wachstum und Leben und ein sich stabilisierendes Ich. Wir erleben also hier wichtige Symbole, die auf einen sich entwickelnden Individuationsprozeß hinweisen. Betrachten wir die drei Schiffe, so fällt auf, daß zwei davon gleich sind und nebeneinander schwimmen, Segelboote, die auf den Wind angewiesen sind. Möglicherweise handelt es sich hier um einen Hinweis auf die sich allmählich unter dem Thema wachsenden Vertrauens entwickelnde Beziehungsmöglichkeit zwischen dem Kind und dem Behandler, vielleicht im Sinne eines »Männerbundes«, wie Neumann es nennt.

Während Ulrich dieses Bild gestaltete, berichtete er verstärkt aus der Beziehung zu seinem Vater. Er begann, sich von ihm abzuheben, zu unterscheiden, indem er meinte, daß er nicht mehr alles täte, was der Vater von ihm forderte und vor allem nicht mehr auf seine Fragen, die den Inhalt der Therapie betrafen, antwortete. In ähnlicher Weise berichtete er dann auch über die Mutter und machte deutlich, daß er begann, sich auch von ihr zu distanzieren.

Anschließend erzählte Ulrich vom Volksfest und begann, seine Eindrücke, die sich vor allem mit der Geisterbahn beschäftigen, darzustellen. Er malte zunächst eine alte Frau, die ihm in der Geisterbahn erschienen sei. Als besonders erschreckend erlebte er, daß ihr Körper aus einem Gitter bestand. Er umgab dann diese Figur mit einem Kreis, als ob er sie in einen Bannkreis stellen würde, um ihre Gefährlichkeit abzuschwächen. Auf das gleiche Blatt malte er dann einen Drachenwagen, in dem er gefahren sei.

Hier stellt sich wohl erneut das Thema einer Auseinandersetzung mit dem mütterlichen Bereich in seinem bedrohlichen Aspekt dar, denn wir zählen den Drachen in seinen vielfältigen Manifestationen in diesen negativ-mütterlichen Bereich. Ulrich fährt im Wagen des Drachen, d. h. er befindet sich noch im Bereich des Negativ-Mütterlichen, er kämpft noch nicht gegen ihn. Immerhin wird jedoch in dieser Schilderung deutlich, daß er anfängt, sich vom Mütterlichen abzusetzen, seine eigene Individualität ahnend zu spüren, und sei es nur zunächst noch im Erschrecken und in der Unmöglichkeit, diesem vergitterten Bereich zu entkommen, wie er es ja auch schon früher im Bild des vergitterten Fensters dargestellt hat.

In der gleichen Stunde malt Ulrich noch ein Schiff. Er beginnt die Darstellung mit der Bemerkung, daß er dies gut könne. Ein Ausspruch, der bis jetzt noch nie gefallen war. Das Schiff erschien uns in seiner symbolischen Aussagekraft sehr bedeutsam. Er stellte es nur in Umrissen dar, es hatte aber Tiefgang und eine Schraube. Gleichzeitig war es ein Segelschiff. Eine Person, wieder mit ausgestreckten Armen ohne Hände, steht darauf, der Körper besteht wiederum aus einem Gitter. Diese Figur schreit um Hilfe, das Benzin sei ausgegangen und alle Männer seien gestorben. Die Person, die wohl für ihn männliche Aspekte hatte, wird nicht gehört, niemand wolle herankommen, da es sich um Seeräuber handle. Diese Tatsache deutete er mit Hilfe eines Totenkopfes an.

Sein Schiff ist also ein Schiff der Männer, der Abenteuerer, der Helden, die sich jedoch am Rande der Legalität bewegen und alle bis auf einen gestorben sind. Auch hier spüren wir, wie bedrohlich er die sich in Seeräubern symbolisierenden Triebaspekte erlebt und wie vernichtend er mit seinen starren Über-Ich-Anteilen darauf reagieren muß. Gleichzeitig zeigt er darin auch die große Bedrohtheit des sich entwikkelnden Männlichen, das er in seiner eigenen Person spürt. Er muß um Hilfe rufen, da ihm das Benzin ausgeht.

In den folgenden Stunden mehrten sich wieder die Bemerkungen, mit Hilfe derer er sich von seinen Eltern absetzte. In der 42. Stunde nennt er seinen Vater blöd, einen Spielverderber, der sich nicht an Regeln halte, sondern immer gewinnen wolle. Parallel dazu folgte ein Abschnitt, in dem er den Behandler an seinen lebhaften Phantasien von Stärke und Kraft teilnehmen ließ. So sagte er in der 41. Stunde, er sei der Stärkste in der Klasse und habe vier Schüler zusammengeschlagen und dem Turnlehrer einen Arschtritt gegeben. Fast wie im Märchen vom tapferen Schneiderlein erledigt er »fünf auf einen Streich«. Er berichtet weiter, daß er mit seinem Onkel, der inzwischen ja nicht mehr lebte, auf der Autobahn gefahren sei: 140, 150, 200, 500 Stundenkilometer schnell.

In der 46. Stunde erzählte er, daß er mit seinem Freund nach Amerika geflogen sei, in einer halben Stunde. Anschließend meinte er, er sei mit dem Porsche seines Vaters mit Blaulicht über die Autobahn gerast. Er phantasiert weiter von abenteuerlichen Fahrten bis hin zum Fliegen. Er wollte sich wohl vom Boden abheben, d. h. absetzen von seiner ihn einengenden familiären Realität. Es entstand gelegentlich allerdings beim Behandler das besorgte Gefühl, daß Ulrich den Boden unter den Füßen verlieren und in seinem Himmelsflug sich selber gefährden könnte, ähnlich wie es bei Ikarus der Fall war.

In den nächsten Stunden, fast als Antwort auf die Ängste des Beihandler, entstand ein Sandbild, das eine Konfrontation mit der sich anbahnenden neuen Situation darstellte. Links war Land, rechts ein See, ganz hinten auf dem Land waren Bäume und das Indianerzelt sowie eine Feuerstelle. Vor dem Zelt befand sich eine Totemsäule, an der ein Mann, der einzige Weiße, festgebunden war. Auf dem Land stehen fünf Indianer, die auf das Boot im See schießen, in dem ein einzelner Indianer mit seinem Schatz rudert.

Wieder handelt es sich in diesem Bild um eine Darstellung von Männern, eines männlichen Tuns. Die Männer scheinen im Sinne eines Männerbundes zusammenzugehören. Das Feuer und die Totemsäule könnten einen Hinweis geben auf die in primitiven Völkern üblichen Einweihungsriten auf der Schwelle zur Männiichkeit. Auffallend und für seine subjektive Situation bezeichnend ist, daß zwei einzelne Männer sich in einer bedrohlich-gefährlichen Situation befinden: Der Weiße am Totempfahl und der Indianer im Boot. Es liegt nahe, daß Ulrich hier zwei Aspekte seines unbewußten So-Seins zur Darstellung gebracht hat: Auf der einen Seite erlebt er sich als der, der festgebunden und in dieser Bewegungslosigkeit der Gefahr ausgeliefert ist. Auf der anderen Seite, und hier sind mit Hilfe des Indianers sicher auch die Triebaspekte gemeint, sucht er sich zu befreien, sucht mit einem Boot, in dem sich ein Schatz befindet, davonzurudern, erlebt sich aber gerade in diesen Ablösungs- und Fluchttendenzen als massiv bedroht.

In den weiteren Stunden dieser Phase arbeitete Ulrich oft mit der Säge, unter anderem wohl als ein Symbol für die Trennung. In der Realität hatte sich ja die Situation der Eltern so zugespitzt, daß die Scheidung unmittelbar bevorstand. Gleichzeitig war diese verbunden mit dem geplanten Wegzug der Mutter und einer damit bevorstehenden Trennung Ulrichs vom Behandler. Auffallend war, daß Ulrich sich im handwerklich-praktischen Tun jetzt sehr viel vorsichtiger und überlegter verhielt und selbst im Umgang mit dem elektrischen Stecker, bei dem er sich früher sehr gefährdet hatte, sachlich und realistisch in der Lage war, die Gefahr einzuschätzen und sich ihr nicht auszuliefern. Es folgten häufige gemeinsame Spiele. Hierbei bevorzugte er Autorennen im Sand, d. h. er begann, sich auch in der Behandlung vom Therapeuten abzusetzen und mit ihm im Sinne eines Machtkampfes zu rivalisieren. Die letzte Stunde vor Weihnachten, die 58. Stunde, bedeutete nochmals einen wesentlichen Einschnitt im Sinne einer zunehmenden Distanzierung vom Therapeuten. Er kritisierte den Therapieraum, andere Behandlungskinder, den Behandler, indem er ihn »Blödian« bezeichnete und äußerte, »mir stinkt's«. Dann warf er den Hammer, Symbol eigener sich entwickelnder Männlichkeit, in die Richtung des Behandlers. Dann kann er sich wieder seinem Matadorauto zuwenden, findet jedoch das vierte Rad nicht, wird wütend, wirft alles auf den Boden und beginnt ganz unvermittelt, verzweifelt zu weinen, um dann fast wie in einer Flucht zum Auto des Vaters zu laufen.

In dieser Stunde stellte sich Ulrich nochmals in seiner gesamten, von ihm weitgehend noch hilflos erlebten Konfliktsituation dar, die zusätzlich beschattet war durch das absehbare Ende der Behandlungsstunden.

Trotz dieser letzten Stunde war in dieser 4. Phase viel Positives zu erkennen. Ulrich war in der Lage, mit Hilfe eines schöpferischen Prozesses ein gewisses Selbständigwerden des Männlichen anzudeuten. Unter Umständen könnte sich in der gehäuften Darstellung von Männerbünden die Möglichkeit der »Geburt des Helden«, so wie es Neumann nennt, ankündigen.

Eine wesentliche Erfahrung in dieser Phase war das Empfinden wachsender Sicherheit in der Beziehung zwischen Ulrich und dem Behandler. Die maßlosen destruktiven Bedürfnisse des Kindes konnten besser gesteuert werden und ermöglichten dem Behandler von der Gegenübertragung her in wachsender Ruhe und Zugewandtheit dem Jungen positive Identifikationsmöglichkeiten anzubieten.

Die Eltemgespräche, die parallel zu dieser Behandlungsphase durchgeführt wurden, verliefen auf Wunsch der Eltern bereits getrennt. Ihre Unterschiedlichkeit, ihre Unfähigkeit, sich miteinander auszutauschen und ein gemeinsames Leben zu führen, wurden immer deutlicher. Von beiden Seiten wurden heftige Aggressionen spürbar, die auch das Kind immer wieder miteinbezogen und es Ulrich sehr erschwerten, sich aus dieser Krisensituation im Sinne wachsender Unabhängigkeit zu befreien. Immerhin war es der Mutter möglich, die kindliche Konfliktsituation soweit einfühlend zu verstehen, daß sie bereit war, ihren Wegzug noch solange aufzuschieben, bis die Therapie zu einem gewissen vorläufigen Abschluß zu bringen sei.

5. Phase: 59. bis 84. Stunde

Trennungs- und Ablösungsphase

Ulrich beginnt diese Entwicklungsphase, indem er sich an den Behandler wandte und mit ihm zusammen und nach seinen Anweisungen einen Lastwagen bauen möchte. Im Unterschied zu den früheren Matadormodellen konnte dieser Lastwagen seine Räder bewegen. Dahinter steht sicherlich, daß Ulrich zunehmend in der Lage ist, eigene Lasten selbständig zu transportieren und sich mit Hilfe der sich drehenden Räder dorthin zu bewegen, wohin er gehen möchte.

In einer weiteren Stunde holt er die Badewanne und badet alle Puppen. Die Puppen saugen sich voll mit Wasser und bleiben unten. Deshalb läßt er Polizei und Krankenwagen auftreten, die sie wieder heraufholen. Schließlich nimmt er die Mutter- und Vaterfigur und taucht sie unter: »Die sind jetzt tot.« Dann holt er das kleine Puppenbett, legt eine Babypuppe darauf und läßt das Bett auf dem Wasser schwimmen: »Die geht nicht unter.«

Es ist ein ergreifendes Spiel, in dem sich die Situation der Familie spiegelt, aber gleichzeitig auch die von Neumann in der Phase der Geburt des Helden beschriebene Notwendigkeit der Mutter- und Vatertötung. Diese Prozesse sind vorläufig nur angedeutet, aber doch erkennbar, denn die Babypuppe könnte zunächst, entsprechend seiner eigenen

Situation, sein noch sehr kleines Ich symbolisieren, das nicht untergeht. Möglicherweise könnte sich in dieser Babypuppe auch bereits ein Symbol für den Archetyp des Selbst andeuten, der immer spürbarer im Laufe des folgenden Behandlungsabschnittes zur Wirkung gelangen kann.

Im Zusammenhang mit diesem Prozeß steht sicher, daß Ulrich in der nächsten Stunde mit der Laubsäge einen Tannenbaum aussägen möchte, den der Behandler ihm aufmalen soll.

Im Baum erleben wir ein umfassendes Symbol für Wachstum, für Leben und damit auch einen Hinweis auf das Selbst. Der Tannenbaum als immergrüner Baum dürfte damit für ihn eine besondere prospektive Bedeutung haben.

Wesentlich erschien uns, daß mit diesem allmählich spürbar werdenden Entwicklungsprozeß des eigenen Ichs, Ulrich sich auch zunehmend mit seiner Geschlechtsrolle konfrontieren konnte.

Im Verlauf der nächsten Stunden beschäftigt er sich ausführlich mit den Puppen, untersucht ihre Genitalien und setzt sich im weiteren mit Aufklärungsbüchem und den Vorgängen von Zeugung, Empfängnis, Schwangerschaft und Geburt auseinander. Im Zusammenhang damit berichnet er in der 78. Stunde, daß er in die Männerdusche geguckt habe, fast als wollte er nachprüfen, ob die Männer wirklich so aussehen, wie er sie in dem Buch gesehen hat, zum anderen erlebten wir darin eine Bereitschaft, sich mit der eigenen Männlichkeit zunehmend zu identifizieren. Dies ist um so wichtiger, als der reale Vater Ulrichs in seiner Labilität und geschlechtlichen Problematik für den Jungen ein sehr unsicheres Identifikationsobjekt darstellte.

Diesem Versuch, seine eigene männliche Identität wahrzunehmen, sich mit ihr auseinanderzusetzen, folgten wiederum Spiele und Symbole, die auf die Entwicklung eines sich erweiternden stabilisierenden Ich bzw. Selbstbewußtseins schließen ließen.

In der folgenden Stunde bearbeitet er einen roten Backstein mit einem Meißel. Er beschlägt ihn und nennt ihn »seinen Stein«. Sein Stein, ein roter Stein, könnte ähnlich wie in der Alchimie als Symbol seines Selbst verstanden werden, um so mehr, als sich im Rot Blut und Leben symbolisieren, gleichzeitig aber auch aggressive, sich selbstbehauptende Männlichkeit.

Die Trennung vom Vater und die drohende Trennung vom Behandler mußten Ulrich in diesen Stunden zusätzlich beunruhigen. So fragte er in der 74. Stunde, ob der Vater des Behandlers gestorben sei, und versuchte wohl, damit zu testen, ob es möglich sei, ohne die Gegenwart des Vaters zu leben und trotzdem sich als Mann zu fühlen.

In diesen Stunden ist das häufigste Spiel das Autorennen im Sand. Hierbei ist wiederum in verstärkter Form der Aspekt des Rivalisierens, das Bedürfnis den Behandler als Vaterersatzfigur zu überrumpeln und zu schlagen, wesentlich. In der 76. Stunde äußerte er, die Rennbahn müsse rasch gebaut werden, wir hätten nicht mehr viel Zeit. Das war sicherlich auch eine Aussage in Hinblick auf die verbleibenden Stunden der Therapie.

Die letzten Stunden standen sehr unter dem Thema schöpferischer Gestaltung, indem er sehr viel bastelnd Neues gestaltete, so z. B. eine Hundehütte für den Hund des Großvaters. Dahinter steht sicher ein Versuch, sich mit dem archetypisch Männlichen des »Großen Vaters« zu identifizieren, um den Verlust des realen Vaters und auch des Ersatzvaters in der Behandlung zu kompensieren. Gleichzeitig dürfte in der Tatsache, daß es sich um eine Behausung für einen Hund handelt auch angedeutet sein, daß er in der Lage ist, zunehmend seine Triebimpulse zu domestizieren und im Sinne einer patriarchalen Dominanz damit umzugehen.

Eine sehr entscheidende Stunde war die letzte Stunde vor einer sechswöchigen Kur, die Ulrich antreten mußte. Nach ausgedehnten Omnipotenzphantasien spielte er mit Sand »Ausbaggern« und nahm anschließend einen Stein, um ihn aufzuschlagen: Er meinte dazu, er sei Wissenschaftler und suche nach Gold. Als er den Stein aufgeschlagen hatte, fand er eine Menge von Kristallen, was ihn sehr glücklich machte, fast als ob er einen Schatz gefunden hätte.

Dieses Geschehen könnte sich einordnen lassen in der Symbolik der Selbstfindung. Das Gold, das er sucht, das den höchsten Wert besitzt, ist für ihn die Möglichkeit, auch ein Stück in seinem Inneren nach einem verborgenen Schatz zu suchen und ihn aus der steinernen Hülle seiner neurotischen Panzerung zu befreien.

Die letzten Stunden dienten dem Versuch einer zunehmend aggressiven Selbstbehauptung, indem er sich unter anderem auch mit dem Boxsack auseinandersetzte, aber auch einer verstärkten Lösung und Trennung vom Behandler, indem er von seinem eigenen Haus berichtete, in dem er jetzt wohnen würde, die Hausnummer aufmalte und den Behandler einlud, ihn zu besuchen.

Als letzte Tat im Rahmen dieser Behandlung bohrte Ulrich in der 84. Stunde ein Loch in die Wand. Es sei die »Wasserregenleitung«.

Das Wasser spielte für Ulrich in der Behandlung eine große Rolle. Wir erlebten das Bild des Meeres, des Brunnens und jetzt das Wasser, das im Sinne einer fruchtbarkeitspendenden Möglichkeit von oben kommt, Regen, der für die Erde und das Wachsen von entscheidender Bedeutung ist. Gleichzeitig ist es aber auch eine Leitung, die eine Verbindung darstellt, vielleicht auch Wunsch und Phantasie einer Verbindung zum Therapeuten, die den Abbruch der Therapie überdauert.

Zusammenfassung

Im Rahmen dieser Behandlung, die vorzeitig auf Grund äußerer Gründe beendet werden mußte, konnte Ulrich weitgehend über sein symbolisches Tun ein zunehmend männliches Selbstbewußtsein entwickeln und zum Ausdruck bringen. Neumann beschreibt das aktive Selbstbewußtsein als einen wesentlichen Punkt in der Phase der »Geburt des Helden«. Trotzdem bleibt der Eindruck einer gewissen Unvollständigkeit dieses Loslösungsprozesses von den Eltern und des eigenen Entwicklungsprozesses. Ulrich verlor zu einem ganz entscheidenden Zeitpunkt die männliche Identifikationsmöglichkeit mit dem Vater und gleichzeitig mit dem Therapeuten und zog zusammen mit der Mutter zurück zu deren Eltern. Mit dieser äußeren Entwicklung wird zweifellos eine innere Lösung im Sinne einer Fortführung des durch die Therapie angeregten Prozesses erschwert. Insgesamt hat Ulrich jedoch im Rahmen der Therapie die Möglichkeit erfahren, sich mit den negativ-destruktiven Wirklichkeiten des negativen Mutterarchetyps auseinanderzusetzen und zunehmend ein Stück eigene männliche Identität zu finden, die sich auch über eine Identifikation mit dem Behandler, den er zunehmend als älteren Freund erleben konnte, verwirklichte. Ulrich ist im Rahmen der Behandlung zu einem Jungen geworden, der größer, kräftiger, selbstbewußter erscheint und sich sicherlich ein Stück besser behaupten und durchschlagen kann. Trotzdem bleibt das Gefühl, daß die Behandlung zu einem Zeitpunkt beendet werden mußte, wo Ulrich, wie er es im Bild beschrieben hatte, sich noch immer auf der Gratwanderung befindet und es noch nicht eindeutig positiv beantwortet werden kann, ob er den weiteren Weg zur Individuation findet und für sich persönlich realisieren kann.

Literatur

Fetscher, R.: *Grundlinien der Tiefenpsychologie von S. Freud und C. G. Jung in vergleichender Darstellung*, Fromman-Holzboog, Stuttgart

Forstner, D.: *Symbole der christlichen Welt*, Tyrolia, Innsbruck

Jacobi, I.: *Die Psychologie von C. G. Jung - Komplex, Archetypus und Symbol*, Rascher, Zürich

Jaffe, A.: *Erinnerungen, Träume, Gedanken von C. G. Jung*, Rascher, Zürich

Jung, C. G.: *Symbole der Wandlung*, Ges. W., Bd. V, Rascher, Zürich

Jung, C. G.: *Psychologische Typen*, Ges. W., Bd. VI, Rascher, Zürim

lung, C. G.: Psychologie des Unbewußten, Ges. W., Bd. VII, Rascher, Zürich

Neumann, E.: *Ursprungsgeschichte des Bewußtseins*, Kindler, München

Christa Behrendt-Hain

Die Behandlung eines siebenjährigen Jungen mit schwerer Trennungsproblematik

1. Die Vorgeschichte

Seit der Scheidung der Eltern lebt Mark zusammen mit der Mutter in einer Einzimmer-Wohnung. Er fürchtet sich vor anderen Kindern und gerät beim Anblick von Tieren in Aufregung und Angst. Die Mutter begleitet ihn deshalb bei allen Unternehmungen. Er unterwirft sich ihren Wünschen und drückt seinen Widerstand in endlosen Verzögerungsversuchen aus. Stundenlang peitscht er seine Stofftiere und fordert von ihnen Gehorsam.

Mark ekelt sich vor den Gerichten, die die Mutter ihm kocht. Seine Magerkeit und seine häufigen Erkältungskrankheiten bewirken den verstärkten Einsatz der Mutter, die ihren Sohn zum Mittelpunkt ihres Lebens gemacht hat. Aus dem ausschließlichen Zusammensein mit ihrem Sohn wagt sie nur mit einer Lüge auszubrechen. Unter dem Vorwand kurzer Besorgungen entzieht sie sich ihm häufig für mehrere Stunden. Angstzustände, in denen sie ihren Sohn antrifft, versteht sie als Beweis seiner Liebe zu ihr.

In allen Schwellensituationen verstärken sich Marks Tierängste. Im Kindergarten isoliert er sich von anderen Kindern und spielt meistens alleine oder nur mit viel jüngeren Kindern »Mutter und Kind«! Bei den geringsten Schwierigkeiten beginnt er sofort zu weinen. Daumenlutschend stößt er kleinkindhafte Laute aus und verschließt sich seiner Umwelt ganz. Mit dem Schulanfang verstärken sich die Tierängste zu panischen Angstanfällen. Die Ängste, den Anforderungen der Schule, dem nächsten Tag, der Zukunft nicht gewachsen zu sein, führen zu Schlaflosigkeit und noch häufigerem Weinen.

Als die Mutter einen kurzen Krankenhausaufenthalt planen muß, droht ihr der Sohn: »Wenn du weggehst, nehme ich mir das Leben!«

Mark wurde nach mehreren, sehr problematisch verlaufenden Ehejahren geboren, in denen beide Ehepartner an depressiven Verstimmungen litten. Mit Beginn der völlig unerwarteten Schwangerschaft begann die Mutter, sich ganz auf das Kind einzustellen. Ihre Depression war damit beendet.

Mark kam durch einen Kaiserschnitt zur Welt. In seinen ersten Lebensmonaten fielen seine geringe und langsame Nahrungsaufnahme und seine Bewegungsunlust besonders stark auf. Er wurde ein ängstliches und zaghaftes Kleinkind, das verzweifelt zu weinen begann, wenn die Mutter seine Kletter- und Krabbelaktionen nicht unterstützte.

Margarete S. Mahler (1975a) beschreibt die schrittweise Trennung des Kindes aus der harmonischen Symbiose von Mutter und Kind in ihrem Konzept der Subphasen des Loslösungs- und Individuationsprozesses, das hier zur Erklärung der Trennungskonflikte Marks herangezogen werden soll. Nach dem mageren Austausch zwischen Mutter und Kind, der in der geringen Nahrungsaufnahme und Bewegungsunlust des Säuglings seine Spuren hinterläßt, stellt die frühe Übungsphase (Ende des ersten Lebensjahres, Anfang des zweiten Lebensjahres), die der Fortbewegung von der Mutter dient (und auch die beginnende Entwicklung des Selbst und der Identifikation bedeutet), die erste Herausforderung an die Stabilität der symbiotischen Beziehung dar. In Mark löst das Getrenntsein von der Mutter nur das Gefühl der Hilflosigkeit und Schutzbedürftigkeit aus. Die Autonomie, die die eigene zielgerichtete Aktivität ihm bringen würde, hat für ihn nicht genügend Reiz und wird durch die schnellen Angebote der Mutter auch nicht entwickelt.

Die Bedeutung der folgenden Phase der Wiederannäherungskrise (ab 18. Monat) liegt in der beginnenden Konsolidierung des Identitätsempfindens, in der Stärkung der Selbstrepräsentanz im Unterschied zur Objektrepräsentanz. Das Kind schwankt zwischen der Wiedervereinigung mit der Mutter und der Verteidigung seiner neuerworbenen Selbstständigkeit. Bei Mark zeigt sich in diesem Alter die beginnende Neurose in seinen bedrängenden Verhaltensweisen gegenüber der Mutter und seinem Anklammern an sie. Mahler (1975b) macht den gestörten Ambivalenzkonflikt der Subphase der Wiederannäherung für eine tiefere Spaltung der Objektwelt in »gut« und böse« verantwortlich. Mit Hilfe dieser Spaltung wird das »gute« Objekt gegen die Abkömmlinge des Aggressionstriebes verteidigt.

Das Unterdrücken der analen Konflikte bewirkt, daß Mark keine Abgrenzungsversuche von der Mutter wagt. Fehlende Proteste und gesteigerte Trennungsangst weisen darauf hin, daß die »guten« und »schlechten« Selbst- und Objektbilder nicht zu einer Mischung gekommen sind, die eine ausreichende Objektkonstanz ermöglichen.

Immer deutlicher fühlt sich der Vater in der Dreierbeziehung als Ausgestoßener und Zu-kurz-Kommender. Die Kommunikation zwischen den Ehepartnern bricht im dritten Lebensjahr des Kindes oft für Wochen ganz ab. Der Vater zieht sich in Depression und Sucht zurück. Als die Mutter die Scheidung einreicht, löst dies beim Vater die endgültige Katastrophe aus. Nach einem Suizidversuch muß er für mehrere Jahre hospitalisiert bleiben.

Die Bedeutung der elterlichen Krise und Trennung für die Entwicklung des Kindes wird an den sich verstärkenden Trennungsängsten und an der beginnenden Phobie deutlich. Jacobson (1973, S. 75) weist auf die wichtige Bedeutung des Rivalen in der frühkindlichen Entwicklung hin. Er hilft dem Kind, seine Feindseligkeit von der Mutter auf den Vater zu verschieben, und fördert dadurch die allmähliche Fusion guter und böser Mutterimagines. Durch die Schwäche des Vaters nimmt die kindliche Rivalität verzerrte und angstauslösende Formen an. Mark muß sich als Sieger über den Vater fühlen und sogleich dessen Rache fürchten. Die Identifikation mit dem Vater würde für den Sohn die Identifikation mit dessen Schwäche und Krankheit bedeuten und ihn der Gefahr aussetzen, von der Mutter genauso verstoßen zu werden wie der Vater.

Die Scheidung der Eltern liefert das Kind den traumatischen Erfahrungen der Gatten-Substitut-Rolle bei der Mutter aus (vgl. Richter, 1975, S. 140). Sowohl die psychosexuelle als auch die narzistische Entwicklung wird dardurch bedroht und in spezifische Bahnen gelenkt.

Als Partner der Mutter muß er die Rolle des Vaters weiterführen. Die starren Abwehrmechanismen der Mutter benötigen zur Delegation ihrer eigenen Ängste und Minderwertigkeitsgefühle den »kranken Partner«, der ihr mit seiner Schwäche ihre Stärke ermöglicht. In seinen Spielen schwankt Mark zwischen männlicher und weiblicher Identität, wobei die beiden Rollen auch der Wesensart der Mutter sehr nahe kommen. Eine Weiterentwicklung seiner Persönlichkeit würde ihn in die Auseinandersetzung mit der kränkbaren Mutter treiben und ihn ihrer Verführung ausliefern. Sein regressives Verhalten, seine Zukunftsangst und seine Schulängste, die eine sich anbahnende Störung im intellektuellen Bereich zur Folge haben, sind Ausdruck dieser Konflikte, die er aufgrund seiner gestörten Expansivität, seines schwachen Selbstwertgefühles und seiner Ängste wegen nicht anders lösen kann.

Aus der fehlenden Vermischung von »guten« und »schlechten« Selbst- und Objektbildern entwickelt sich die Phobie, die die Trennungsangst, die magisch überhöhte und projizierte Aggression und die Kastrationsangst, die der Sieg über den Vater und seine Rolle bei der Mutter ausgelöst haben muß, in sich vereinigt.

2. Mark und seine drei Lösungsversuche

Während der beratenden Gespräche mit der Mutter fand eine Stunde mit Mark statt, in der ich ihn kennenlernen wollte. Eine Behandlung war zu diesem Zeitpunkt noch nicht geplant. Der beschriebene Teil umfaßt die ersten 25 Minuten dieser Stunde.

Neben der großen Mutter sieht Mark wie ein Zwergenkind aus. Seine großen, grauen Augen sind das einzige lebendige in dem sonst bewegungslosen Gesicht. Die blasse, durchscheinend wirkende Gesichtshaut macht einen erschreckenden Eindruck auf mich. Er läßt sich von der Mutter zu mir schieben und geht mit seltsam tänzelnden Schritten an mir vorbei ins Therapiezimmer. Seine Arme spreizt er dabei so vom Körper ab, daß man den Eindruck bekommt, sie hingen an Stümpfen und seien nach unten völlig kraftlos. Mitten im Zimmer bleibt er stehen wie ein aufgezogenes Männchen, dessen Räderwerk abgelaufen ist. Ich bin betroffen von diesem Bild an der Tür stehen geblieben.

Als ich den Ansatz mache, ihm etwas über unser Kennenlernen zu sagen, zieht er die Arme hoch, rudert durch die Luft, zeigt schließlich auf das Kaspertheater und haucht in meinen angefangenen Satz hinein: »Gibt es auch Puppen?«

Ich zeige sie ihm, und er verschwindet mit ihnen hinter dem Kaspertheater. – Absolute Stille. Nicht der leiseste Laut. Die Zeit scheint stehengeblieben zu sein. Die Stille wird immer bedrückender für mich. Ist überhaupt jemand da? »Es ist so still, als wärst Du gar nicht da.« Ich sage es mehr, um mir zu helfen.

Nach einer endlos langen Pause piepst es hinter dem Vorhang: »Ich brauche Bäume.«

Erleichtert hole ich ihm einige aus dem Sceno-Kasten.

Als das Stück beginnt, ist die piepsige Stimme verschwunden. Der Kasper wandert fröhlich singend in den Wald. Da taucht ein Zauberer auf und droht, die ganze Menschheit in Bäume zu verzaubern. Der Kasper kommt ihm gerade recht. Er soll als erster verwandelt werden. Mit furchterregenden Zaubersprüchen verwandelt er den nichtsahnenden Kasper in ein Bäumchen. Befriedigt zieht er von dannen.

Es dauert nicht lange, da schleicht sich die Frau des Zauberers, die Hexe, an das Bäumchen und macht sich daran zu schaffen. Es soll ein zweites Mal verzaubert werden. Schadenfrohes Gelächter und gegenseitiges Austricksen wechseln zwischen Zauberer und Hexe ab. Das Bäumchen ist ihnen ausgeliefert. Erlebt sich Mark so zwischen Vater und Mutter? Die Verzauberung bedeutet für ihn den Raub seines Menschseins. Ohne Aggression und Sexualität wird er gezwungen, auf einer niederen Stufe zu vegetieren. »Du sollst klein und schwach bleiben«, lautet vielleicht der Wunsch der Eltern, »weil Deine Triebe uns sonst zu gefährlich werden.« – Männliche und weibliche Identifikationsobjekte erscheinen gleich bedrohlich und böse. Die Verwandlung in ein pflanzliches Wesen mag die beste Lösung sein.

In der zweiten Szene jagt der Tod den Räuber. Der Räuber kann sich der Verfolgung nur entziehen, indem er in das offene Maul des Krokodils läuft. Er überlebt, bleibt jedoch mit gebrochenem Bein liegen. Wieder ist es die Dreierkonstellation, in der einer von den beiden anderen verfolgt und bedroht wird. Der Räuber verhält sich so passiv wie der Kasper. Das kastrierende, einverleibende Krokodil trägt die Züge der Mutter. In der Gestalt des Todes rächt der Vater den Raub der Mutter. Die Szene endet wie die reale Lebenssituation: Einverleibt von der Mutter, lebend, aber krank. Das gebrochene Bein symbolisiert sowohl den verletzten Penis als auch seine eingeschränkte Bewegungsfreiheit und seine gebrochene Kraft.

Dritte Szene: Der verletzte Räuber wird von der Polizei gesucht. Obwohl er sich gegen die Gefangennahme nicht wehrt, wird er obendrein noch vom Polizisten gefesselt. Das Bündel wird vor die Füße eines kreischenden Richters geworfen und von ihm verurteilt. – Dieser Richter war schrecklich. Warum ließ der Räuber alles mit sich geschehen? Ich konnte die Ohnmacht des Räubers und die höhnische Stimme des Richters nicht mehr ertragen und begann, die Rolle des Räubers anzunehmen und Fragen zu stellen.

Der Richter: »Sei still! Was fällt Dir ein? Du hast hier überhaupt nichts zu sagen.« Seine Stimme überschlägt sich fast vor Wut. Dann ist das Spiel zu Ende.

Ein veränderter Mark, der etwas von der Munterkeit des Kaspers, den er zu Beginn seines Stückes gespielt hatte, behalten hat, kommt hinter dem Kaspertheater hervor. Er sieht sich im Zimmer um, hat Fragen an mich und weitere Pläne für die Stunde. Nachdem er mir seine Lebensgeschichte und Ängste gezeigt hatte, war es ihm möglich, eine unbelastetere Beziehung zu mir aufzunehmen.

Mark zeigt in seinem dramatischen Spiel seine drei Möglichkeiten der Konfliktlösung. Mit der Verwandlung in eine andere Daseinsform versucht er, sich der Bedrohung durch die Aggressoren zu entziehen. Im zweiten Teil darf er krank und verwundet weiterleben. Die somatische Konfliktlösung drückt sich in seinen häufigen Erkältungskrankheiten und seinem chronischen Husten aus. Die dritte Lösung, die Identifikation mit dem Aggressor, schafft die Ausgrenzung der Triebkonflikte und führt zu einem harten, sadistischen Über-Ich.

Die Strenge und Schärfe dieses Richters waren niederschmetternd. Mark hatte die ohnmächtige Rolle des kranken Räubers mit der mächtigen Rolle des Richters vertauscht. Mein eher spontanes Reagieren auf die Situation im Gerichtssaal, in der ich mich derartig unwohl zu fühlen begann und dies nur durch Aktivität zu lösen vermochte, hatte Marks über-Ich mit der von ihm verurteilten Seite seiner Persönlichkeit konfrontiert. Wie bedrohlich er seine Triebwünsche erlebte, zeigte seine Empörung. Wo sich nur Richter und Verurteilte, Mächtige und Ohnmächtige gegenüberstehen. gibt es kein Ich, bestenfalls schwach ausgebildete Instanzen. Dieses schwache Ich, das sich sofort hinter dem Kaspertheater verkriechen mußte, im Kasper dann seine Möglichkeiten zeigte, mag sich durch mein Eingreifen bestärkt gefühlt haben. Die Sicherheit, die Mark nach seinem Spiel ausstrahlte, könnte auch ein Ergebnis dieser Erfahrung gewesen sein.

Wie in der Erwachsenenanalyse der Traum, so hatte bei Mark das Spiel an den Kern seiner Neurose geführt.

3. Die Behandlung

3.1 Die früheste Stufe der Objektbeherrschung

Die ersten Monate etwa bis zur 40. Behandlungsstunde sind durch eine wahre Sintflut von Phantasien und Geschichten gekennzeichnet.

Mark verteilt schon beim Betreten des Therapiezimmers die Rollen: »Also, ich bin heute der Affe, und Du bist der Zoo-Wärter. Du mußt mir meinen Käfig bauen und mir ein Gehege dazu abgrenzen. Dann mußt Du mir mein Fressen bringen, meinen Käfig schrubben und mich ins Gehege lassen. Deine Wohnung ist dort drüben unter dem Fenster.«

Er teilt mir einen winzigen Platz zu. Der Käfig- und Gehegebau benötigt alle zur Verfügung stehenden Stühle und Gegenstände. Mein Haus bleibt leer. Mark legt nicht nur den äußeren Rahmen unseres Spieles fest, er sagt mir auch genau, welche Möglichkeiten in meiner Rolle stecken: »Du darfst Dein Haus nur verlassen, wenn Du zu mir kommst und mir das Fressen bringst oder meinen Käfig sauber machst.« Während er die Klettermöglichkeiten seines Käfigs ausprobiert, phantasiert er weiter: »Jetzt mußt Du Dich wundern, warum der Affe heute so ruhig in seinem Käfig sitzt.«

Als Wärter kann ich mir laut Gedanken über den Affen machen.

Mark: »Nein, Du bist ein Löwe und schleichst um meinen Käfig.« Nach ein paar Spielhandlungen wird es ihm unbehaglich: »Ich glaube, Du bist besser ein Zebra und grast auf der Weide. Ich bin der Tiger, der sich anschleicht.«

Für einen Augenblick spüre ich die Spannung und Lust, die ihm dieser Gedanke macht: Tiger und Zebra.

Mark: »Nein, es ist besser, wenn ich die Bärenmutter mit dem Jungen spiele. Da kann ich da drüben auf den Schrank klettern.«

Mark füllt jede Sekunde seiner Stunde mit Umstellungen des Spiels oder der Spielanweisungen. Ich hetze dem Verständnis seiner Einfälle, Abbrüche und Anweisungen hinterher und versuche, mir Ruhepausen zu verschaffen, um das Gespielte zu verstehen.

Mark reagiert ärgerlich auf die kleinsten Kommentare: »Machen wir jetzt Gedanken oder spielen wir?! Gleich ist die Stunde vorbei! Wenn wir jetzt reden, bleibt keine Zeit für das Spiel übrig.« Er drängt: »Los, komm, ich möchte weiterspielen!« Sofort ist er wieder in seine neue Rolle geschlüpft.

Spielabbrüche und Rollenwechsel sind dann Lösungsversuche, wenn das Spiel in die Nähe aggressiver oder zärtlicher Impulse bei mir oder bei ihm zu kommen droht. Meinem Wehren gegen seine ständigen Verwandlungen setzt er den einzigen Satz entgegen, der für ihn von mir wichtig zu sein scheint: »Du hast gesagt, es ist meine Stunde! Also kann ich auch bestimmen, was geschieht.« Alles, was ich gegen diesen totalen Anspruch einwende, wird von ihm überhört.

Ich fühle mich benützt wie ein Tonband oder eine Stoffpuppe. Unter der Fülle des Materials und Marks Widerstand wird jeder eigene Gedanke, jede Eigenbewegung unmöglich. In der 25. Stunde habe ich das Gefühl, den Kampf gegen die lähmende Müdigkeit und Starre, die die ständige Eingrenzung und Bevormundung in mir auslöst, nicht mehr ertragen zu können. Ich sitze auf meinem mir zugewiesenen Platz und erlebe jede Aktivität und Kommunikation als lästige Forderung. Ich bin erstarrt wie Marks Bäumchen in seinem Spiel. Ohne Sprache und Bewegung ist Leben kaum mehr möglich.

Da der Kampf um ein Stück Eigenleben hoffungslos zu sein scheint, beginne ich, nur noch die Ausdrucksmöglichkeiten, die mir meine Rolle im Spiel bietet, zu nutzen. Ich knurre, wenn ich mich ärgere, ich rolle mich zusammen, wenn ich traurig bin.

Auch dies ängstigt Mark: »Du darfst nicht knurren! Das ist mir einfach zu riskant, wenn Du so einen Löwen spielst. Du mußt nur das tun, was ich Dir sage.«

Mein Platz im Zimmer schmilzt bis auf den Raum unter dem Fenster zusammen.

Die vielen Rollen, die Mark für seine ständig wechselnden Spiele zur Verfügung stehen, sind genauso wie die mir zugedachten Rollen abwechslungsweise männlich und weiblich, alt und jung, gierige kleine Raubkatzen und ängstliche kleine Äffchen, riesige Tiger und pflegende Tiermütter, Wärter und Dompteure. Alle Figuren sind auf wenige Handlungen festgelegt, und es scheint mir, als seien sie alle Teilaspekte seiner Persönlichkeit und seiner Objekte.

Edith Jacobson (1973, S. 31) beschreibt den frühen Seelenzustand des Säuglings: Anfänglich ist unser Bild vom eigenen Selbst, genau wie das primitive Bild vom Objekt, keine festgefügte Einheit. Hervorgegangen aus Empfindungen, die von Wahrnehmungen des bedürfnisbefriedigenden Teilobjekts kaum zu unterscheiden. sind, ist es zunächst mit den Objektimagines vermischt und verschmolzen und setzt sich aus einer ständig wechselnden Reihe von Selbstimagines zusammen, die hauptsächlich die unaufhörlichen Fluktuationen im primitiven Zustand des Seelenlebens widerspiegeln.

Mit Hilfe seiner einfach strukturierten Rollen, die wechseln, wenn seine Angst und Spannung zu groß werden, versucht Mark, eine Beziehung zwischen sich und mir zu schaffen, in der es weder gut noch böse, weder Liebe noch Haß geben darf.

Vamik Volkan beschreibt das Phänomen der ständigen Veränderung oder der »vielen Seelen«, der »fragmentierten Inseln« bei frühgestörten und psychotischen Patienten (1978, S. 18). Mich erinnern seine Darstellungen so an die Spiele Marks, daß ich einen Zusammenhang zwischen Marks Spielweise und diesem Phänomen herstellen möchte, obwohl mir dabei der Konflikt bewußt ist, der entsteht, wenn man die Erlebnisweisen psychotisch erkrankter Erwachsener und die Ausdrucksformen, die ein siebenjähriges Kind in seinem Spiel benützt, vergleicht.

Volkans »fragmentierte Inseln« sind Ich-Kerne, psychische Systeme oder Ich-Segmente, die in libidinöser Beziehung zu einem Objekt oder Partialobjekt stehen und Spannung und Aggression zu diesem Objekt abführen können. Als Beispiel wäre der orale Kern zu nennen, der seinen Trieb an der Brustwarze durch Beißen entladen kann. In der Rolle der kleinen Raubkatze verlangt Mark von mir eine Unmenge Fleisch. »Fleisch« sind die Stofftiere, die Kissen, die Puppen. Letztes Ziel seines Hungers bin ich. Ganz langsam kauend frißt er mich Stück für Stück auf und ist endlich so satt, daß er sagen kann: »Der Rest Fleisch kann gehen.« (52. Stunde)

Diese frühe Stufe seiner Objektentwicklung, in der das Objekt ein Partialobjekt ist und die Aufgabe hat, ausschließlich Bedürfnisse zu befriedigen, also zur Benutzung da zu sein, erlebe ich fälschlicherweise oft als Beherrschung und wehre mich dagegen. Der Rest eines nicht verzehrten Stück Fleisches zu sein, ist eine schwierige und oft kränkende Rolle für mich. Mark behandelt mich oft wie ein Spielzeug, das man auseinandernehmen kann, zerhacken kann, auf das man springen kann und bei dem man sich nie überlegen muß, wieviel Kraft es noch zur Verfügung hat und ob man ihm vielleicht weh tut. Ich reagiere aufgebracht und vorwurfsvoll. Erst dieser Vorwurf löst bei Mark seine wirkliche Beherrschungswut aus.

Je mehr Mark seine aggressiven Impulse ertragen kann, desto mehr verringern sich seine Spielabbrüche, desto intensiver und verständlicher wird sein Spiel für mich und desto besser gelingt es mir auch, mich von ihm benützen, d.h. fressen, zerhacken, peitschen und töten zu lassen. Ich erlebe das Benütztwerden jetzt mehr als notwendigen Schritt zum Verständnis seiner Konflikte und kann gelassener seinen Ansprüchen und Ideen folgen. In der 65. Stunde sagt Mark auf meine Frage, wie er sich den Tiger, den ich heute spielen soll, vorstelle: »Du sollst ihn so spielen, wie Du möchtest.« Diese Freiheit bekomme ich vorerst nur in sehr wenigen Stunden.

Gegen Ende des ersten Behandlungsjahres sind die Spielabbrüche in vielen Stunden ganz verschwunden. Die Rollen werden nur noch an sehr bedrohlichen Stellen gewechselt. Sein ständig wechselnder, vermischter, unklarer Begriff von Gut und Böse hat sich zur nur guten und nur bösen Objektvorstellung entwickelt. Noch am Ende der 40. Stunde läßt Mark den Löwen sagen: »Ich töte jetzt die, die mich gefangen haben, und die, die mich im Käfig festhalten. Ich möchte alle Menschen töten.« Am Ende des ersten Behandlungsjahres findet eine Aufspaltung statt. Mark idealisiert die Mutter, mich macht er zur unbefriedigenden, bösen Mutter der Trennung. Diese Aufspaltung hilft ihm vorerst, die von seinen Aggressionen bedrohte Mutter zu retten, und bewahrt ihn vor der Angst, aus Rache vor seinen Aggressionen von ihr verlassen zu werden.

Die Trennungsproblematik wird bei jedem Stundenschluß deutlich. Während der Stunde vergißt Mark nie, daß es ein Ende gibt. Wenn ich es ankündige, zerstört er den aufgebauten Käfig und stirbt.

»Ich gehe nur, wenn Du mich trägst!«

Er klammert sich an mir fest, geht schließlich zögernd, kommt zurück, faßt alle Gegenstände im Zimmer noch einmal an, erfindet Hindernisse, die einer erneuten Trennung im Wege stehen und muß von mir oft drei- bis viermal aus dem Behandlungszimmer gebracht werden.

Seine zunehmenden aggressiven Impulse verwandeln seine Verzweiflung über das Stundenende in Wut. Er kippt die Schubladen aus, verspritzt Wasser und schlägt nach mir.

»Ich hasse Dich! Ich hetze die Polizeihunde auf Dich! Ich komme nie wieder!«

Er kann sich nur von mir lösen, wenn die Mutter direkt vor der Tür steht und ihn abholt.

3.2 Die Trennungsproblematik

Zwischen der 30. und 90. Stunde findet Mark in Kimba, einem besonders wertvollen Löwenbaby, seine Lieblingsrolle. Kimba, der gerade geboren wurde, wird zu mir, seinem Wärter, in den Zoo gebracht. Ich muß dem wimmernden Raubtierbaby einen kleinen Käfig aus Schaumstoffmatratzen bauen, in dem es sich noch gerade drehen und wenden kann. In dieser Höhle wächst das Junge heran, frißt gierig seine Fleischstücke und wird groß und stark. Die Höhle wird zum beengenden Käfig, gegen dessen Gitter Kimba stößt und drückt. Ich bekomme den Auftrag, die Wände festzuhalten und Kimba nicht aus dem Käfig ausbrechen zu lassen. Durch die Schaumgummimatratze, vor der ich knie, spüre ich das Trampeln und Stoßen von Kimbas Beinen an meinem Bauch. Kimba sucht einen Weg durch die Käfigwände nach draußen. Er bohrt sich mit dem Kopf durch eine kleine Lücke zwischen den Matratzen und wirft sich mit einem Schwung aus dem Käfig, so daß die Wände nicht mehr von mir gehalten werden können.

Mark regrediert in eine Phase seiner Entwicklung, in der es weder eine biologische noch eine intrapsychische Trennung gibt. Geborgen in einer schützenden Höhle – so dicht bei mir, daß ich jede seiner Bewegungen wahrnehmen kann – wünscht er sich von mir eine friedliche, versorgende Mutterleibsatmosphäre, in der er noch einmal unter weniger belastenden Bedingungen seiner Geburt entgegensehen kann.

Wie problematisch seine Geburt intrapsychisch für ihn besetzt gewesen sein muß, wird in einer Geburtsphantasie aus einer früheren Stunde deutlich, in der Mark eine Tigerin ein Junges zur Welt bringen läßt. Der Tierarzt muß ihr den Bauch aufschneiden und das Junge herausholen. Die riesige, zusammengenähte Wunde der Mutter will nicht heilen. Nach mehreren nicht geglückten Operationen frißt die Tigerin ihr Junges auf und wird gesund. Der junge Tiger muß die Verletzung, die die Folge seiner Trennung von der Mutter ist, mit dem Leben bezahlen. Die lebensbedrohende Bedeutung der Wunde weist auf eine Verknüpfung mit der Kaiserschnittentbindung hin.

Gibt es einen Geburtsweg ohne Verstrickung in Schuld und ohne die Gefahr, ausgesetzt zu sein, einverleibt und benützt zu werden? Gibt es eine Trennung ohne Todesangst – so mag letztlich Marks Frage an mich lauten –, und bist Du so stark, daß ich diesmal einen Geburtsweg ohne Schuldgefühle finde?

Kaum hatte Kimba den ersten Schritt in die Freiheit getan: »Du mußt mich sofort wieder einfangen und zurückbringen. Ich darf auf keinen Fall draußen bleiben.«

Als ich ihn einfange, läßt er sich von mir in den Arm nehmen und in den Käfig zurückbringen. Als die Wände wieder aufgestellt sind, beginnt alles von vorn.

Mark: »Es ist so schön, wenn du mich einfängst und zurückträgst.«

Er möchte pausenlos so weiterspielen und immer wieder erleben, daß er ausbrechen kann, expansiv sein darf und sich von mir trennen darf, und daß ich ihn zurückhole, ohne ihm böse zu sein. Meine Deutung, Kimba hat den Wunsch, groß und stark zu werden und sich die Welt zu erobern, und er möchte trotzdem geliebt und festgehalten werden, scheint er lange Zeit zu überhören.

Erst in der 66. Stunde sieht mich Mark nach einer ähnlichen Deutung an: »So, meinst Du wirklich?« Er bleibt stehen und sieht mich nachdenklich an: »Es könnte so sein, wie Du sagst.«

Kimbas wachsende expansive Krafte drängen immer heftiger nach einer Lösung seines Konflikts. Meine Kräfte werden von ihm bis zum Äußersten getestet. Bin ich der Auseinandersetzung mit seinen als riesig phantasierten Trieben gewachsen? Was würde geschehen, wenn ich ihn nicht wieder einfinge?

Mark: »Ich würde die Antilopen anfallen und sie zerreißen. Ich würde auch die anderen Tiere töten. Du mußt mich im Käfig einsperren. Ich könnte den ganzen Zoo zerstören. Vielleicht würde ich sogar die Menschen anfallen. Ich wäre eine Gefahr für alle, wenn ich frei wäre.«

Verzweifelt und eindringlich fordert er immer wieder, daß ich ihn einsperren muß. Das Spiel ist zu einem harten Ringkampf geworden. Nicht mehr die Frage nach Expansion oder der Trennung steht im Vordergrund, sondern die panische Angst vor der eigenen Triebwelt und den tödlichen Folgen steht im Mittelpunkt des Spiels. Ausbruch folgt auf Ausbruch. Atemlosigkeit und Anstrengung verhindern jede Kommunikation.

In der 65. Stunde wage ich gegen Marks Willen, Kimba nicht mehr zurückzuholen. Sofort demonstriert Mark mir die Katastrophe: Kimba stürzt sich gierig auf das Antilopengehege und zerreißt alle Antilopen. Kein Tier des Zoos überlebt.

Auch ich werde von ihm angefallen und halb tot gebissen: »Jetzt mußt du mich töten!« Alles in mir sträubt sich, seinen Befehl auszuführen.

Auf mein Zögern reagiert Mark: »Entweder du tötest mich oder ich gehe.«

Trotz meines Wissens über das kindliche Erleben des Todes fällt mir dieser Bestrafungsakt schwer.

Mark löst mein Zögern: »Gut, dann betäube mich wenigstens und bring' mich zurück in den Käfig.«

Einsperren – Töten – Betäuben. Ich beginne, mich gegen alle drei Lösungen zu wehren, und es dauert mehrere Stunden bis eine wirkliche Lösung möglich ist. Mark findet sie selber, und ich lerne, daß der Weg vom Käfig in die Freiheit eine lange Entwicklung mit vielen Zwischenstufen ist. Kimba fordert von mir eine große, bequeme Höhle. Vor dieser Höhle soll ein Klettergerüst zum Schrank gebaut werden, auf dem der junge Löwe seine Geschicklichkeit und seinen Mut erproben kann. Kimba führt die gewagtesten Sprünge und Klettermanöver an diesem Gerüst aus. Seine Zuschauer brechen in Begeisterungsrufe aus, wenn sie den schönen starken, jungen Löwen sehen. Er ist die Hauptattraktion des Zoos, und die Besucher gehen meistens an den Käfigen der anderen Tiere schnell vorbei, um möglichst lange den Löwen bewundern zu können.

Im doppelten Reifungsprozeß von Trieb und Narzißmus steht die narzißstische Entwicklung im Vordergrund. Im Schutz des Käfigs weiß Mark die gefährlichen Triebe in Schach gehalten. So ist es ihm möglich, seine narzißtische Vollkommenheit zu entwickeln. Für seine einzigartige Schönheit und Stärke möchte er geliebt und bewundert werden. Bela Grunberger meint, daß das Kind im Analstadium aus der Übung seiner motorischen Fähigkeiten Triebbefriedigung zieht; daneben hat es die narzißtische Genugtuung, einen Körper zu besitzen, der »zu Heldentaten fähig ist, der gut funktioniert, der tadellos gehorcht und mit all dem das kindliche Wertgefühl erhöht« (1976, S. 230).

3.3 Der masochistische Lösungsversuch

Kimba bleibt nicht viel Zeit, seine expansiven Kräfte zu entwickeln. Während sein Wärter noch nichts ahnt, spürt der junge Löwe schon die Bedrohung. Das Unheil taucht als düstere Gestalt auf, die sich mit den Besuchern des Zoos einschleicht. Der ahnungslose Wärter schließt wie jeden Abend das Tor des Zoos zu und geht in sein Haus. Kimba geht unruhig im Käfig auf und ab. Die Gefahr kommt immer näher. Er wagt keine Reaktion. Auch als ein maskierter Räuber den Käfig aufbricht und ein Netz über ihn wirft, wehrt er sich nicht. Ohne Schwierigkeiten kann der Räuber den jungen Löwen in den Wald schleppen und dort verstecken. Er fesselt ihn an einen Baum und kümmert sich nicht weiter um ihn. Sein Interesse gilt dem immensen Wert des Tieres. Da er sich weder um Nahrung kümmert, noch auf die Wunden achtet, die durch die engen Fesseln entstanden sind, wird der Löwe krank. Durch das Wimmern des Löwen gerufen, kommt der Räuber und zieht die Fesseln noch enger. Ein schwacher Versuch, sich zu wehren, endet mit Schlägen und Verschärfung der Haftbedingungen. Höhnisch wirft der Räuber dem jungen Löwen faules Fleisch zu oder vergiftet es. Kimba frißt und wird krank. Da der Räuber glaubt, er sei tot, wirft er ihn vor die Tore des Zoos.

Die Geschichte bekommt über viele Stunden (50.-80. Stunde) alle erdenklichen Abwandlungen. Der Inhalt jedoch bleibt: Aus dem pflegenden Wärter, der guten Mutter, wird der böse, sadistische Räuber, der den jungen Löwen raubt, fesselt, schlägt und vergiftet. Kimbas schwache Proteste unterbleiben ganz, er wehrt sich nicht mehr.

Auf der realen Ebene, die in den Therapiestunden zu dieser Zeit eine sehr kleine Rolle spielt, hat Mark von allen Erwachsenen, die für ihn eine wichtige Bedeutung haben, körperliche Züchtigung erfahren, gegen die er sich nicht zu wehren wagt. Für Mark spielt der Religionsunterricht die wichtigste Rolle in der Schule. Nach meinem Eindruck wird wochenlang die Geschichte von Sodom und Gomorrha besprochen. Mark saugt jedes Detail auf. Seine Angst vor vernichtender Strafe wächst dadurch noch mehr. Gott, als Symbol für eine übermächtige, repressive Kraft, fordert Unterordnung, Gehorsam und Leiden. Folgerichtig identifiziert er sich mit dem gehorsamen Sohn, der sich dem Vater in masochistischer Weise unterwirft.

Mark hat verweinte Augen und zögert lange, bis er mir ein Geheimnis erzählt: »Ich habe geweint, weil sie Jesus ans Kreuz geschlagen haben.« Wie in der Kimba-Räuber-Geschichte gibt es auch hier keinen Protest.

Mark fordert von mir, daß ich böse zu ihm sein muß: »Du mußt dich aufregen, du mußt ganz zornig sein und mich schlagen!« In seinem Gesicht und in seinem ganzen Körper ist Aufregung und Angst. Mit hektischen Bewegungen und Lachen versucht er, das Spiel voranzutreiben. Wenn ich ihm die Verschiebung seiner aggressiven Impulse auf den Räuber deute, schüttelt er entschieden den Kopf: »Es macht mir solchen Spaß, wenn du böse zu mir bist. Das ist so spannend!«

Am Erleben Kimbas versuchte ich, die beiden Seiten ›Angst und

Lust‹ zu beschreiben, die er als Spannung und Erregung erlebt. Was hat Kimba im Käfig alles vermißt? Wenn er schon keine Raubkatze sein darf, dann soll wenigstens der Räuber tüchtig zuschlagen. Gegen Kimbas Bedürfnisse nach Expansität, Aggressivität, Zärtlichkeit und Sexualität wehrt sich Mark mit dem Vorwurf: »Du Kinderverführerin. Das sag' ich meiner Mutti!« Er beginnt, sich zurückzuziehen und allein vor sich hin zu spielen. So bleibt hauptsächlich die Ebene der Ich- und Über-Ich Deutungen, denen Mark zuhört, mich fragend ansieht und dann kommentarlos zu seinem Spiel zurückkehrt.

Solange die masochistischen Forderungen Marks ein Teil eines ganzen Spiels bleiben, gelingt es mir, die Rolle des Räubers und des Mißhandlers zu übernehmen. Ich übertreibe seine Bosheit und Strenge oft noch und wundere mich gleichzeitig, daß der Löwe, der doch auch über eine stattliche Kraft verfügt, überhaupt nicht daran denkt, sich zu wehren. Mark überläßt mir die Auseinandersetzung, ob man sich wehren darf, welche Angst es macht, und ob es wichtig ist, sich zu wehren. Er bleibt bei seiner Unterwerfung. Zu Hause dagegen greift er das Thema auf, empfiehlt anderen, sich zu wehren, und probiert es selbst bei seiner Tante aus. An die Eltern wagt er sich nicht heran.

In manchen Stunden steuert Mark ausschließlich auf die Befriedigung durch die Mißhandlung hin, die ich nach seinen Anweisungen pantomimisch nachspiele. Ich spüre meinen Widerwillen gegen die Rolle. Warum muß ich gerade das extremste Gegenteil von dem spielen, was ich eigentlich sein möchte? Auf mein schleppendes Spiel und meinen leeren Kopf reagiert Mark sofort mit verstärktem Druck. Seine Beherrschung und gleichzeitige Unterwerfung, ebenso wie seine Lust- und Angstgefühle verursachen eine für mich verwirrende Atmosphäre, in der ich meine Reaktionen und Gefühle ebenso verwirrend und widersprüchlich erlebe.

Für Mark muß es unverständlich sein, warum ich manchmal widerspruchslos den übelsten Räuber spiele und in der nächsten Stunde nach zehn Minuten sage: »Ich möchte das nicht noch einmal spielen. Ich möchte dich nicht immer wieder so böse behandeln.« Marks Verzweiflungsausbruch nach meiner Weigerung und seine Enttäuschung und Wut machen mich erst recht zum Quäler und Bösewicht.

»Die ganze Stunde machst du kaputt! Du bist Schuld, wenn ich traurig bin! Immer störst du mit deinem Quatsch...!« Nach seinem Wutausbruch fällt er wie ein Häufchen Elend zusammen, schluchzt und quengelt: »Komm, spiel jetzt weiter. Ich will weiterspielen.«

Ich versuche, meine Gegenübertragungsgefühle zu nutzen: »Wenn ich mich so unwohl fühle, kann ich nicht spielen. Ich soll etwas tun, was ich nicht möchte!«

Diesen Konflikt muß er gut kennen. Dabei übersehe ich wieder die Unreife seiner Objektbeziehungen und überfordere ihn. Er erpreßt mich noch mehr.

Sein Druck provoziert Ärger und Ratlosigkeit in mir, die in Schuldgefühle umschlagen und ein Wiederaufnahme des Spiels bei mir bewirken, die ich nicht will; denn es geht unter den gleichen Bedingungen weiter und führt bei mir zu verstärkter Blockierung und innerem Widerstand, den ich nicht mehr auflösen kann. Das war für mich der schwierigste Teil der Behandlung.

Die Schuldgefühle des Analytikers führt Heinrich Racker auf die eigenen sadistischen Tendenzen des Analytikers zurück, die in der Wechselwirkung von Übertragung und Gegenübertragung entstehen. »Die Imago des Analysanden vermengt sich dann mit den inneren Objekten des Analytikers, die er in der Vergangenheit einmal enttäuschen, leiden lassen, beherrschen oder zerstören wollte. Jetzt möchte er sie heil und alles wiedergutmachen. Wenn die Heilung mißlingt, erlebt er das so, als ob er sie krank gemacht hätte.« (1978, S. 196)

Als eine schwerwiegende Auswirkung dieser Gegenübertragungsgefühle sehe ich meine Schwierigkeit zu entscheiden, wieviel an Versagung Mark ertragen kann. Mehr als in anderen Behandlungen entscheide ich mich für eine Schonhaltung, deren Aufgabe später sehr schwierig wird.

Welche Bedeutung hat der Räuber, dem Mark alle expansiven und aggressiven Impulse zuschiebt, dem er sein Selbst opfert, gegen den er sich nie zu Wehr setzt, von dem er sich hart bestrafen läßt und dessen Nähe ihn erregt, ihm Angst und Lust gleichzeitig verschafft?

In einer Stunde, deren Ausdrucksmittel von seinem sonstigen Spiel abweicht, stellt Mark seine Ödipusgeschichte dar:

Er formt mit Knete eine Frau mit einem riesigen Busen. Ich knete einen Mann. Im Spiel übernimmt er den Mann. In einer ›Sexbar‹ lernen sich beide kennen und heiraten. Mark nimmt mir den Mann aus der Hand, legt ihn auf die Frau und beginnt zu stöhnen. Als er die beiden wieder trennt sagt er: »Das möchte ich auch einmal machen!«

Als ich ihn frage, ob er dabei an eine bestimmte Frau oder ein Mädchen denke, sagt er: »An meine Mutti.«

Mark läßt den Mann weggehen, und die Frau legt sich solange auf die Couch. Da schleicht sich ein anderer Mann ein, vergewaltigt die Frau und verschwindet. Als die Frau ihrem heimkehrenden Mann die Geschichte vom ›Sexualverbrecher‹ erzählt, wirft sich dieser mit einem Aufschrei auf seine Frau und vergewaltigt sie noch einmal. Den in dem heftigen Spiel abbrechenden Knete-Penis benützt Mark zu der Phantasie, der Mann werde krank, löse sich langsam auf und sterbe.

Als Mark in der nächsten Stunde das Thema wieder aufnehmen will, schlagen sich Mann und Frau so lange, bis nur noch ein Kneteklumpen übrig bleibt.

Ich möchte aus der beschriebenen Geschichte nur einen Aspekt auswählen. In der ödipalen Auseinandersetzung erlebt sich Mark als Räuber und Sexualverbrecher. Da der Vater nicht mit ihm um die Mutter kämpft, sondern Gesundheit und Potenz durch die Räuberei seines Sohnes verliert, wird der Sohn zum Verbrecher und muß die Schuld für seine Tat, für seine kindlichen sexuellen Wünsche, übernehmen. Seine Wünsche und Phantasien werden mit dem realen Verlust des Vaters und dessen Krankheit einerseits verstärkt und andererseits unter erhöhten Strafdruck gestellt.

Marks masochistische Unterwerfung dürfte als regressiver Lösungsversuch für diesen ödipalen Konflikt zu sehen sein, wobei die Fluchterfahrung und deren pathologische Folgen die spezifische Form der masochistischen Abwehr wesentlich mitgeprägt haben dürfte. Vorläufer dieser Form der Konfliktverarbeitung dürfen in der auffallenden Ruhe des Säuglings zu sehen sein. Edith Jacobsen teilt die psychische Energie des Kindes in selbst- und objektgerichteten Abfuhrprozesse ein (1973, S. 96). Die Abfuhr nach innen, gegen das eigene Selbst, wird bei einer unsicheren Objektbeziehung der weniger bedrohliche Weg für das Kind. Ich verstehe Marks häufige Magen- und Kopfschmerzen während der Behandlungsstunden als ein Zeichen für seine nach innen gerichtete Triebabfuhr.

Nachdem Mark, wie im vorangegangenen Abschnitt (3.1) beschrieben, das frühe Stadium der Objektbeherrschung neu belebt und die ersten Schritte der Trennung aus der frühen Symbiose neu gewagt hat (Abschnitt 3.2), wird in dem zuletzt geschilderten Behandlungsabschnitt deutlich, daß er den Weg der weiteren aggressiven Triebentwicklung und ödipalen Entwicklung zunächst nur über eine masochistische Unterwerfung gehen kann.

3.4 Regressive und progressive Entwicklung

Ein blutendes, bewußtloses Bündel, in dem kein Leben mehr ist, wird zu mir, dem Arzt des Zoos, gebracht. Ich trage Kimba in seine Höhle. Es steht schlimm um ihn, fast hoffnungslos. Nachdem ich die äußeren Wunden behandelt habe, ist eine schwere Herzoperation vonnöten, die unter besonderem Zeitdruck steht, da das Gift schon unter dem Herzen angekommen ist. Jeden Augenblick kann Kimba tot sein. Die Kopfoperation wird noch gefährlicher. Als auch diese gelingt und als ich die letzten Nähte schließe, reicht die Narkose nicht aus. Der Löwe bewegt sich und rollt vom Operationstisch. Alle Wunden platzen auf. Die akute Lebensgefahr ist wieder da. Endlose Komplikationen und Mißgeschikke verursachen einen zähen Kampf zwischen Leben und Tod, und es gelingt mir oft nicht, Kimba zu helfen. Er stirbt und wird in einem Mausoleum aufgebahrt, an dem seine Bewunderer vorbeiziehen und ihn beklagen. In den meisten Stunden überlebt Kimba aber die Operation. Mit seiner riesigen Narbe beginnt er, gegen das Verbot des Arztes Kletterkunststücke zu unternehmen. Dabei stürzt er und kommt mit neuen Wunden zum Arzt zurück. Seine Wunden scheinen unheilbar zu sein.

Marks Verletzungen fordern höchsten Einsatz von mir. Ich darf ihn keinen Augenblick allein lassen und muß pausenlos um ihn kämpfen und ihn pflegen. Während ich Gift abpumpe, Wunden zusammenflicke, schmerzstillende Spritzen gebe, beruhigende Worte sage und manchmal eine Interpretation seiner Wünsche wage, liegt Mark ruhig mit geschlossenen Augen oder mit aufmerksam auf mich gerichteten Augen vor mir. An der tiefsten Stelle seiner Regression, an der Grenze zwischen Leben und Tod, kann er mir überlassen, was jetzt geschieht. »Schließlich ergibt sich das falsche Selbst dem Analytiker.« So beschreibt D. W. Winnicott diesen Zustand. »Damit tritt eine Phase großer Abhänigkeit und echter Gefahr ein, und der Patient ist natürlich in einem Zustand tiefster Regression.« (1976, S. 221)

In den schwierigsten und gefährlichsten Operationsstunden wird Kimba zum Seelöwen, der in einem großen Becken schwimmt. Diese Verlagerung des Spiels in ein anderes Element, das der intrauterinen Lebensweise nahe kommt, ist noch als Verstärkung der regressiven Symbolik zu verstehen. Gleichzeitig erleichtert die unmittelbare Nähe der pränatalen Existenz und des Todes das Verstehen für die Art seines Todes.

Trotzdem erlebe ich die tiefen, sich immer wieder öffnenden Wunden und die ständige Todesnähe oft als so bedrückend, daß ich Angst bekomme und unsicher werde, ob Marks Kräfte sich jemals frei werden entwickeln können. Die Sicherheit, die Mark mir gegenüber trotz seiner schweren Krankheit zeigt, und die Nähe, die er in seinem Spiel zuläßt, helfen mir, meine Angst zu überwinden.

Mit seinem Spiel hat sich Mark auch eine Situation geschaffen, die er sich bei der Mutter durch seine häufigen Erkältungskrankheiten und seinen Husten verschafft. Wenn er krank ist, kann er sich der ungeteilten Aufmerksamkeit der Mutter sicher sein. So hat Marks regressives Spiel mehrere Bedeutungen: Es ist Regression, um den Weg zur Progression zu finden, und es ist der regressiv-pathologische Lösungsversuch seiner Bedürfnisse mit der Mutter.

Den dritten Aspekt »Regression als Abwehr gegen die Aggression« möchte ich an das Ende diese Kapitels stellen.

Aus den angebotenen Interpretationen seiner gefährlichen Wunden und Verletzungen greift Mark eine selbst auf, sucht lange nach dem richtigen Wort und sagt schließlich: »Ich meine vererbt!«

Ich formuliere es ausführlich: Was hat mein Vater für eine Krankheit und was hat er mir davon vererbt? Was hält mich in meiner Krankheit gefangen? Wie Kimbas »unheilbare Wunden« im Spiel die Verletzung durch die fehlende Einfühlung der Umwelt ausdrücken, so erkläre ich Mark auch die »unheilbare Krankheit« des Vaters als Folge einer solchen Verletzung. So wie Kimbas Wunden heilbar sind, so ist auch beim Vater eine Genesung möglich.

Die wachsende Stabilität des Vaters hilft mir, ein neues Bild des Vaters aufzubauen. Der sich einer anderen Frau zuwendende Vater löst die Verklammerung von Mutter und Sohn und bewirkt somit, daß Mark sich anderen Kontakten zuwenden dar. Sowohl Mark als auch der Vater können unter diesen Bedingungen eine Beziehung zueinander entwickeln, die, gemessen an den Konflikten der Vorgeschichte, eine enorme Entwicklung darstellt und beiden Selbstvertrauen und Sicherheit gibt. In seiner Trauer um die Trennung vom Vater äußert er der Mutter gegenüber den Wunsch, lieber beim Vater wohnen zu wollen.

In der Spaltung »liebe Mutter« – »böser Vater«, die die bisherige Lebenssituation festigte, muß sich Mark jetzt mit dem verleugneten anderen Teil der Eltern auseinandersetzen, hier mit dem »guten Vater«, von dessen Stärke er beschützt werden kann und mit dem er sich identifizieren kann. Erst dann kann eine Auseinandersetzung mit dem »kastrierenden Vater« möglich werden.

Nachdem Mark und ich die »unheilbare Krankheit« im Zusammenhang mit dem Vater verstehen und er über viele Stunden meine »Pflege und Aufmerksamkeit« hat, bekommen Verletzungen und Krankheit eine andere Bedeutung.

Kimba ist wieder krank. Doch der Arzt kann nichts an ihm finden. Der Löwe ist unruhig, knurrt und beginnt, mit der Tatze aus dem Käfig zu greifen. Schließlich springt er aus dem Gehege und erschreckt die Besucher. Er raubt kleine Kinder und ärgert den Wärter. Der Zoodirektor entscheidet: Einen bösen Löwen will er nicht in seinem Zoo haben.

Mark klammert sich mit den Armen an mir fest und stößt sich mit den Beinen von mir ab. Als ich seine Ambivalenz deute, löst meine Interpretation eine ganze Fülle von Kot- und Urinphantasien aus, deren eindrücklichste für mich die ist, daß Löwe und Arzt im Kot des Löwen ertrinken. Schrittweise, mit vielen Rückschlägen, in denen sich Gut und Böse vermischen, gibt Mark den masochistischen Schutz durch die Krankheit vor seinen eigenen oralen und anal-sadistischen Impulsen auf und beginnt, seine Konflikte in reiferer Form auf der Objektebene zu lösen.

3.5 Der Weg zur Wirklichkeit

»Ich bin der Mensch und du das Tier!«

Mit diesem Satz gibt Mark in der 98. Stunde zum ersten Mal sein Tierleben auf und damit seine Ablehnung der menschlichen Daseinsform. Er wird ein schrill kreischender, böser Wärter und Dompteur. Mit seiner Peitsche soll ich dressiert werden. Wenn ich seinen Befehlen nicht aufs Wort folge, saust sie an meinem Kopf vorbei und knallt viele Male auf den Boden. Die Befehle und Forderungen gleichen den früheren, nur bin ich jetzt diejenige, die schlimm behandelt, geschlagen und getötet werden soll, wenn sie nicht gehorcht.

»Ich will auf dir reiten. Du sollst mein Pferd sein!«

Schon setzt er seine Forderung in Handlung um und packt mich an den Schultern. Mein Protest geht in seinem körperlichen Angriff unter: »Du schlappe Nudel. Ich will aber auf dir reiten!«

Er setzt seine ganze körperliche Kraft ein, um auf meinen Rücken zu gelangen und mich in die Knie zu zwingen. Ähnliche dramatische Kämpfe spielen sich auch um die Peitsche und um seine Drohung wegzulaufen ab, wenn ich seine Forderungen nicht erfülle. Zitternd vor Wut setzt Mark seinen Ärger wegen der geringsten Verzögerung oder Versagung blitzschnell in eine strafende Aktion um. Die mit so großer Vehemenz andrängenden aggressiven Impulsen sprengen die Trennung von Phantasie und Wirklichkeit. Mark richtet die Peitsche auf mich.

Anfangs ist es für mich kaum möglich, eine Distanz zu Marks motorischer Aktivität zu finden und ihn und mich vor seinen Angriffen zu schützen. Häufig enden Stunden damit, daß ich mir nicht mehr anders zu helfen weiß, als ihn festzuhalten und ihm immer wieder zu verbieten, daß er mich mit der Peitsche schlägt. Kein Schimpfwort scheint sie ersetzen zu können.

Die erste Veränderung deutet sich in der 111. Stunde an, in der Mark, wie häufig zu dieser Zeit, aus dem Behandlungszimmer läuft und seine Wut an Dingen ausläßt, von denen er weiß, daß sie mich ärgern. Nachdem ich ihm in den früheren Stunden gefolgt bin, schaffe ich es, in dieser Stunde zu warten.

Als er nach fünf Minuten genüßlich grinsend den Kopf zur Tür hereinstreckt, sage ich, meinen Ärger nicht verbergend: »Es ist schwer für dich auszuhalten, daß ich nicht immer das tue, was du von mir möchtest. Wenn du wegläufst, können wir das Problem überhaupt nicht auskämpfen. Das finde ich sehr schade!«

»Du blöde Kuh«, schimpft Mark zurück, »jetzt hast du mich wieder überredet« Damit knallt er die Tür zu und bleibt seit dieser Stunde in Konfliktsituationen im Behandlungszimmer.

Das Peitschenspiel drückt einen wichtigen Schritt in Marks Triebentwicklung aus. Für den analen Bereich schreibt Grunberger: »Das wesentliche Charakteristikum der analen Objektbeziehung besteht in der Beherrschung des Objekts, die für das Subjekt die Wiederherstellung seiner narzißtischen Integrität bedeutet, nachdem diese im vergangenen Stadium ständig erschüttert worden ist.« (1976, S. 168)

Dieser Weg der Wiederherstellung führt über die Allmacht, die der Dompteur mich mit seinen Peitschenhieben spüren lassen kann. Marks Publikum jubelt, wenn er ihm zeigt, wie er den Löwen durch die Manege jagen kann.

Andeutungsweise bahnen sich auch eine sexuelle Triebentwicklung und eine ödipale Entwicklung an. Seine Angriffe verwandeln sich in Balgereien, in denen sich aggressive und zärtlich-sexuelle Impulse ausdrücken. Schimpfworte werden von Mark in Koseworte verwandelt und Kritik und Unzufriedenheit an der therapeutischen Situation wechseln mit dem Bedürfnis nach mehr Kontakt zu mir ab. Jetzt beginnt er auch, den »bösen Anteil« der bis dahin nur »guten Mutter« wahrzunehmen.

»Du hast es bei mir leicht!« erklärt er mir als Dompteur. »Du darfst dich bei mir ja wehren. Bei meiner Mutti darf ich das nicht, die würde alles kurz und klein schlagen.«

Immer klarer kann Mark den problematischen Kampf mit der Mutter schildern, die seinen vorsichtigen Angriffen damit begegnet, daß sie ihm sofort droht oder ihn nicht ernst nimmt. Letzteres verletzt ihn zu dieser Zeit noch mehr.

Marks Phobie, die schon während des ersten Behandlungsjahres ihre eingrenzende Kraft und ihren panischen Charakter verloren hat, verbessert sich soweit, daß nur noch Befangenheit und Ausweichmanöver zu beobachten sind. Mit seinen freiwerdenden Kräften wendet sich Mark der bis zu dieser Zeit vernachlässigten Außenwelt zu. Das Verhältnis zu seinem neuen Lehrer und seine beginnende Auseinandersetzungsfähigkeit im Klassenverband verändern seine Außenseiterposition in der Klasse. Neben seiner Freundschaft zu zwei Mädchen knüpft er die erste Freundschaft zu einem Jungen an. Während der Behandlung kommt es auch zu keinen Selbstmorddrohungen mehr.

Mit seinem verstärkten Interesse für Väter, Lehrer und Freund ist eine Abgrenzung und Loslösung von der Mutter verbunden, die die Mutter aufgrund ihrer eigenen Entwicklung zulassen kann. Sie kann, da sie die Bedeutung des Vaters für ihren Sohn versteht, seine Bedürfnisse unterstützen.

Auch in meiner Beziehung zu Mark ist Abgrenzung zu spüren. Da die Behandlung auf maximal zweieinhalb Jahre geplant ist, müssen die ersten Lösungsgedanken mit dieser Abgrenzung verbunden sein.

»Ich habe ja jetzt den Vater!« antwortet Mark auf die ersten Überlegungen zum Behandlungsende.

Edith Jacobson sagt, daß der Junge aus der ambivalenten Beziehung zu seinen Rivalen kräftigere Anstöße für seine Entwicklung bezieht als aus der engen Intimität mit der Mutter (1973, S.75). Marks Gefühl, der »Männergruppe« anzugehören und die Unterstützung des Vaters zu haben, stärkt seine männliche Position und sein Identitätsgefühl, dessen Störung sich durch die Triebkonflikte und die Identifikationsschwierigkeiten am Beginn der Behandlung ebenfalls zeigte.

Ziel der Arbeit war es, die frühe Störung des Kindes und das Zusammenwachsen der »guten« und »bösen« Selbst- und Objektimagines zu »guten« und zugleich »bösen« Beziehungspersonen und zu einem

»guten« und zugleich »bösen« Selbst zu beschreiben.

Aus der Mutter-Kind-Beziehung und der Trennung von Mutter und Kind entwickelt sich der Individuationsprozeß, dessen positiver Verlauf in der Identitätsbildung seinen Niederschlag findet. Die im letzten Kapitel geschilderte Entwicklung zeigt, daß die Vorbedingungen für einen gesünderen Identifikationsprozeß und eine positive Identitätsentwicklung geschaffen werden konnten.

7. Nachtrag

Auf die Anfrage des Verlags, ob der Bericht von Marks therapeutischem Prozeß in dieses Buch aufgenommen werden könnte, reagierte ich zuerst mit Unverständnis und Ablehnung. Ich hatte den Bericht vor 23 Jahren zu Beginn meiner therapeutischen Arbeit geschrieben. Eine lange Kette von Erfahrungen mit Therapiekindern sowie das Heranwachsen meiner eigenen Kinder lagen dazwischen. Ich habe nicht nur viele Erfahrungen gesammelt seit dieser Zeit, sondern diese haben auch meine Entwicklung geprägt und mich verändert. Ich bin nicht mehr die, die ich vor 23 Jahren war. Und dieser Bericht sollte jetzt unter meinem Namen erscheinen?

Nach nochmaligem Lesen verschwand mein Unbehagen. Marks Bericht bekam etwas Zeitloses und wieder Lebendiges. Es war der Prozeß zwischen ihm und mir. Sicher wären manche Stunden zwischen uns – hätte die Behandlung heute stattgefunden – anders verlaufen. Die Auseinandersetzung um seine Entwicklung wäre heute die gleiche.

So gesehen, begann ich mich über die Wiederauflage des Berichtes zu freuen.

8. Literatur

Grunberger, Bela: *Vom Narzißmus zum Objekt.* Frankfurt/M 1976.

Jacobson, Edith: *Depression.* Frankfurt/M 1977.

dies.: *Das Selbst und die Welt der Objekte.* Frankfurt/M 1973.

Mahler, Margarete: »Symbiose und Individuation.« In: *Psyche* 7, 1975.

Mahler, Margarete: »Zur Genese der Borderline-Phänomene.« In: *Psyche* 12, 1975.

Racker, Heinrich: *Übertragung und Gegenübertragung.* München 1978.

Richter, Horst-Eberhard: *Eltern, Kind und Neurose.* Reinbeck 1975.

Winnicott, D. W.: *Von der Kinderheilkunde zur Psychoanalyse.* München 1976.

Volkan, Vamik D.: *Psychoanalyse der frühen Objektbeziehungen.* Stuttgart 1978.

Barbara Diepold/Rüdiger Haar

Fragen der diagnostischen Einschätzung bei der Behandlung präödipal gestörter Kinder

Einleitung

Unter präödipalen Störungen verstehen wir Folgen einer beeinträchtigten Entwicklung des Selbst und der Objektbeziehungen in der frühen Kindheit, die sich auch als eine mangelhafte Strukturierung des Ich bezeichnen lassen und die weitere Entwicklung und Verarbeitung von Trieberleben und Normen maßgeblich beeinflussen. Es sei noch einmal wiederholt, daß sich häufig weder eine reine präödipale noch eine reine ödipale Störung diagnostizieren lassen, sondern daß wir von einer jeweils individuell bestimmten Verwobenheit von frühen und späteren Störungsanteilen ausgehen müssen.

Der folgende Fallbericht soll – auch für die Kinderpsychotherapie – sich hieraus ergebende diagnostische Fragen zur Diskussion bringen.

1. Aufgrund welcher Beobachtungen kommen wir bei einer ähnlichen Phänomenologie zur Diagnose z. B. einer hysterischen Neurose oder einer narzißtischen Selbststörung?
2. Wie sieht die Verbindung von struktureller Ich-Entwicklung und dynamischer Triebverarbeitung aus?
3. Welchen Einfluß übt die frühe Struktur auf die Entwicklung des Ödipuskomplexes aus?
4. Welche diagnostischen Mittel gibt es zur Feststellung struktureller Ich-Störungen bei scheinbar durch ödipale Konflikte bedingter Symptomatik?

Für das Kindes- und Jugendlichenalter ist es in der Regel noch schwieriger festzustellen, welche Anzeichen eine präödipale Störung kennzeichnen. Häufig werden sie aufgrund der schnellen, durch die die seelische Entwicklung begleitenden Veränderungen maskiert und irrtümlich als progressive Phänomene eingeordnet, während sie einen Ausfall von Ich-Funktionen darstellen: Der kleine Achtjährige, der seine Mutter feindselig beschimpft und sie mit dem Messer angreift und andererseits doch am nächsten Tag oder im nächsten Moment schon ein vollendeter kleiner Kavalier ist. Er gilt der Umwelt eher als ein Kind, das Launen hat, dann aber wieder »lieb« ist. Dies Verhalten wird u. U. als konflikthafter Ausdruck einer ödipalen Entwicklung deklariert. Oft zeigt sich dann erst in der Adoleszenz, daß es Ausdruck einer Abwehr durch Spaltung des Objekts ist. Auch im Jugendlichenalter werden Auffälligkeiten dieser Art nicht angemessen diagnostiziert oder behandelt, sondern schnell als kriminelle Eigenschaften bezeichnet und geahndet (Haar, 1982). Bei anderen Symptomen, wie z. B. der Entwicklung einer Freßsucht, ist der Selbststörungsanteil der klinischen Phänomene offensichtlich leichter zu diagnostizieren. Sie rufen deshalb den Psychotherapeuten eher auf den Plan (Diepold, 1981).

Häufig läßt sich zu Beginn einer Behandlung keine vollständige Diagnose erstellen. Eindeutige Diagnosen, wie die am Anfang des Fallbeispiels vermutete »hysterische Neurose«, erfassen nicht immer das Wesentliche und das Ausmaß der Störung.

Mit Hilfe der oben dargestellten diagnostischen Fragen soll am folgenden Fall ein differenzierteres metapsychologisches Bild nachgezeichnet werden.

Der Fall Ruth

Am Anfang dieses Fallberichts soll eine Phantasie der elfjährigen Ruth aus der 37. Stunde stehen. Ich mußte ein Papier völlig schwarz färben, und sie setzte ein paar bunte Pinselstriche hinein und sagte: »Damit man sieht, daß es darunter schön bunt ist.« Währenddessen sprach sie, beinahe deklamierend folgendes:

Der Maler hat ja nun gemerkt, daß die Prinzessin nicht ihn gewählt hat, sondern den Prinzen. Den Prinzen hat sie zu ihrem Manne gemacht.

Und die ganze Stadt weiß, der Prinz kann so toll malen, dabei hat er dieses Krikelakrak-Bild gemalt, das mit dieser komischen Hexe. Dabei ist das so schön geworden, genau wie unser edler Maler das gemacht hat. Ich glaube, es war der Maler, nur er kann so schöne Bilder malen. Der Prinz hat die Prinzessin betrogen, wir müssen dem Maler beistehen. Nun wird der Maler gekreuzigt und getötet, weil er der Prinzessin verraten hat, daß er das Bild gemalt hat. Die Prinzessin sagt: »Ich will dich nicht sehen, geh doch in ein anderes Land und sage es dem König. Ich kann mich nicht von ihm trennen, ich liebe ihn, weil er mir das Bild gegeben hat. Hättest du es mir gegeben, wärst DU mein Mann geworden. Ich dachte, der Prinz hätte das Bild gemalt... der König hat gesagt, er hätte das Bild gemalt. Ich sagte zum König, du bist schon alt und schrumpelig, du hast doch einen Sohn, ich will lieber deinen Sohn, du bist mir zu alt.« Der wollte nur Glück für seinen Sohn, deshalb hat er das gemacht. Der Maler sagt: »Nicht er hat es gemalt, edle Prinzessin, ich habe es gemalt.« Die Prinzessin: »Nein, das glaube ich nicht, was bist du von Beruf?« – Maler: »Ich bin Maler in einem Dorf nahe der Hauptstadt. Ich wohne im Walde, ich gehe auf den Berg dort und verkaufe die schönen Bilder.« – »Also bist du der Mann, der immer auf dem Markt erscheint und so schöne Bilder verkauft? Und du hast auch ein Bild von deiner Frau, von deiner toten Frau?« – »Ja.« – »Hast du es auch verkauft?« – »Nein, ich habe es noch.« – »So bringe mich schnell zu deinem Haus und zeige es mir. Denn ich war auch einmal die Frau eines Malers. Der war reich, aber ich ging zurück zu meinem Vater. Ich bin die Tochter, nein, nicht die Tochter eines Königs, Ich bin die Tochter eines Malers.« – »Ich habe auch nur die Tochter, die Tochter, ich kenne sie auch nicht, und dann habe ich noch ein Bild von meiner toten Frau. Sie starb. Und weil sie starb, ging meine Tochter fort. Ein König ... sie ist wahrscheinlich gestorben. Von meiner Tochter habe ich kein Bild, sonst wüßte ich jetzt, wie sie aussieht. Ich würde, wenn ich sie wiedersähe ... kein Mensch könnte mich halten, ich würde sterben.« – »Mein Vater!« – »Wieso nennst du mich Vater?« – »Weil du mein Vater bist. Ich bin deine Tochter. Der König hat mich abgeholt. Ich werde den Prinzen abweisen. Ich werde sagen, er würde trinken. Ich werde meinen Stiefvater bitten, daß er mich dir zurückgibt. Weil er nicht will, daß ich einen Prinzen abweise.« – »Ja, Hoheit, mein Kind, ich werde alles tun, daß du wieder zu mir kommst. Wie glücklich wäre ich.« – »Die Indianer würden sagen, du redest mit gespaltener Zunge.« – »Ach, hör auf zu witzeln, wollen wir uns lieber freuen.«

Was ist das für ein Kind, das sich als Prinzessin erlebt, das nach dem verlorenen Bild seiner toten Mutter und seiner selbst sucht und das dabei seinen Vater findet? Und was für Beziehungen hat dieses Kind, das so suchend allein durch die Welt geht?

Anamnese

Ruth wurde mir (B. D.) in der Beratungsstelle nach der Diagnostik als hysterische Patientin avisiert. Sie ist ein elfjähriges, hübsches Mädchen, das auf mich älter und reifer wirkt und dessen ausdrucksvolle Augen mich vor allem ansprechen. Ihr Blick ist ernst und fast wie erstarrt.

Die Mutter leitet den ersten Kontakt mit mir mit der vorwurfsvollen Bemerkung ein: »Wir haben Schwierigkeiten, miteinander auszukommen.«

Ruth ergänzt: »Alle mit allen.«

Darauf die Mutter: »Sie ist so unordentlich und laut.«

Ruth erwidert: »Das ist doch jedes Kind.«

Die Eltern beklagen sich, sie sei herrschsüchtig und in Beziehungen klammernd, saugend und unersättlich. Daher habe sie starke Kontaktprobleme. Spiele mit Klassenkameraden scheitern nach kurzer Zeit an ihrer Herrschsucht. Ihr einziger Spielpartner sei ihr kleinerer Bruder, doch auch der ziehe sich zunehmend von ihr zurück. Es gäbe ständig Streit um Pflichten wie z. B. Schularbeiten oder Aufräumen, obgleich sie eine sehr gute Schülerin sei.

Den Eltern macht Sorge, daß Ruth sich in oft stundenlange Phantasiespiele flüchtet, in denen sie meistens ein Hund sei. Sie sei sehr anfällig für Erkältungskrankheiten. Erst im Laufe der Behandlung wird deutlich, daß Ruth nach heftigen Auseinandersetzungen mehrmals von zu Hause weggelaufen ist, manchmal dramatisch und theatralisch: »Ich renne jetzt in mein Unglück«, manchmal aber auch heimlich, so daß die Eltern sie lange suchen mußten.

Ruth war als Kind und Mädchen grundsätzlich erwünscht, jedoch unerwünscht als ein Wesen, das Aufmerksamkeit fordert, da der zwei Jahre ältere Bruder alle Aufmerksamkeit der Mutter bekam. Daß man sie als Säugling ständig schreien ließ, kann die Mutter nur unter größtem Schuldgefühlsdruck sagen. Mit einem halben Jahr kam sie zur Großmutter. Danach habe sie die Eltern nicht mehr gekannt und habe einen Monat lang überhaupt nicht mehr gelacht, was die Mutter sehr erschreckt hat. Ihre Entwicklung hinterließ bei den Eltern keine Erinnerungen.

Die Mutter sagt: »Sie ist nicht so wahrgenommen worden.«

Schwierigkeiten sind ihr jedoch noch gut in Erinnerung. Etwa mit zwei Jahren habe sie begonnen, ständig Toilettenpapier und Blumen zu zerreißen sowie Gardinen zu zerschneiden, und die Mutter erinnert sich mit Bitterkeit daran, daß Ruth als ganz kleines Kind von 2-3 Jahren in ihren Puppenhausspielen die Mutter vom Dach zur Erde gestoßen habe. Als Ruth zwei Jahre alt war, verunglückte die Schwester der Mutter tödlich. Das löste bei der Mutter eine schwere Depression aus, und sie war lange Zeit wie gelähmt. Wieder blieben, wie in der Säuglingszeit, Ruths Bedürfnisse unbefriedigt, die jetzt in Richtung auf Lösung von der Mutter, Erprobung retentiver Bedürfnisse und eigener Macht gingen. Ein Nein von Ruth im weitesten Sinne erlebte die Mutter als eine Kränkung. Das letzte einschneidende Erlebnis war die Geburt des jüngeren Bruders, als Ruth fünf Jahre alt war. Sie reagierte panisch und mit verstärkt ambivalentem Verhalten der Mutter gegenüber, pendelte zwischen Anklammerung und Weglaufen und erlebte wieder, wie auch schon in ihrer Säuglingszeit, daß die Mutter sich von ihr weg dem männlichen Geschwister zuwandte. Die Belastung verstärkte sich zu dieser Zeit, weil der Vater, zu dem die Beziehung bis dahin besser war, sich wegen der bei Ruth massiv andrängenden ödipalen Bedürfnisse zurückzog.

Der Vater will seine Kinder unautoritär erziehen, erklärt ihnen seine Erwartungen, läßt ihnen viele Freiheiten, erwartet aber dafür Rücksichtnahme auf seine Bedürfnisse und ist immer wieder enttäuscht und gekränkt, wenn das nicht klappt. Am meisten kränkt es ihn aber, mit seinen Erziehungsschwierigkeiten in die Beratungsstelle kommen zu müssen. Er hat nämlich den Anspruch an sich, mit persönlichen Problemen allein fertig zu werden. Bei ehelichen Auseinandersetzungen reagiert er mit Rückzug in die Depression.

Die Mutter ist ohne Vater bei einer Mutter aufgewachsen, die Alkoholikerin war und die von ihr als faszinierend und ängstigend zugleich erlebt wurde. Sie leidet darunter, daß ihre Mutter Gefühle nicht ernstgenommen, sondern zerstört habe, und schwankt ihr gegenüber zwischen Liebe und Haß. Zu ihren Söhnen habe sie eine gute Beziehung, Ruth dagegen habe sie eigentlich immer gehaßt.

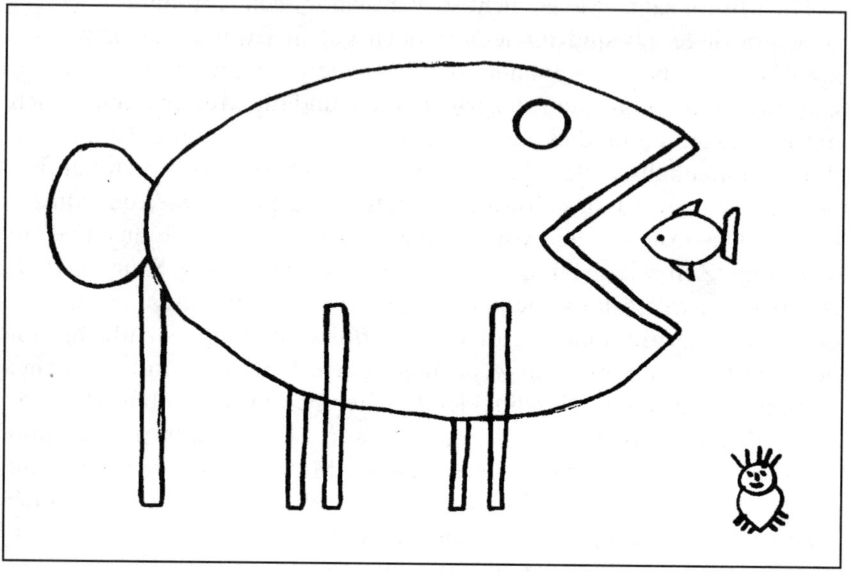

Beginn der therapeutischen Beziehung

Ruth zeigte in der ersten Stunde ihren starken Leidensdruck. Sie sprach von ständigem Streit mit ihren Freundinnen. »... aber ich bin nicht nur deswegen traurig, ... wegen vieler Sachen. Ich habe Schuld, ich glaube, ich mache alles falsch im Leben.« Sie malte dann ein Bild an die Tafel.

Mir schien, daß sie hier ein Abbild ihrer Lebenssituation gemalt und damit die Spannung zum Ausdruck gebracht hat, in der sie lebte: Zwischen diesem riesigen, omnipotenten Fisch, der zu Lande und zu Wasser beweglich, zweigeschlechtlich und mit Essen versorgt ist, und dem Winzling, kaum menschenähnlich, ohne Arme und Beine, ohne Identität.

In den ersten Stunden wirkte sie überaus angepaßt, kam pünktlich, war höflich und respektierte die anderen Kinder mit ihren Werken. »Ich mache nie jemandem etwas kaputt.« Sie schien zur Behandlung motiviert.

Sie sprach vorwiegend intellektualisierend, und es schien, als wolle sie mir mit ihrer Selbstkritik ein Stück zuvorkommen. Anfangs hat sie mich sehr genau beobachtet.. In der vierten Stunde sagte sie: »Zuerst war ich ja schüchtern zu dir, ich bin am Anfang immer schüchtern, ich habe mich ein bißchen vor dir gefürchtet.« Und als ich sie fragte, was ich denn hätte tun können, sagte sie: »Gar nichts, daran kann man nichts machen, daran hat meine Mutter Schuld, die sagt, ich soll nicht mit fremden Leuten mitgehen. Da kommt dann so ein Mann, der sagt: ›Oh, so ein hübsches Mädchen, das knöpf ich mir mal auf.‹«

In der Anfangsphase der Behandlung malte Ruth viel. Häufig verging die Stunde aber auch mit Vorbereitungen, wie z. B. dem Ordnen und Säubern der Farben, dem gründlichen Putzen der Tafel oder dem Reinigen der Pinsel. Sie versuchte, sauber und mit reinen, unvermischten Farben zu malen. Die Linien mußten gerade sein, sogar bei Tuschbildern benutzte sie ein Lineal. Ganz allmählich ließ das zwanghafte Bedürfnis nach geraden Linien und sauberen Farben nach, und analsadistische Impulse traten an ihre Stelle. Sie schimpfte mit mir, wenn ich nicht genau so malte, wie sie sich das vorstellte. Sie schmierte genußvoll mit Farben, machte sich über mich lustig, zerstörte meine Bilder, lachte mich aus und übervorteilte mich mit sadistischem Vergnügen. Es ging um Macht und Unterordnung, und sie spürte allmählich, daß ihrer anfänglichen Traurigkeit auch ganz andere Züge beigemengt waren, und prägte den Begriff »Trauerwut«. Sie sagte: »Ich bin kein König, der dir befiehlt,« kommandierte mich aber ständig herum. Sie identifizierte sich mit mir als dem Angreifer und konnte sich so über lange Zeit vor der Angst schützen, von mir angegriffen zu werden. Trotz häufigen Malens entstand kein Bild. Sie zerstörte alle Versuche wieder.

Ruth begab sich mit mir und auch mit den anderen Kindern im Spielzimmer in einen permanenten Rivalitätskampf, der schon zu Beginn jeder Stunde mit einem Wettlauf ins Spielzimmer eröffnet wurde, bei dem sie immer siegte. Um die 20. Stunde sah sie im Spielzimmer Papierketten hängen, und die wollte sie auch sofort basteln, aber ihre sollten schöner und länger sein. Sie war über mehrere Stunden hin mit großer Energie an der Arbeit, immer mit einem Seitenblick auf die anderen Ketten und starken Druck auf sich selbst und mich ausübend. »Mach doch schneller, du machst alles falsch. So blöd, wie du das machst... Wir wollen doch die schönsten Ketten.«

Das Ergebnis war beeindruckend: ca. 20 m leuchtend bunt bemalter Ketten schmückten die Decken des Spielzimmers. Sie sollten der Schmuck für eine Faschingsfeier sein, die Ruth mit mir machen wollte. Dieser Fasching endete für sie in einer tiefen depressiven Verfassung, die durch eine Enttäuschung an mir ausgelöst worden war.

Ruth wehrte sich gegen mein angeblich ständiges Fragen, und mir fiel auf, daß *sie* mich stattdessen ständig etwas fragte. Meistens sagte sie schon im Wartezimmer: »Heute sollst du mich aber nichts fragen.« Wenn ich auf ihre Fragen ein Wort zuviel antwortete, schrie sie mich an: »Halt die Schnauze, du sollst nicht dauernd fragen!« Eigentlich wollte sie wohl ohne Worte verstanden werden. Das zeigte sich u. a. an einem Arztspiel, bei dem ich der Arzt sein mußte, der ohne zu fragen wußte, was ihr fehlt, und der sie richtig behandelte: er mußte einen Blutaustausch vollziehen. In dieser Situation regredierte sie auf einen primärprozeßhaften Zustand mit Seh- und Sprachstörungen und war am Ende nicht mehr in der Lage, allein die Treppe hinunterzugehen.

In regelmäßigen Spielen im Puppenhaus, die sie bis etwa zur 50. Stunde spielte, stellte sie ihre Geschichte dar. Sie lebte als Julia in einer Familie mit zwei Söhnen. Zwischen den Eltern gab es nur Streit, vorwiegend um die Kinder und um Probleme von Macht und Unterordnung. »Wer von uns wollte denn eigentlich die Kinder? ... Ich doch nicht!« Die Mutter war in der Familie die Mächtige, und sie bewohnte mit ihren beiden Söhnen die schönsten Zimmer des Hauses. Für den Vater und Julia blieben nur zwei winzige Zimmer und ein schäbiger Rest von alten Möbeln. Zwischen der Mutter und Julia spielten sich erbitterte Kämpfe ab, und es wiederholte sich ein Spiel, das sie häufig als kleines Kind gespielt hatte: Julia stieß ihre Mutter wiederholt vom Dach des Puppenhauses herab. Ruth phantasierte, daß die Kinder sich als Findelkinder, Waisenkinder oder als Engelkinder erlebten, die sich über Gesetze von Raum und Zeit hinwegsetzen konnten und die der schrecklichen häuslichen Realität entflohen, indem sie auf den Wolken zu Gott flogen. Dort hatten sie es besser als bei den Eltern.

Die Spiele waren beherrscht von Beziehungslosigkeit, Panik, Haß und Destruktion und lösten bei mir Gefühle von lähmender Langeweile und bleierner Müdigkeit aus.

Vorwiegend war ich in der Übertragung die verhaßte und entwertete Therapeutin, manchmal jedoch auch die idealisierte. Ruth phantasierte, wie gut es meine Tochter haben müßte, und zeigte ihren Neid: »Wahrscheinlich versteht die sich besser, weil sie eine Mutter hat, die so was studiert hat. Die hätte es schon lange nicht mehr so böse wie ich, weil sie dich ja tagelang hat.«

Ich sagte darauf: »Du bist manchmal ganz unzufrieden mit deiner Situation?«

Ruth: »Na klar, deine Kinder haben's viel, viel besser.«

Es gab Stunden, in denen sie es genoß, lesend auf der Matratze zu liegen, mich dicht neben sich zu haben und Schweigen und Übereinstimmung zu genießen, besonders um die 15. Stunde, als orales Erleben im Mittelpunkt stand. Ruth trank mit Genuß aus einer Babyflasche, die wir zusammen zubereiteten. Dafür brachte sie von zu Hause Milch mit, und ich gab Zucker und Haferflocken dazu. Sie hing beim Trinken mit ihren Augen an meinem Blick, und in dieser Situation schien ihr meine Zuwendung besonders wichtig zu sein.

Mit der fester werdenden Beziehung verstärkte sich die Trennungsproblematik. Zunächst bewältigte Ruth die Angst vor den Stundenenden kontraphobisch: In dem Moment, in welchem ich z. B. 10 Minuten vor Schluß einer Stunde das Ende ankündigte, sagte sie: »Dann geh ich besser sofort.« Oder sie sagte schon am Anfang einer Stunde: »Heute bleibe ich aber nur eine halbe Stunde.«

Ihre Gefühle wurden deutlicher, als ich deutete: »Vielleicht ist das Ende so unangenehm für dich, weil du es lieber selbst bestimmen würdest?«

Darauf schrie sie mich an: »Ja! Stell dir mal vor, du wärest zum Spielen bei mir, und plötzlich würde ich sagen: ›Los, raus mit dir!‹ ... Das ist doch schrecklich!«

Nach dieser Deutung stand phobisches Erleben im Mittelpunkt. Sie war nach einer Behandlungsstunde vor ein Auto gelaufen, das direkt vor ihr mit quietschenden Bremsen zum Stehen gekommen war und hatte sich auf einer Fahrt von der Therapiestunde nach Hause in einer Bustür einklemmen lassen. Von da ab war sie so verängstigt, daß sie die Straße nicht mehr allein zu überqueren wagte. Ich mußte sie fast jede Stunde über die Straße begleiten, bis sie etwa um die 75. Stunde die steuernde Funktion selbst übernehmen konnte.

Um die 35. Stunde versuchte ich, das Problem eines Krankenkassenantrages zur Fortführung der Therapie mit ihr zu besprechen. Sie reagierte panisch und mit totalem Rückzug. Das dadurch indirekt signalisierte mögliche Ende der Therapie muß für sie bedrohlich gewesen sein. Sie wollte lieber gar nicht weitermachen: »Es hilft doch nichts, oder hast du schon etwas gemerkt? Ich habe immer noch Streit mit meinen Freundinnen. Sie sagen, ich bin so leicht eingeschnappt. Ich finde die Therapie noch jahrelang nötig. Wir könnten ja mal zur Krankenkasse fahren, ... aber das ist eigentlich deine Arbeit.« Auf die Bewilligung des Antrags reagierte sie mit strahlendem Gesicht und sagte: »Schrecklich, du weißt doch, daß ich nicht mehr kommen will.« Sie sprach wieder über ihre Unzufriedenheit mit der Therapie und mit mir und ließ mich direkt danach ins Mikrofon singen: »Ich liebe dich, und ich will immer zu dir kommen, sonst bin ich traurig.« Das hat sie sich dann immer wieder, wohl zwanzigmal, vom Tonband angehört.

In diesem ersten Behandlungsabschnitt konstellierte sich eine Übertragungsbeziehung, die oft von Stunde zu Stunde wechselte: Manchmal war ich die ersehnte Therapeutin/Mutter, vorwiegend jedoch die Aggressiv-Bedrohliche, gegen die sich ihre archaische Wut und ihre Entwertungen richteten. Im weiteren Verlauf der Behandlung sollte sich zeigen, wie diese Abwehr durch Spaltung Ruth vor einer schweren Depression schützte.

Zusammenbruch des narzißtischen Gleichgewichts

Dem bewilligten Verlängerungsantrag folgten einige Stunden mit vorwiegend positiver Übertragung. Ruth reagierte in der 44. Stunde glücklich, als sie mich auf der Straße traf und sagte: »Heute habe ich dich wenigstens einmal gesehen, da weiß ich, woher du kommst, ah, Planckstraße heißt die.« Sie interessierte sich dafür, ob ich Kinder hätte und ob sie ohne Schwierigkeiten zurechtkämen.

Positive Übertragungsgefühle mobilisierten jedoch ihre Hingabeängste und den Widerstand gegen die Behandlung. Sie wollte nicht mehr zur Therapie kommen, weil die Stunden sie so nervös machten. Sie sei immer so wütend, wenn sie nach Hause käme, werfe Sachen kaputt und habe ständig Krach mit ihrer Mutter. »Und das willst du ja eigentlich nicht.« Dann sei es schon das beste, sie würde gar nicht mehr kommen. In der 45. Stunde wollte die Mutter mich ganz verstört sprechen. Ruth hatte in der Schule einer Freundin erzählt, sie könne die Therapie nicht mehr länger ertragen, es wäre am besten, sie würde sich vor einen Bus werfen, das Leben habe keinen Sinn mehr. Diese Freundin hatte das sofort in der Klasse weitererzählt, worauf sich in der Pause die ganze Klasse mit zwei Lehrerinnen versammelt hatte. Eine Lehrerin bot ihr an, jederzeit für sie da zu sein, wenn sie Sorgen hätte, und die Klasse beschloß, eine Abordnung zu den Eltern zu schicken und diese wegen der Therapie zur Rede zu stellen, denn das habe Ruth doch gar nicht nötig. Ruth selber stand diesem Aufruhr, den sie ja erzeugt hatte, zwiespältig gegenüber. Sie genoß es sichtlich, daß sich so viele Menschen um sie Sorgen machten, aber andererseits schien sie das auch zu verunsichern. »Ich wollte doch gar nicht, daß die Anne das weitererzählt!«

Für diese plötzlich auftauchenden, jedoch im Symptom des Weglaufens immer latent vorhanden gewesenen Suizidgedanken gab es zwei Auslöser. In der Stunde davor hatte sie Nähewünsche preisgegeben, indem sie zum ersten Mal den Wunsch geäußert hatte, länger bei mir bleiben zu wollen, und war tief gekränkt gewesen, meine Realität akzeptieren zu müssen, die Stunde pünktlich zu beenden. Zum anderen hatte sie in der Schule, wo sie im allgemeinen nur Erfolgserlebnisse hatte, eine Puppe im Handarbeitsunterricht nicht fertigbekommen.

Die Suizidproblematik mobilisierte intensive Gegenübertragungsprobleme: Ich hatte den Vorwurf, »die Stunden machen mich so nervös«, wohl verstanden und erinnerte mich an Stunden, in denen die Wucht der auftauchenden archaischen Gefühle fast unerträglich gewesen war. Es war schwer auszuhalten, von Ruth mit ihrer Suiziddrohung vor ihren Eltern, Lehrern und Klassenkameraden als jemand diffamiert zu werden, durch dessen Arbeit sie letztlich in den Tod getrieben wurde. Ich fühlte mich in meiner Identität als Therapeutin in Frage gestellt und war versucht, ihrer Forderung nach Befriedigung ihrer regressiven Wünsche nachzugeben.

Durcharbeiten der Depression

Der Widerstand gegen die Behandlung bestand nach wie vor in der Verweigerung der Zusammenarbeit. Ruth blieb entweder im Wartezimmer sitzen oder sagte schon beim Kommen: »Heute bleibe ich nur eine Viertelstunde.« Überwogen die Angst vor Nähe und der Rückzug in eine hoffnungslose Beziehungslosigkeit, trug ich die Depression mit. Hatte die Verweigerung der Zusammenarbeit jedoch mehr aggressiven Charakter, gab es Auseinandersetzungen. Einmal reagierte ich für sie unerwartet. Als sie herausfordernd sagte: »Heute bleibe ich aber nur 15 Minuten,« antwortete ich: »Paß nur auf, daß du nicht zu lange bleibst«, worauf sie verblüfft und neugierig sagte: »Wieso?« Ich antwortete: »Zu lange bleiben ist gefährlich.« Darauf Ruth: »Ja, ich bleibe achtzig Millionen Jahre.«

Ruth bestand in der 54. Stunde wütend darauf, nach 20 Minuten zum Bus zu gehen, und war nicht bereit, diesen Entschluß zu besprechen.

»Hör mit deinem ewigen Gefrage auf, ich will nichts hören, ich will nach Hause.«

Sie wünschte sich, von mir über die Straße zur Haltestelle gebracht zu werden. Wir standen wortlos da und warteten auf den Bus. Sie stieg nach einigen Minuten ein, stellte sich hinten an die Scheibe und sah reglos und wie erstarrt zu mir hinaus. Der Bus fuhr ab, ich winkte ihr zu. Eine insgesamt trostlose Situation!

In der 59. Stunde verkroch sie sich mit einem Buch in die hinterste Ecke des Zimmers, so daß wir uns nicht mehr sehen konnten. Sie sagte nichts und reagierte auch auf keines meiner Kontaktangebote. Sie hatte die Beziehung völlig abgebrochen. Ich spürte ihre Wut und schrieb nach 20 Minuten etwas an die Tafel, was sie häufig als Ärger auf die Therapie und auf mich geäußert hatte:

Bist du wütend auf die Therapie,
weil du nicht genug Zeit zum Spielen hast?
weil du mit dem Bus fahren mußt?
weil ich dich so viel frage?

Darauf kam keine Reaktion. Ich spürte Verzweiflung und totale Vereinsamung und sagte: »Ruth, ich denke mir, daß da traurige und schlimme Gefühle sein müssen, die jetzt nicht herauskommen dürfen, wenn du so lange so weit weg von mir bist und nichts sagst.« Aber sie war mit Worten nicht zu erreichen. Ich drückte in dieser Situation meine Gefühle in einem Bild aus: Ich malte ein in sich zusammengesunkenes, weinendes Kind und daneben eine Frau, die es ansieht und ihre Arme zu ihm hin ausstreckt. Als sie hörte, daß ich Farben und Pinsel benutzte, wurde sie neugierig, kam nach einer Weile und schaute mir zu.

Ganz erstaunt sagte sie: »Das Kind weint ja ... und da ist eine Mutter. Ob die das Kind lieb hat?«

Ich sagte darauf: »Ich finde, das sieht so aus.«

Während des Durcharbeitens der Depression tat Ruth erste, tastende Schritte in größere Nähe zu mir. Sie entdeckte im Zimmer einen Holzreifen von ca. 1 m Durchmesser und fand es schön, den Reifen hin und her zu rollen. Anfangs demonstrierte sie, es besser zu können als ich, und griff damit wieder zu ihrer alten Möglichkeit der Beziehungsaufnahme, der Rivalität. Ich mußte den Reifen fangen, auch wenn sie ihn mir mit aller Wucht entgegenschleuderte, und ich wurde verspottet und ausgelacht, daß ich so schlecht fangen konnte. Es wurden aber auch weichere Gefühle offenbar: Sie rollte mir den Reifen vorsichtiger, langsamer, weicher entgegen, und ich faßte in Worte, was der Reifen tat: »Jetzt rollt er ganz leicht und freundlich auf mich zu.« Oder »Ob er jetzt ärgerlich ist?« Oder: »Was der Reifen jetzt wohl sagen möchte?«

Es war eindrucksvoll zu erleben, wie mit Hilfe eines rollenden Reifens Gefühle gezeigt und in die Beziehung eingebracht werden konnten.

Erste Schritte der Annäherung oder ein Neubeginn

Mit der 72. Stunde setzte eine Entwicklung ein, die ich wie einen Neubeginn erlebte.

Ruth knallte mir mit einem Gewehr heftig in die Ohren und fragte: »Kannst du meine Sprache überhaupt verstehen?«

Ich: »Du fragst dich das, weil du dir schwer vorstellen kannst, verstanden zu werden?«

Sie hatte vermutlich mit ihrem feinen Gespür erfaßt, daß Bedürfnisse in ihr andrängten, die sich in Worten nicht ausdrücken ließen. Sie »sprach« mittels einer Spielhandlung.

Sie fragte: »Du hast doch Schmelzflocken ... und eine Kochplatte? Ich will einen Brei machen.« Sie rührte Flocken, Zucker und Wasser zusammen und war begeistert: »Macht das Spaß – guck mal, wie die Haferflocken verschmelzen. Das hab ich ganz selber gemacht. Zu Hause haben wir nicht solche Schmelzflocken. Das möchte ich da am liebsten auch mal machen.«

Wichtig war ihr, daß die einzelnen Bestandteile sich im Brei zu einer Einheit verbanden. Sie wollte, daß ich diesen Brei mit ihr gemeinsam aß, und zwar abwechselnd von einer Gabel. Ruth fiel beim Essen der enttäuschende Fasching vor Monaten ein: »Beim nächsten Fasching will ich genau so einen Brei machen, vielleicht hat Mutter dann auch mal Zeit.«

In der 73. Stunde brachte sie ihre Mutter mit, weil sie ihr das Therapiezimmer zeigen wollte. Nachdem das Zimmer beguckt war, sollte die Mutter sie suchen, so wie ich das in den letzten Stunden oft getan hatte. Die Mutter fühlte sich in dieser Situation offensichtlich wie häufig schon von Ruth mit willkürlichen Wünschen bedrängt, lehnte das etwas hilflos ab und ging weg. Ruth reagierte darauf mit einem Ausdruck von Kränkungswut gegen mich, konnte diese Wut aber im Malen ausdrükken und mußte nicht mehr wie früher weglaufen. Es wäre offenbar wichtig für sie gewesen, die in der Übertragungsbeziehung mit mir gemachten Erfahrungen in die Beziehung zur Mutter zu übertragen, vorläufig noch in meinem Schutz.

Als sie dann in der Stunde darauf wieder mit Rückzug ins Lesen im Wartezimmer agierte, sprach ich die Enttäuschung der letzten Stunden an: »Ich habe genauso wie deine Mutter nicht schnell genug verstanden, daß dir das Versteckspiel so wichtig war, und das hat dich enttäuscht und wütend gemacht.« Es kam keine Reaktion. Ich machte mehrere Ansätze, mit ihr ins Gespräch zu kommen, aber ohne Erfolg. Ich spürte ihren Triumph, und schließlich sagte ich: »Du schaffst es, mich matt zu setzen, und ich spüre, daß es ohne dich jetzt nicht weitergeht.«

Darauf blickte sie auf, strahlte mich an und sagte: »Ich bin raffiniert, nicht? Ja, ich bin ich!«

Ich antwortete: »Es macht dich glücklich zu spüren, daß du es bist, daß es dein Ich ist, das jetzt solche Macht hat.«

Beim Malen stellte sich Ruths veränderte Beziehung zu sich selbst und zu mir szenisch dar. Sie setzte sich an einen eigenen Tisch entfernt von mir und malte ihre eigenen Bilder, ohne sich dabei wie früher an den Bildern anderer Kinder oder an meinen zu orientieren.

Die enge und anheimelnde Atmosphäre des Spielzimmers hatten Ruths Ängste vor Nähe so mobilisiert, daß sie in der 72. Stunde dieses Zimmer verließ und die weiteren Stunden im Garten oder in einem Kellerraum verbrachte. Ihre Angst vor Nähe und Hingabe bearbeitete sie im Garten. Ich sollte sie fangen, sie lief mir aber immer davon.

Ich deutete nach einiger Zeit: »Ich merke, daß ich dich nur fangen kann, wenn du dich von mir fangen lassen willst.«

Sehr nachdenklich sagte sie darauf: »Ich glaube, das stimmt.«

In der 81. Stunde sollte ich hinter ihr hergehen und sie festhalten.

Sie versteckte sich aber hinter einem Busch, so daß dies unmöglich war und sagte: »Wenn du mir zu nahe kommst, piek ich dich.«

Ich antwortete: »Ich bin dir in der Therapie öfter zu nahe gekommen mit dem, was ich gesagt habe. Jetzt verstehen wir das besser, und du zeigst mir den richtigen Abstand.«

Sie nahm einen Stock und hielt ihn mir entgegen. Ich streckte meine Hand nach ihr aus, und sie kam mir ganz langsam und vorsichtig, Zentimeter für Zentimeter mit dem Stock entgegen und berührte schließlich meine Hand. Sie zählte bis fünf und zog den Stock wieder weg. Dann zählte sie bis zehn, und schließlich hielt die Verbindung zwischen uns so lange, wie ihr Atem bei einem tiefen Atemzug reichte. Ich sollte dann den Stock an der einen Seite fassen, und sie hielt ihn an der anderen und ging so mit mir durch den Garten, um das Haus herum und in das benachbarte Blumengeschäft hinein. Sie wollte sich dort die Blumen ansehen. Mir schien, daß sie das Bedürfnis hatte, ihre innere Veränderung jemandem zu zeigen.

Sie genoß es, Laub im Garten zusammenzutragen und in den weichen Haufen hineinzuspringen. »Das ist ja wie ein Federbett, so schön weich.« Ich mußte den Haufen nach jedem Sprung wieder aufschütteln und weich machen. Dann wünschte sie sich, von mir im Laub vergraben zu werden und freute sich über die Dunkelheit, Weichheit und Wärme im Laub. Ich sollte ihr eine Geschichte »vorlesen«, die Geschichte. vom Blättermann.

Ich »las«: »Der Blättermann läßt sich ein schönes, weiches Bett machen und genießt das. Er legt seinen Kopf auf das weiche Kissen, fühlt sich in der Dunkelheit und Wärme wohl und läßt sich eine Geschichte vorlesen.«

Ruth: »Aber wenn die Männer kommen, denen der Garten gehört?«

Ich: »Die Männer kommen im Sommer, wenn die Blumen blühen, aber im Herbst gehört der Garten dem Blättermann.«

Ablösung

Die von der Krankenkasse bewilligten Stunden gingen zu Ende, und diese Tatsache setzte den Prozeß der Ablösung in Gang. Ruth wollte keine nochmalige Verlängerung, da sie die Therapie nicht mehr brauche: Sie habe jetzt Freundinnen und verstehe sich auch mit ihrer Mutter besser. Sie wolle lieber mehr Zeit zum Spielen haben.

Ich konnte ihren Entschluß zunächst nicht akzeptieren, und es fiel mir schwer zu prüfen, ob sie stabil genug geworden war oder ob dies eine »defensive Flucht in die Gesundheit« (Kohut) war. Nachdem ich meine Gefühle der Enttäuschung über dieses unerwartet rasche Ende der therapeutischen Beziehung und meine Erwartungen in bezug auf den Therapieerfolg bearbeitet hatte, konnte ich ihrem eigenen Gefühl, mit den neuerworbenen Fähigkeiten leben zu wollen, mehr trauen, und die Trennung konnte analytisch bearbeitet werden. Eine endgültige Entscheidung über den Zeitpunkt des Endes stand aber noch aus. Das bevorstehende Ende der Therapie brachte Ruth in so starke innere Erregung, daß sie nicht mehr in der Lage war, in der Therapie weiterzuarbeiten. Sie wollte bis Weihnachten eine etwa vierwöchige Pause einlegen. Ihr Wunsch nach einer Therapiepause schien mir ein Versuch zu sein, sich mit der Situation des endgültigen Getrenntseins von mir auseinanderzusetzen. Sie schien eine Trennung auf Probe machen zu wollen.

In der ersten Stunde nach Weihnachten sagte Ruth: »Es ist eigentlich doch schön, wieder mit dir zusammen zu sein.« Zum ersten Mal hatte sie ein so zugewandtes, warmes Gefühl auch verbal geäußert. Sie zeigte mir, was sie in der Therapie erreicht hatte: Sie fragte mich z. B., ob ich etwas dagegen hätte, wenn sie ihre Freundin Susanne wieder einmal mitbrächte. Neu daran war, daß sie mich berücksichtigte und daß sie ein Ereignis aus der 52. Stunde einbezog, in der sie Susanne einmal mitgebracht hatte, ohne daß es vorher besprochen gewesen war. Diese Stunde war chaotisch verlaufen, und ich war mir damals wie ein Löwenbändiger vorgekommen, der verhindern mußte, daß zwei Raubtiere aufeinander losgingen. Aber die Beziehung zu Susanne hatte sich inzwischen tatsächlich verändert; Die beiden Mädchen gingen gegenseitig auf ihre Wünsche ein, und Ruth gelang es, Susanne einfühlsam, aber deutlich ihre besondere Beziehung zu mir zu zeigen. Es schien, als erlebte sie in Susannes Gegenwart deutlicher, wie harmonisch sie z. B. inzwischen mit mir Tischtennis spielte und wie sie das Zusammensein mit mir genoß.

Ruth brachte in der 82. Stunde ihre Flöte und Noten mit und begann, mir Lieder vorzuspielen. Ihre Noten waren zweistimmig. Sie fragte mich, ob ich eine der Stimmen singen könnte. Das gemeinsame Musizieren machte Spaß und ließ die neuerreichte Ebene der Objektbeziehungen erleben: ein gemeinsames Tun zweier unabhängiger Objekte, bei dem jedes der beiden seine eigene Stimme hat, die sich deutlich von der des anderen unterscheidet.

Die Realität des endgültigen Therapieendes war schwer zu ertragen.

Als ich ihr mitteilte, daß noch drei Therapiestunden zur Verfügung standen, sagte sie: »Das ist aber schwer, jetzt so schnell aufzuhören, oder was meinst du?«

Ich machte: »Hmm.«

Darauf Ruth: »Das ist traurig *und* schön. Schön ist, daß ich dann mehr spielen kann, und traurig, daß ich nie wieder hierherkommen kann.« Sie plante die letzten drei Stunden: »Die nächste wird die Abschiedsstunde, und die beiden letzten sollen wie immer sein.«

In ihrer »Abschiedsstunde« wirkte sie sehr traurig. Sie fragte, ob ich sie später nicht einmal besuchen könnte, »oder wir könnten uns ja auf Karten schreiben«. Das endgültige Ende unserer gemeinsamen Arbeit schien sie zu lähmen. »Ich kann mir das so schwer vorstellen, daß ich bald gar nicht mehr hierherkommen kann. Kommt dann sofort ein anderes Kind zu dir?«

In der letzten Therapiestunde erzählte sie mir stolz von ihrem blendenden Zeugnis, das sie einen Tag zuvor bekommen hatte. Sie wollte nun ein Zeugnis für mich machen und schrieb es nach dem Muster ihres Schulzeugnisses an die Tafel. Zunächst bekam ich gute Zensuren, die dann immer schlechter wurden. Am Ende errechnete sie meinen Zensurendurchschnitt; er lag zwischen vier und fünf. Darauf wollte sie von mir ein Zeugnis haben. Ich war irritiert, daß eine Therapie mit einer Zeugnisverteilung zu Ende gehen sollte und überlegte, was das für sie bedeuten könnte.

Ich fragte: »Könnte es sein, daß dich am Ende die Frage bewegt, was ich über all das denke, was zwischen uns gewesen ist und wie ich dich beurteile? Du hast mir ein schlechtes Zeugnis gegeben; vielleicht sorgst du dich, ein so schlechtes Zeugnis von mir zu bekommen?« Sie nickte.

Ich empfand es als schwierige Aufgabe, ad hoc ein Zeugnis zu formulieren und schrieb an die Tafel, was sie mir an Veränderungen gesagt hatte und was ich ihr gern zum Abschied sagen wollte:

ZEUGNIS FUR RUTH
Du hast Freunde gefunden.
Du verstehst dich mit deiner Mutter besser.
Du hast Spaß am Flöten.
Dein Mut, Ärger zu zeigen, ist groß.
Gemeinsam über Probleme zu sprechen, ist noch schwierig. Mein Wunsch für dich ist, daß du all deine Gefühle, die fröhlichen, ärgerlichen und traurigen, wie hier in der Therapie, zeigen magst.

Sie sah sich das lange an und verabschiedete sich dann mit einem langen Händedruck. Zu ihrer großen Freude wurde sie von der Mutter abgeholt.

Diagnostische Überlegungen

1. Aufgrund welcher Beobachtungen kommen wir zur Diagnose einer hysterischen Neurose oder narzißtischen Selbststörung?

Aufgrund der Untersuchung war die Diagnose »hysterische Neurose« gestellt worden. Auf den ersten Blick sprachen alle Anzeichen dafür: Das demonstrativ-theatralische Gehabe des Mädchens, ihre rege, zur Flucht vor der Realität dienende Phantasietätigkeit, ihre trotzige Abwehr von Ordnung und Pflichterfüllung, die in ihren Augen erscheinende innere Leere und Starrheit und ihre willkürlich wirkende Herrschsucht gehören zum Erscheinungsbild des Hysterikers (Ehlhardt, 1971, S. 120ff.).

Neben diesen Phänomenen gibt es auch im Behandlungsprozeß Vorgänge, die auf eine hysterische Charakterstruktur hinweisen können: Der Versuch, durch Selbstkritik der Kritik der Behandlerin zuvorzukommen (Flucht nach vorn), das phallische Imponiergehabe gegenüber der Therapeutin (Königinsein) und das Bedürfnis, alles schöner zu machen als andere Kinder (Ketten) sind Übertragungsphänomene bei der Behandlung hysterischer Kinder. Eine phobische Vermeidungseinstellung (z. B. gegenüber dem Kassenantrag) könnte das Bild einer Hysterie komplett machen.

Aber schon Ehlhardt weist darauf hin, daß ein hysterisches Erscheinungsbild oft sehr tiefe Störungen schizoider und präpsychotischer Art überdecken kann (1971, S. 122). So ließen auch in diesem Fall eine Reihe von Beobachtungen zu Beginn der Behandlung daran zweifeln, daß es sich vorwiegend um hysterische Konfliktverarbeitung handle:

- die Beziehungslosigkeit der Interaktionen zwischen dem Kind und der Therapeutin,
- die in ihren Puppenhausspielen offenbar werdenden primitiven und bedrohlichen Triebregungen gegenüber frühen Beziehungsobjekten,
- ihre Größen-Selbst-Vorstellungen,
- ihr Mangel an Einfühlung,
- die Entmischung und einseitige Äußerung aggressiver und libidinöser Triebregungen in der Übertragung,
- die rasche Folge von idealisierendem und entwertendem Beziehungsverhalten und
- der destruktive Charakter ihres Rivalisierens.

Die zuvor als reine ödipale Störung diagnostizierte Hysterie erweist sich als Maskierung einer strukturellen Ich-Störung.

2. Wie kann die Verbindung von struktureller Ich-Entwicklung und dynamischer Triebverarbeitung aussehen?

Der Konflikt, der der hysterischen Symptomatik zugrunde liegt, ist ein ödipaler. In der Entwicklung muß es also schon zu einer Differenzierung des psychischen Apparats in die Instanzen Es, Ich, Über-Ich und zu einer stabilen Subjekt-Objekt-Abgrenzung gekommen sein, und das »ödipale Dreieck« muß die Dominanz der Dualbeziehung abgelöst haben. Sind diese Entwicklungsschritte erfolgt, so kann es zu inneren Konflikten kommen, die als »reine Hysterie« diagnostiziert werden können (vgl. de Boor/Moersch, 1980, S. 278).

Bei einer Fixierung an die frühe Mutter-Kind-Beziehung kommt es dagegen zu mangelhafter Subjekt-Abgrenzung und zu Selbstzerstörungen.

Sie können verschiedene Formen und Schweregrade haben;

a) Bei der von Kernberg (1979) u. a. fest umrissenen *Borderline-Störung* läßt die strukturelle Ich-Störung nur wenig an Weiterentwicklung von psychischem Ausdruck und Abwehrmöglichkeiten in Richtung auf ödipales Erleben hin zu. Die Objektbeziehungen bleiben auf Teilobjekte (gute und böse Mutter) gerichtet und bewegen sich auf bedürfnisbefriedigendem Niveau. Die Objektkonstanz (die Verbindung der Teilrepräsentanzen von Objekten, von aggressivem und libidinösem Erleben im Selbst) ist also nicht erreicht. Frühe, primitive Abwehrmaßnahmen des Ich (Spaltung, primitive Projektion etc.) herrschen vor.

b) Die *narzißtisch gestörten Persönlichkeiten* können im Grunde ein kohärentes Selbst und kohärente idealisierte archaische Objekte errichten (Kohut, 1976). Ihre Objektbeziehungen haben zwar das Stadium der Objektkonstanz erreicht, sind aber deutlich durch die symbiotische Dualbeziehung gefärbt. Das kommt in der Neigung zu Idealisierung und Entwertung des Liebesobjekts und zu daraus resultierendem Enttäuschungs- und Kränkungserleben zum Ausdruck. Auch hier ist also die Weiterentwicklung zum Erleben einer Dreierbeziehung erschwert.

c) Der Schweregrad der Selbststörung läßt sich am ehesten an dem Fortschritt erkennen, den die Entwicklung des Ich zur Objektkonstanz hin genommen hat und an deren Stabilität.

Auch erworbene Objektkonstanz kann in einer Versuchungs- und Versagungssituation zu *regressiver Wiederbelebung* von Teilobjektbeziehungen und narzißtischer Bezogenheit auf das symbiotisch vorgestellte Liebesobjekt führen. Spaltungs-, Idealisierungs- und Spiegelungsphänomene in der Übertragung sind dafür Anzeichen. Der Ödipuskomplex bekommt dadurch eine entsprechende Färbung.

Bei Patienten mit Borderline-Zügen wird er mit aggressiven Triebderivaten überbesetzt und mit Todeswünschen und entsprechend intensiver Angst vor Rache und Kastration erlebt (Rohde-Dachser, 1979, S. 487).

Ein Kind, das mit einer narzißtischen Fixierung an die Mutter in die ödipale Entwicklung eintritt, steht in Gefahr, nicht in angemessener Weise vom ersten Teil der phallischen Phase, der phallisch-narzißtischen Phase, zum zweiten Teil, der ödipalen Phase, fortzuschreiten (Edgcumbe/Burgner 1975). Es wird also an der Zweierbeziehung zur Mutter festgehalten und erlebt diese äußerst ambivalent. Seine Objektbeziehungen sind nämlich häufig durch Interaktionen auf phallisch-narzißtischem Niveau geprägt, z. B. durch die Unfähigkeit zu einem wechselseitigen Kontakt unter Berücksichtigung der realen Qualitäten und Eigenschaften des Objekts, eine Neigung, das Objekt nur als Quelle von Bewunderung oder Verachtung zu benutzen, eine Betonung von exhibitionistischen oder voyeuristischen Verhaltenswiesen in der Beziehung zum Objekt, eine ständige phallisch-rivalisierende Interaktion mit dem Objekt.

Betrachtet man die »hysterischen Charaktere« unter dieser Berücksichtigung der phallisch-narzißtischen Erlebnisebene, so ist viel von dem, was oft als oral-ansprüchliches Verhalten bei Hysterikern beschrieben wird, besser verständlich als Manifestation von phallisch-narzißtischen Ansprüchen nach Bewunderung und narzißtischen Stützen durch das Objekt (Edgcumbe/Burgner, 1975, S. 177f).

3. Wie baut in unserem Beispiel die ödipale Entwicklung auf die früh angelegte Störung auf?

Das »nicht wahrgenommene« Kind mußte als braves, unauffälliges Mädchen den Interessen der Mutter dienen, die durch die eigene Genese selbst narzißtisch bedürftig war und häufig tatsächlich oder gefühlsmäßig (Depressionen) abwesend war. Nur durchbruchshaft konnte das Kind seine narzißtische Wut über das Alleingelassensein offenbaren (destruktive Handlungen). Eine relativ konfliktfreie Entwicklung von der Symbiose über Loslösung und Wiederannäherung zur Individuation (Mahler, 1972) war ihr als narzißtische Stütze der Mutter verwehrt.

Auf dieser strukturellen Grundlage war der Schritt von der oben beschriebenen phallisch-narzißtischen Phase in die ödipale Phase ebenfalls erschwert. Die ohnehin schon deutliche Ablehnung der sexuellen Identität durch den Vater verschärfte sich durch die Geburt des Bruders (im 5. Lebensjahr des Mädchens). Eine ödipale Dreiecksbeziehung konnte deshalb nicht voll erlebt und verarbeitet werden. Das Mädchen blieb an der Dualbeziehung zur Mutter fixiert. Diese phallisch-narzißtische Fixierung im Erleben des Kindes war auch im Behandlungsverlauf zu beobachten und zeigte sich im Mangel an realistischer Einschätzung des Objektes, der Neigung, das Objekt nur als Quelle von Bewunderung oder Verachtung zu sehen und in verschärften exhibitionistischen und phallisch-rivalisierenden Haltungszügen.

Man kann die Störung dieses Kindes daher als eine »phallisch-narzißtische Neurose« einordnen.

4. Welche diagnostischen Mittel gibt es zur Feststellung struktureller Ich-Störungen hinter einem neurotischen Symptombild?

Die enge Verflochtenheit der Störungsquellen macht neben der Aufmerksamkeit gegenüber äußeren Phänomenen und der Erforschung des metapsychologischen Hintergrundes besonderes Gespür für die Gefühlsnuancen der kindlichen Impulse und Wünsche nötig. Insbesondere die Gegenübertragung des Therapeuten ist das Instrument für deren Wahrnehmung. Im Fallbeispiel sind die Gefühle von Ohnmacht und Angst vor dem Chaos und die Sehnsucht nach therapeutischer Omnipotenz angedeutet worden. Die Reaktion einer Arbeitsgruppe (Tagung DGPT/VAKJP in Göttingen 1981) gleicht in erstaunlicher Weise den Empfindungen der Therapeutin. Dabei waren auch wechselhafte Empfindungen der Teilnehmer von kritischer Entwertung der Therapie zu Bewunderung der Therapeutin auffällig. Als wichtigstes diagnostisches Kriterium wurde von den Teilnehmern die Übertragung des Kindes als starke Sehnsucht nach einer engen narzißtisch-symbiotischen Bindung und als gleichzeitige starke Angst vor ihr herausgearbeitet.

Nachtrag von Rüdiger Haar

Aus heutiger Sicht erscheint die diagnostische Betrachtung der Hintergründe einer vordergründig als Hysterie diagnostizierten Symptomatik noch wichtiger. Das diagnostische Konstrukt Hysterie wird in einer Zeit der Zergliederung und Operationalisierung von psychoanalytischer Psychodynamik kritisch gesehen und von –Psychoanalytikern auf die

Bedeutung eines Brückenkonzepts zurückgeführt, das dazu hilft, Einzelbeobachtungen aufeinander zu beziehen (vgl. dazu: J. Küchenhoff: Hysterie heute – eine Revision. In: *Forum der Psychoanalyse,* 2002, 18, S. 224-244).

Der Begriff »Hysterie« bleibt gleichwohl als Ausdruck einer Psychodynamik wichtig, in der intrapsychische Konflikte im Sinne einer Inszenierung und als artifizielle Darstellung einer veränderten Selbstrepräsentanz ausgedrückt werden. Stavros Mentzos *(Hysterie. Zur Psychodynamik unbewußter Inszenierungen.* Frankfurt a. M. 1986) hat diese Bestimmung der hysterischen Mechanismen formuliert, die einem Patienten dazu dienen, sich selbst quasi anders zu erleben und in den Augen der ihn umgebenden Personen als anders erscheinen zu lassen, um so von einem intrapsychischen Konflikt entlastet zu werden.

Der dargestellte Fall eines elfjährigen Mädchens, das zu Barbara Diepold in die Behandlung kam, zeigt mit der extrovertierten Haltung und der dramatischen und theatralischen Selbstdarstellung hysterische Phänomene. Die im Prozeß entstehenden Gegenübertragungsgefühle aber wiesen auf eine strukturelle Störung hin.

Es bleibt die diagnostische Aufgabe des Psychoanalytikers und analytischen Kinder- und Jugendlichen-Psychotherapeuten, die zugrundeliegenden präödipalen Ressourcen und Defizite aus der Selbst- und Objektbeziehungsentwicklung sorgfältig zu prüfen und ihr Gewicht zu bewerten.

Die differentialdiagnostische Unterscheidung von phobischen, narzißtischen und Borderline-Zügen ist dann auch mit Hilfe der Gegenübertragung möglich.

Literatur

de Boor, Clemens/Moersch, Emma: Emmy von N. – eine Hysterie? in: *Psyche,* H. 3, 1980, S. 265-279

Diepold, Barbara: Freßsucht (Bulimia nervosa) als Borderline-Symptom, in: G. Biermann (Hrsg.): *Handbuch der Kinderpsychotherapie*, Band IV, München 1981, S. 715-723 (Reinhardt)

Edgcumbe, Rose/Burgner, Marion: The Phallic-narcissistic Phase, in: *Psychoanalytic Study of the Child,* 30, 75, S. 161-180

Ehlhardt, Siegfried: *Tiefenpsychologie. Eine Einführung*. Stuttgart 1971 (Kohlhammer)

Haar, Rüdiger: Diagnostik von Borderline-Zügen bei Jugendlichen, in: *Kind und Umwelt*, H. 35, 1982, S. 36-46

Kernberg, Otto F.: *Borderline-Störungen und pathologischer Narzißmus,* Frankfurt a. M. 1979 (Suhrkamp)

Kohut, Heinz: *Narzißmus,* Frankfurt 1976 (Suhrkamp)

Mahler, Margaret S.: *Symbiose und Individuation. Band I: Psychosen im frühen Kindesalter*, Stuttgart 1972 (Klett)

Rohde-Dachser, Christa: Das Borderline-Syndrom, in: *Psyche,* H. 6, 1979, S. 481-527

Jörg Wiesse

Borderline-Störungen in der Adoleszenz – Möglichkeit einer analytischen Psychotherapie

Einleitung

Die Begriffe Borderline-Störung, Borderline-Syndrom oder Borderline-Persönlichkeit werden seit Ende der 1950er Jahre von einer Reihe von Autoren wie Giovacchini (1973), Kernberg (1975) und Rohde-Dachser (1979) auf eine Gruppe von erwachsenen Patienten angewandt, bei denen die Anwendung der klassisch psychoanalytischen Methode erschwert ist. Ekstein und Wallerstein (1954) fanden mit einem Borderline-Konzept therapeutische Möglichkeiten für schwerstgestörte Kinder. In Anlehnung an die genetische Theorie Mahlers (1963) versuchten schließlich Rinsley (1965) und Masterson (1972), mit der Annahme einer Borderline-Störung für diejenigen Jugendlichen eine Behandlungsform zu begründen, die psychotherapeutischen Bemühungen jedweder Art bislang widerstanden. Versuche, dieser Gruppe Jugendlicher, in ihrem psychischen Gleichgewicht tief beeinträchtigter Patienten, mit einer psychoanalytisch orientierten Therapie gerecht zu werden, finden sich auch bei Autoren, die sich auf das Konzept von Schizoidie und intentionaler Wahrnehmung wie z. B. Zauner (1971) oder auf Pathologie und Regression von Abwehrmechanismen beziehen wie A. Freud (1946).

Im Folgenden soll dargestellt werden, inwieweit ein Borderline-Konzept, wie es vor allem von Mahler (1978) und Masterson (1972) vorgeschlagen wird, psychoanalytisch orientierte Interventionen bei jugendlichen Patienten zu erleichtern vermag, deren klinisches Bild immer wieder zu Ratlosigkeit in der Einschätzung von Psychodynamik und therapeutischer Vorstellung führt.

Borderline-Störung, Borderline-Syndrom und Borderline-Patient werden synonym verwandt. Auf den Begriff der Borderline-Persönlichkeit wird hier verzichtet, da die Adoleszenz selbst eine Zeit des Persönlichkeitswandels ist.

Die Entwicklungstheorie von Masterson

Masterson unternimmt den Versuch, eine sogenannte genetische Theorie mit psychologischen Aspekten der Adoleszenz zu einer Entwicklungstheorie des Borderline-Syndroms beim Jugendlichen zu verbinden. Er stützt sich dabei auf die Studien von Mahler (1979) und Bowlby (1976) und entwirft das Postulat, daß unvollkommene Lösungen und die Individuation des Kleinkindes vom symbiotischen Partner die Ursache der gehemmten Entwicklung beim Borderline-Jugendlichen sei. Mahler faßt das Borderline-Syndrom als Folge einer gestörten Wiederannäherung vom 15. bis 22. Lebensmonat in dem von ihr beschriebenen Prozeß von Loslösung und Individuation auf, während Masterson die Fixierung des späteren Borderline-Patienten im Mißlingen der Übungsphase vor der Wiederannäherung – im Sinne Mahlers also etwa in der Zeit vom 8. bis 15. Monat – sieht. In der Präpubertät nun erkennt Masterson den Beginn einer zweiten Loslösungs- und Individuationsphase, die durch den Reifungsschub des Ichs ausgelöst wird. Zur Erstmanifestation von Borderline-Erkrankungen in der Präpubertät kommt es nach Masterson deshalb, weil diese oftmals die Zeit einschneidender Lebensveränderungen, wie z. B. des Schulwechsels, ist. Sieht Mahler, aber auch Rhode-Dachser, Borderline-Patienten auf dem psychosexuellen Kontinuum im Sinne Freuds mehr in der analen Phase fixiert, so findet Masterson bei Borderline-Jugendlichen Entwicklungshemmungen eher in der narzißtischen und frühoralen Phase.

Jugendliche Borderline-Patienten vermochten entsprechend der Theorie Mastersons die Schritte nicht zu erleben, die zu einer intrapsychischen Trennung von Selbst- und Objektrepräsentanzen und sicheren Ich-Grenzen führen und die die Übernahme der von der Mutter wahrgenommenen Ich-Funktionen ermöglichen. Der Borderline-Jugendliche hat auf seinem Wege zur Autonomie keine Unterstützung durch die Mutter erfahren. Der Lohn für Loslösung und Individuation, ein

Selbst, das Teil der positiven Zuwendung der Mutter ist und als wertvoll erlebt wird, bleibt versagt, das Bild vom Selbst wird negativ. Auch die Mütter dieser Patienten leiden nach Meinung von Giovacchini (1973), Khan (1974) u. a. an einem Borderline-Syndrom. Sie depersonalisieren das Kind durch die Projektion der eigenen Mutter oder brauchen ein ewiges Kind, um sich gegen Gefühle der Verlassenheit zu wehren. Das Kind muß auf die eigene Individuation verzichten, um die Mutter nicht zu verlieren, denn jeder Versuch, autonom zu werden, ist vom Rückzug der emotionalen Unterstützung der Mutter gefolgt. Die Folge ist ein stets drohendes tiefes Verlassenheitsgefühl, dem alle Bemühungen der Abwehr gelten, wie die Ichspaltung, die Verleugnung, das Ausagieren, die Projektion u.v.a.m. Die normale Verdrängung bleibt unvollkommen.

Durch zwei Beobachtungen sieht Masterson seine Theorie bestätigt, daß die Abwehr einer verzweifelten Verlassenheitsdepression das Wesen des Borderline-Syndroms bestimmt: Einmal beleben die Patienten nach Lockerung der Abwehr in der Therapie jene Depression mit den angemessenen Affekten wieder und erinnern dramatische Trennungserfahrungen, zum anderen beobachtete er in Interviewsituationen mit Müttern und Patienten, daß die Mütter sich immer dann emotional zurückzogen, wenn sich ihre Kinder im Gespräch abzugrenzen versuchten. Als möglichen konstitutionellen Faktor für die Erkrankungen an einem Borderline-Syndrom sieht Masterson ein zu geringes Potential an Autonomie.

Die Abwehrmechanismen des Ichs halten bis zu Beginn der zweiten Loslösungs- und Individuationsphase in der Vorpubertät stand, einer Zeit, die einen Entwicklungsschritt für das Ich mit vermehrter Hinwendung zu Aktivität und Realität bringt. Bei einem Jugendlichen, dem der Schritt zur Autonomie in der frühen Kindheit unmöglich war, kann die Präpubertät allein oder ein äußerer Verlust das Gefühl der Verlassenheit aktivieren, das dann mit allen Mitteln der Welt abgewehrt werden muß, um die existenziellen Bindungen nicht zu verlieren. So ist das Hauptcharakteristikum der Borderline-Störung die Abwehr der Verlassenheit, die von verzweifelter Depression und dem Gefühl von Leere, Verlust und Tod begleitet ist, und eine narzißtisch orale Fixierung, in der die Angst des Verschlingens und des Wieder- Verschlungenwerdens wiederbelebt wird.

Das *klinische Erscheinungsbild* der Borderline-Störung gilt dieser Abwehr der Verlassenheitsgefühle bei der drohenden Trennung vom primären Liebesobjekt oder der Abwehr der Verzweiflung und tiefen narzißtischen Kränkung über das Versagen eigener Autonomiebestrebungen bei der Wiederannäherung an die primären Liebesobjekte, die im Verlauf des Loslösungs- und Individuationsprozesses während der Adoleszenz wiederholt werden. Im Gedanken daran wird verstehbar, wie verwirrend die *klinischen Symptome* beim Jugendlichen sind.

Neben der kognitiven Entwicklung, dem Wandel des Körperbildes und der Triebdynamik, dem sozialen Gefüge und der Primärfamilie sind vor allem die Fähigkeit der Ichfunktionen, ihre Fixierungen und Entwicklungshemmungen für die Ausgestaltung der Symptomatik von Bedeutung. Das allen Borderline-Patienten Gemeinsame ist eher eine Pathologie des Ichs, als eine vergleichbare Symptomatik wie Ekstein (1973), Kernberg (1967) u. a. betonen. Am einen Ende des Spektrums finden sich neuroseähnliche, am anderen psychoseähnliche Bilder, der Übergang von Borderline-Störungen in manifeste Psychosen ist in allen Lebensabschnitten außerordentlich selten, was als geradezu charakteristisch von vielen Autoren betont wird. Über die Symptomatik und die Ichstruktur hinaus ist die *Familie* eine wichtige Hilfe bei der Diagnose, da sie die Regression der Objektbeziehungen des jugendlichen Patienten wiederspiegelt, was im Familiengespräch oft zu beobachten ist.

Auf Symptomatik, Abwehrmechanismen des Ichs und den Familienhintergrund als wesentliche Aspekte der Diagnostik soll im folgenden ausführlicher eingegangen werden.

Symptomatik

Eine Reihe von psychopathologischen Phänomenen weist auf Borderline-Störungen hin. Sie lassen sich unter dem Gesichtspunkt der Objektbeziehungen um die polaren Enden eines Kontinuums gruppieren. In der einen Gruppe jugendlicher Patienten ist eine zunehmende Vermeidung von Objektbeziehungen festzustellen, die mit einem oder mehreren der folgenden Symptome einhergehen kann: Rückzug in die Familie, ängstliches Anklammern an Familienmitglieder, ausgebreitete Phobien, diffuse Ängste, Derealisationen, Zwangsrituale, paranoide Episoden, depressive Verstimmungen u. a. m. Manche dieser Symptome finden sich auch unter den psychopathologischen Bildern, die Kernberg bei autistisch zurückgezogenen Borderline-Erwachsenen beschreibt. Borderline-Störungen mit den geschilderten Symptomen sind leicht als autistische Psychopathien, beginnende endogene Psychosen oder schizoide Charakterstörungen zu verkennen, vor allem dann, wenn kognitive Funktionen erheblich beeinträchtigt sind. Am anderen Ende des Kontinuums finden sich Adoleszente mit kurzen wechselnden und meist wahllosen Objektbeziehungen. Sie lassen sich nachstehenden Symptombildern zuordnen: Vorübergehender Drogen- und Alkoholabusus, kürzere homosexuelle Episoden, offene Feindseligkeit, mangelnde Impulskontrolle und vielfache Erfahrungen mit klinischen oder beratenden Institutionen. Diese Gruppe von Borderline-Symptomen, die von Masterson und Kernberg als »defensives Ausagieren« zusammengefaßt werden, ist von Diagnosen wie chronische Dissozialität oder Verwahrlosung und Suchtstruktur nicht einfach abgrenzbar, doch hebt sie sich oft durch die Episodenhaftigkeit der Symptome, ihre wechselnde Folge und Verknüpfung und symptomfreie Intervalle ab.

Manche Erscheinungsbilder sind sowohl den Jugendlichen, die mehr zum Rückzug neigen, und denen, die mehr zum Ausagieren neigen, gemeinsam: die Tendenz zum Suizid, wenn die Symptome nicht mehr ausreichen, um Leere und Verzweifelung zu füllen oder von der Umwelt nicht als Hilferufe verstanden werden, die erheblichen Arbeitsstörungen aus mangelnder Fähigkeit zur Autonomie, der Stillstand der Entwicklung in allen Persönlichkeitsbereichen, das Fehlen von freundschaftlichen Partnerbeziehungen und der Mangel an sprachlichem Ausdrucksvermögen für ihr Leiden, da die Sprache wie nahezu alle Formen der Kommunikation der Abwehr von Verzweiflung dient.

Der beständige Wandel der Symptome ist nicht nur auf die fließenden Übergänge des Kontinuums beider Gruppen von Borderline-Störungen beschränkt, sondern es kann sich auch aus einer Verlassenheitsdepression nach einem längeren oder kürzeren Intervall von Normalität eine überraschend heftige Episode des Ausagierens von dissozialen Impulsen entwickeln.

Auslösende Ereignisse für eine Borderline-Symptomatik sind neben dem Loslösungs- und Individuationsprozeß in der Adoleszenz selbst vor allem Trennungserlebnisse, die manchmal geringfügig sind oder einen schweren Verlust bedeuten, der für den Jugendlichen zur Tragik wird.

Abwehrmechanismen des Ichs

Die *Abwehrmechanismen* des Borderline-Jugendlichen haben jenen archaischen Charakter, der mit der Verzweiflung über den drohenden Verlust der frühkindlichen internalisierten Objektbeziehungen verbunden ist und vor der sie das bewußte Erleben schützen sollen.

Im Sinne der Hypothese Freuds (1915) von einer Hierarchie der Abwehroperationen des Ichs liegen die borderline-spezifischen Abwehrmechanismen in einem Bereich, in dem das Ich noch nicht auf die Verdrängung zur Abwehr einer Gefahr zurückgreifen kann. Primär- und Sekundärprozeß sind nicht getrennt, ebensowenig der Innenraum vom Außenraum. Auf dieser Ebene klammert sich der Patient an die vitalen Schutzfunktionen seiner archaischen Abwehrstrategien. Die Abwehr des Borderline-Patienten richtet sich nicht nur gegen die Triebgefahr, sondern auch gegen die Ich-Auflösung; demzufolge, meint Mahler, sollten wir nicht von Abwehrmechanismen, sondern von der doppelten Funktion von Erhaltungsmechanismen sprechen. Der wichtigste dieser Mechanismen beim Borderline-Syndrom ist die Spaltung. Melanie Kleins (1972) Begriffsbestimmung ist in der Psychoanalyse allgemeingültig geworden: Schon das Neugeborene reagiere auf Frustration mit einer Spaltung des Objekts in die gute und die böse Brust. Die Spaltung auf der frühesten Entwicklungsstufe des Ichs wird bei Borderline-Patienten zur zentralen Abwehrmöglichkeit traumatisierender Erfahrungen im Verlauf seiner Entwicklung. Die Spaltung gilt nicht nur der Aufrechterhaltung von gutem und bösem Objekt, sondern sie dient auch der Trennung der mütterlichen Repräsentanz in eine schützende präödipale und in eine gefährliche ödipale Mutter (Le Coultre, 1970), in abwesende und eindringende Objekte (Green, 1975) und in ein wahrgenommenes und in ein erlebendes Subjekt (Roshco, 1967). Die Spaltung führt nicht wie reife Abwehrmechanismen zur Verdrängung unerwünschter Inhalte ins Unbewußte, sie bleiben vorbewußt und müssen vom Ich stets von neuem verleugnet werden. Für den Jugendlichen bedeutet dies, daß er aus einer Identitätskrise nicht herauszufinden vermag und wechselhafte Identitäten leben muß. Immer wieder wird er sich bemühen, miteinander Unvereinbares wie den Verlust der Impulskontolle während eines aggressiven Durchbruchs gegenüber bedrohlichen Objekten oder das Äußern von Größenphantasien als ichsynton zu erleben. Dies ließe sich auch als gespaltenes Selbst beschreiben. Es gleicht hilflosen Selbstrettungsversuchen, immer wieder mit sich selbst identisch werden zu müssen. Die Urteilsfähigkeit von Borderlinejugendlichen findet nicht zum notwendigen Differenzieren, sie bleibt in einer Spaltung von Gut und Böse und der damit verbundenen Schwarzweiß-Malerei gefangen (Rohde-Dachser). Oft geht diese Spaltung vor allem beim Jugendlichen mit einer gefährlichen Neigung zu unmittelbarer Verschiebung des Objektes von einer guten zu einer bösen Kategorie über, wenn die Idealisierung dieses Menschen zur Enttäuschung geworden ist und seine Abwertung eine schwere narzißtische Krise vermeiden helfen soll (Jacobson, 1973).

Eine Reihe von weiteren Abwehrformen sind als Hilfsmechanismen für die Aufrechterhaltung der Spaltung beschrieben. Die für das Borderline-Syndrom im Jugendalter wichtigen sollen hier erwähnt werden.

Die *Idealisierung* ist Teil der menschlichen Entwicklung, vor allem in der Adoleszenz, um die Instanz des Ideal-Ichs aufzubauen. Die primitive Idealisierung jedoch, die die Spaltung aufrecht erhält, ist ein projektives Phantasiegebilde ohne wirkliches Interesse am anderen Menschen. Bereits in der frühen Kindheit dient die *Identifizierung* zur Abwehr und Persönlichkeitsfindung. Für den Borderline-Patienten droht stets wegen seiner unsicheren Ichgrenzen in der Identifizierung eine Verschmelzung mit dem Objekt und der Verlust der eigenen Identität zugunsten einer »Als-ob-Persönlichkeit«, wie Helene Deutsch (1965) sie beschreibt. Die *projektive Identifizierung,* die sich auf frühe Inkorporations- und Ausstoßungsphantasien gründet, führt zur projizierten Aggression, von der oft keine Distanzierung möglich ist und die aus der Angst, angegriffen zu werden, zu einer ständigen Kontrolle über die Umwelt führt. Der Präventivangriff des Borderline-Jugendlichen gilt seinem eigenen negativen Selbstbild. Die *Identifizierung mit dem Angreifer* rührt von einem sadistischen Über-Ich her, sie ist verantwortlich für Sündenbock-Mechanismen und sadomasochistische Beziehungen. Bei Borderline-Jugendlichen ist aufgrund ihrer Suche nach Identität auch die von Greenson (1954) beschriebene *Deckidentität* zu beobachten; der Jugendliche ist mit dem negativen Elternteil und seinen destruktiven Strebungen identifiziert und versucht, sich zugleich verzweifelt dagegen zu wehren, indem er sich mit dem anderen guten Elternteil zu identifizieren sucht. Beide Versuche bleiben klischeehaft, sie können nicht in wechselnden Rollen erprobt, sondern nur agiert werden. Ein weiteres wesentliches Charakteristikum der Borderline-Abwehr sind *Omnipotenzgefühle* und *Abwertung des Objektes.* Enttäuschung und Frustration führen zum Rückzug auf narzißtische Größenphantasien

(Kohut, 1973), die Ursache für Überheblichkeit und Gefühle von Verachtung sind und vor Haß und narzißtischer Wut schützen. Die *Verleugnung* zur Aufrechterhaltung der Spaltung hat vielfältige Folgen, denn sie neigt zur generalisierenden Abwehr umfassender Triebbereiche und zu Schuldgefühlen; die inkompatiblen Inhalte bleiben vorbewußt und stören erheblich Ich-Funktionen wie logische Denkvorgänge, Lernprozesse und Realitätsprüfung. Die Wahrnehmungsfunktion bei Borderline-Patienten kann unterbesetzt sein. Sie vergessen dann nicht nur im Nachhinein, sondern bereits während des Ereignisses, zum anderen können sie überbesetzt sein, dann ist die Schaulust deutlich erhöht und die Selbstdarstellung hat exhibitionistischen Charakter. Das Wesen der *Deckabwehr* ist das Verdecken psychischer Erscheinungen durch ähnliche psychische Phänomene. So werden z. B. inzestuöse Impulse bei Jugendlichen durch aggressive und destruktive Handlungen abgewehrt. Das Agieren der Deckabwehr kann zu einem theaterähnlichen Szenarium führen, das als ichsynton erlebt wird und, häufig wiederholt, die Entlastung von innerer Spannung ermöglicht.

Der Familienhintergrund

Hier sollen keine Familientheorien bei Borderline-Patienten referiert werden, sondern Eindrucksbildungen, wie sie sich aus dem Umgehen mit Angehörigen von Borderline-Jugendlichen ergaben und zum Teil in der Literatur wiederzufinden sind. Ist der Vater in der dualen Mutter-Kind-Beziehung der Trennungsriegel, der die Loslösungsbestrebungen des Kindes gegen die Mutter ermöglicht und ist er im Individuationsprozeß derjenige, an dem sich die Realität des Kindes orientiert, so verstärken die Väter von Borderline-Jugendlichen häufig eher den Einfluß der Mutter, als Widerstand zu leisten und eigene Ansprüche gegenüber dem Patienten geltend zu machen. Dies kann sich darin äußern, daß die Mutter das Fernbleiben des Vaters von der Familie solange toleriert, wie er ihr die ausschließliche Kontrolle über das Kind zugesteht. Chronische Krankheit oder starkes berufliches Engagement des Vaters sind häufig anzutreffen. Die Mütter zeigen nicht selten selbst psychopathologische Auffälligkeiten und sind mit der Erkrankung ihres Kindes deutlich identifiziert, sie sind aus dieser Verklammerung oft kaum zu lösen. Die Geschwister wirken außerordentlich normal in allen Lebensbereichen und verhalten sich distanziert zum Leiden des Patienten.

Die intrapsychische Spaltung scheint sich in den kompromißlos vertretenen Gegensätzlichkeiten innerhalb der Familie wiederzuspiegeln.

Masterson hebt noch hervor, daß Familien von Borderline-Jugendlichen den Beginn der Symptomatik wie z. B. das Ausagieren oder den Rückzug nicht als verzweifelte, sich immer mehr eskalierende Hilferufe verstehen können, sondern entweder nur gewährend oder nur strafend reagieren. Darüber hinaus werden in solchen Familien Gefühle durch Agieren und nicht durch Sprache ausgedrückt, was dafür verantwortlich sein könnte, daß die Jugendlichen nicht über ihr Leid sprechen, sondern nur handeln können.

Psychoanalytisch orientierte Psychotherapie

Genügt die Regression des Ichs auf unreife Abwehrvorgänge nicht mehr, um die Ängste vor Verlassenheit und Verzweiflung über Trennung und Individuation zu binden, so sind Symptome Hilferuf und letzter Versuch zugleich, der Entwicklung zur Autonomie zu entgehen. Dem Jugendlichen mit Borderline-Störungen gelingt es nicht, die 2. Loslösungs- und Individuationsphase als normative Krise im Sinne Eriksons für die Suche nach Identität zu nutzen. So sind die psychotherapeutischen Bemühungen vor allem auf das Verstehen des Hilferufs und eine positive Übertragungsbeziehung gerichtet, um in einer Festigung der Wahrnehmung der Realität des Analytikers eine Stärkung des Ichs zu erreichen und die Chance zu Entwicklung zu wahren.

Zwei Kasuistiken jugendlicher Patienten sollen die diagnostischen und psychotherapeutischen Aspekte erläutern helfen.

Kasuistiken

Gabriele

Gabriele ist 16 Jahre. Sie ist etwas füllig, ihre Kleidung noch kindlich, die Brille unvorteilhaft. Der Grund der Vorstellung bei mir ist ihr unverständlich, aber sie nimmt sie freundlich hin. Der behandelnde Orthopäde bestand darauf. Er steht bereits zum 3. Mal innerhalb eines Jahres vor der Notwendigkeit, mehrere Stecknadeln aus dem Knie zu entfernen, die nur Gabriele selbst dorthin manipuliert haben konnte. Röntgenaufnahmen vor und nach der Operation konnten Gabriele jedoch nicht dazu bewegen zuzugeben, sich diese Verletzungen selbst beigebracht zu haben. – Gabriele und ihre Geschwister, 12 und 14 Jahre, verloren den Vater vor zehn Jahren, die Mutter vor vier Jahren, beide an Krebserkrankungen. Die Ehe der Eltern hatte unter dem nahezu vollständigen Rückzug des Vaters in seinen Apothekerberuf gelitten, die Mutter war sehr an die Kinder gebunden. Die Versorgung der Kinder nach dem Tod der Mutter übernahm eine alleinstehende Familienhelferin. Ein enger Kontakt besteht bis heute zur Großmutter mütterlicherseits. Bei Gabriele begannen im 12. Lebensjahr, ein halbes Jahr nach dem Tod der Mutter, anhaltende schwere Schlafstörungen, nächtliche Schrei- und Heulkrämpfe, während derer sie sich oftmals auf den Fußboden warf und mehrmals aus dem Fenster des 1. Stockes zu springen versuchte. In dieser Zeit versäumte sie die Schule, ließ sich auf häufig wechselnde Kontakte mit wesentlich älteren Jugendlichen ein und verschwand gelegentlich für 2-3 Tage. Schließlich wurde sie vorübergehend in eine Kinder- und Jugendpsychiatrische Klinik eingewiesen. Nachfolgende ambulante psychotherapeutische Bemühungen verhalfen dann im Laufe eines Jahres Gabriele zu einer gewissen Ausgeglichenheit.

Während Gabriele ihr Leben in heiteren Farben voll von Erfolg und Freundschaften darstellt, schildern Familienhelferin, Großmutter und Lehrerin Gabriele als vollkommen isoliert seit 1½ Jahren; sie werde schnell wegen ihrer Lügengeschichten abgelehnt, da diese unschwer zu durchschauen seien und bei Erwachsenen zu ständigem Ärger führten, weil jeder Versuch, Gabriele mit der Wahrheit zu konfrontieren, ein vollkommenes Mißverstehen bei ihr auslöste. Zu Hause schließt sie sich ein und vergräbt sich in Bücher und Musik.

Ein Therapieangebot von mir hält sie für vollkommen überflüssig, doch sie äußert die Bereitschaft, gelegentlich vorbeizukommen, was zunächst recht offensichtlich die Funktion eines Alibis für den Orthopäden, die Familienhelferin und die mißbilligende Umwelt hat. Die Kontakte zu Gabriele sind mal regelmäßiger, mal unregelmäßiger, die Dauer der Gespräche wechselt von 20 Minuten bis zu 1½ Stunden. Sie berichtet in phantastischen Erzählungen von sich und ihrer Umwelt. Ihre Wirklichkeit, die mit der meinen und ihrer Umgebung nur wenig übereinstimmt, ist für mich recht schwer zu tolerieren, zumal sich die Anrufe der nahen Bezugspersonen mit Beschwerden über Gabriele häufen. Schließlich gelingt es ihr, über Auseinandersetzungen mit der Familienhelferin zu sprechen und über deren Anmaßung, für sie und ihre Geschwister die Mutter spielen zu wollen. Die Anklagen lassen oft tiefen Haß spüren. Das Verhältnis zu mir wird zugleich wirklichkeitsorientierter. Es gelingt ihr, mein Interesse an festen Terminabsprachen wahrzunehmen, gelegentlich sogar zu akzeptieren. In weiteren 5-6 Monaten verblaßt der Zorn auf die Familienhelferin, die Notrufe von Lehrerin und Großmutter bleiben aus. Nach insgesamt 1¼ Jahren schließt sie sich einer Jugendgruppe an, die Kontakte zu mir werden nun sporadischer und bleiben nach 24 Monaten ganz aus. Ein Gespräch mit Gabriele drei Jahre nach dem letzten Kontakt ergibt, daß operative Eingriffe am Knie nicht mehr notwendig waren; das Erleben der Selbstverletzung ist jedoch noch immer abgespalten. Nach Aufnahme eines Fachhochschulstudiums begann Gabriele unter depressiven Verstimmungen und diffusen Angstzuständen zu leiden, deren zugrunde liegende Dynamik vielleicht der mehr konfliktzentrierteren Psychoanalyse bei einem Kollegen zugänglich ist, bei dem sie sich nun in Behandlung befindet.

Beziehungsverlust, autodestruktives Verhalten, der Wandel der klinischen Erscheinungen vom schweren Ausagieren mit 12 Jahren zum Rückzug mit 16 Jahren und schließlich die der tiefen Depression mit 21 Jahren sind ebenso wie ausgebreitete Verleugnungstendenzen, reichhaltige Phantasietätigkeit und Abspaltung des bösen Mutterintrojekts auf die Familienhelferin im Verlauf der Therapie Kriterien für eine Borderline-Diagnose. Der auslösende Trennungskonflikt vor Ausbruch der ersten Symptomatik war der für die Patientin nicht zu verwindende Verlust der Mutter. Es hat den Anschein, als ob sie das gute Bild der Mutter zu Beginn der zweiten Symptomatik mit 16 auf die Familienhelferin verschob, und diese Projektion aufgrund der eigenen Entwicklung nicht mehr aufrecht erhalten konnte, was zu der drohenden tiefen Verzweiflung führte, derer sie sich mit allen Mitteln – auch mit Stecknadeln und einer phantasierten Harmonie des Alltags – erwehren mußte. Diese Phantasien als Wirklichkeit der Patientin anzuerkennen und nicht mehr mit meiner Sicht der Wirklichkeit in Frage zu stellen, ermöglichten eine positive Übertragungsbeziehung in der der Analytiker Abbild der projizierten Innenwelt des Patienten wird. Auch die Gespräche über Romane und Musik spiegeln die verleugneten Konflikte wieder und bieten Möglichkeiten der Auseinandersetzung und Klärung in genügender Entfernung vom Selbst. Je mehr die Kontakte zu mir zu einer realen Beziehung wurden, um so schlechter wurde das Verhältnis zur Familienhelferin, dem Ersatz der guten Mutter. Sie wurde vorübergehend Projektionsobjekt einer nur schwer erträglichen Enttäuschungsaggression. Diese Spaltung der realen Personen in gute und böse Objekte ermöglicht allmählich die Aufgabe der Phantasiewelt, das Ich ist wieder in der Lage, die Umwelt wahrzunehmen, wenn auch noch gespalten und unfähig zur Ambivalenz. Gabriele zog sich aus der Psychotherapie zurück, als sich die realen Beziehungen zu festigen begannen, um nicht die enttäuschende Seite am Objekt ihrer Übertragung wahrzunehmen und die verzweifelten Gefühle über das trennende böse Mutterbild wiederzubeleben. Erst ein erneuter Individuationskonflikt, die Aufnahme der Studiums, führte in die Depression und Verlassenheit und war nun möglicherweise erneuten psychotherapeutischen Bemühungen zugänglich.

Marina

Marina ist 14 Jahre. Sie gilt seit jeher als schwierig, angefangen bei langdauerndem nächtlichen Einnässen und Schulverweigerung bis zu trotzigen Ausbrüchen und Kontaktstörungen. Seit drei Jahren bereitet sie der Familie besonders große Sorgen, nachdem die Zeit von 9-11 recht ruhig verlaufen war. Nach dem Schulwechsel in die Realschule begann Marina nämlich mit dem Schwänzen. Heute besucht sie die Schule nur noch sporadisch, wo sie ihre Zeit tagsüber verbringt, weiß keiner aus der Familie, ebenso, wenn sie gelegentlich eine Nacht fortbleibt. Mit 13 unternahm sie einen Suizidversuch mit Schlaftabletten, der zur Aufnahme in eine Intensivstation führte. Der Vater ertappte sie unlängst beim Pattexschnüffeln, die Geschwister (elf und 16 Jahre) beobachteten, daß sie in Jugendlichengruppen verkehrt, die oftmals Polizeikontakt haben. Gegenüber den Versuchen der Eltern, gut zuzureden, zu drohen und zu strafen, zeigt Marina sich kühl und abweisend oder aggressiv und trotzig, die Vorwürfe der Geschwister nimmt sie nicht zur Kenntnis. Marina hat eine Reihe von Vorstellungen und Beratungen hinter sich, die immer wieder vorübergehende Erleichterung in der Familie bewirkten. Zum Gespräch bei mir ist Marina von der Mutter nur durch das Versprechen materieller Zuwendung zu bewegen. Marina, abweisend aggressiv nach Punkerart gekleidet, scheint einem kurzen Gespräch zunächst zugänglich. Sie nimmt mein therapeutisches Angebot an, versäumt jedoch jeden Termin. Daraufhin sind die Eltern bereit, gemeinsam mit dem jüngeren Bruder und der älteren Schwester Gespräche mit mir wahrzunehmen, wenngleich alle Beteiligten betonen, daß sie als Familie kein Anliegen hätten; das Einverständnis gleicht also eher ratlosem Etwas-Tun. Nach sechs Familiengesprächen – der Vater hat sich nach drei Terminen wegen Arbeitsüberlastung zurückgezogen –, die nur wenig innerfamiliäre Konflikte oder Nöte einzelner Familienmitglieder zutage bringen, sondern vor allem Klagen und Sorgen um Marina gelten, nimmt Marina an einem Gespräch mit der Mutter und den Geschwistern teil.

Die darauffolgenden Familiengesprächstermine nimmt sie nur noch alleine wahr. Ein Anruf der Mutter ließ diesen Rückzug der Familie mit dem Hinweis ahnen, daß nun ja die eigentlich Kranke zum Gespräch komme. Nahezu 12 Monate, während derer etwa 1-2 Begegnungen pro Woche möglich sind, ist die Therapie durch das Agieren Marinas oftmals erschwert: sie versäumt Stunden, macht heftige Vorwürfe, bricht Sitzungen ab und schwänzt die Schule. Vorwurfsvollen Anrufen der Eltern über die Verschlechterung der familiären Situation, schulisches Versagen und dissoziales Verhalten sind oft Zweifel an meiner Kompetenz zu entnehmen. Heftige Gegenübertragungsreaktionen führen nicht selten zum Agieren meinerseits, wie Drohungen, die Therapie zu beenden, Aufstellen von Reglements, die die Patientin nicht einhalten kann und anderes mehr. Oft tauchten gerade dann agierende Beziehungsabbrüche der Patientin auf, wenn die Klärung von Verhaltensweisen möglich schien, wie etwa die kurzen Freundschaften, die heftige Suche nach neuen Beziehungen und der Zorn auf die normalen Geschwister. Nach diesem ersten Jahr nimmt das Agieren ab. Eine Beruhigung in der Familie und in der Schule tritt ein. Die Gespräche haben oft zweifelnden Charakter, Angst vor Enttäuschungen, Enttäuschungen selbst können von Marina angedeutet werden. Unerwartete Suiziddrohungen nach heftigen Zurückweisungen durch eine Lehrerin, die noch einmal agierender Ausdruck tiefer Hilflosigkeit sind, führen zu einer stationären psychiatrischen Behandlung. Nach der Entlassung nimmt sie die Therapie wieder auf. Sie äußert den Entschluß, in ein Mädchenwohnheim zu ziehen, mittlerweile ist sie 16 Jahre geworden. Nach heftigen Auseinandersetzungen mit den Eltern gelingt der Patientin diese räumliche Trennung, in einem weiteren Jahr Therapie kann sie in einer gefestigteren therapeutischen Beziehung mit einem gestärkten Ich etwas von der Traurigkeit und Verzweiflung über Trennung und Autonomie beleben, die sie angstvoll viele Jahre auf vielfältige quälerische und selbstzerstörerische Weise abgewehrt hat. Nach 3½ Jahren beendet Marina die Therapie. Ein Anruf bei ihr nach weiteren 1½ Jahren ergibt, daß sie recht stabil geblieben ist und in einer Wohngemeinschaft lebt.

Die Familie ist allerdings in die Teile Vater und Mutter mit den beiden Geschwistern zerbrochen, allein Marina hält den Kontakt zu beiden Teilen aufrecht.

Die Trennung von der vertrauten Schulumgebung nach den Jahren der Ruhe in der Latenz ließ Marinas Leiden wieder aufleben, adoleszenzspezifisch machte sie mit vielfältigem Ausagieren auf sich aufmerksam und versuchte zugleich, ihre Not zu verdecken. Bereits zu Beginn der Therapie schien die Patientin über die Familie ein Verwirrspiel zu inszenieren. Diese Form agierender Kommunikation ließ verbale Gesprächsversuche allzu oft scheitern. Es machte oft den Eindruck, als ob sie in ihrem tiefen Mißtrauen die ständige Kontrolle über jeden Menschen ihrer Umwelt ausüben mußte, um sich Enttäuschungen und Verzweiflung zu ersparen, wobei sich immer wieder sadomasochistische Arrangements einstellten. Angst vor dem Verschlungenwerden oder dem Verschlingen könnte die Ursache für die regelmäßigen Beziehungsabbrüche sein; nicht nur sie selbst zog sich schnell zurück, um der Enttäuschung und Wut zu entgehen, auch die Umwelt wandte sich schnell von ihr ab. Diese Zeit des Prüfens (Masterson, 1972), ob der Therapeut sie nicht doch im Stich lassen würde, war gefolgt von einer Phase der Festigung der therapeutischen Beziehung und zunehmend verbal geführter Auseinandersetzungen. Zur gleichen Zeit verstärkte sich der Druck der Familie, da Marina flüchtige außerfamiliäre Kontakte aufgab und zunehmend intensivere und anhaltendere Beziehungen in der Schule und in Freizeitgruppen aufnahm. Vor allem die Mutter versuchte, sie stets von neuem für die regressive Hilflosigkeit und Abhängigkeit in der innigen Beziehung zu ihr zurückzugewinnen, was zu schweren Schuldgefühlen bei Marina führte. Noch konnte sie sich nur mit Suiziddrohungen, also wieder agierend, dem Sog der Mutter entziehen, indem sie die Aufnahme in die Klinik erreichte. Aber dann gelang ihr die Trennung. Sie bewahrte sich dadurch die Hoffnung auf eigene Entwicklung und Autonomie. Die Angst vor dem Verlassensein und die Hoffnung, in die phantastische Geborgenheit bei der Mutter zurückzugelangen, war bis zum Ende der Therapie ein immer wieder auftauchendes Thema. Daß die Familie auseinanderbrach, könnte Hinweis sein, wie sehr Marina und ihr Leiden dem Zusammenhalt der gespaltenen Familie diente, deren letzter Faden sie schließlich blieb.

Anmerkungen zum therapeutischen Prozeß

Auch die therapeutische Situation ist, vor allem zu Beginn der Behandlung, wie jede menschliche Beziehung des Patienten, Abbild seines gescheiterten Spannungsverhältnisses zu seinen Eltern und Geschwistern bzw. ihren Stellvertretern wie bei Gabriele. Der Patient wiederholt in den ersten Abschnitten der Behandlung (der Prüfungsphase nach Masterson) die ihm vertrauten Beziehungsmuster, stets in der Furcht vor neuen Enttäuschungen, die ihn seiner Wut und Verzweiflung auszuliefern drohen. Ziel dieser Phase ist die Festigung der Beziehung zum Analytiker in der Förderung einer positiven Übertragung, des Verbalisierens statt des Agierens und der zunehmenden Wahrnehmung der Realität. Falls Patient und Therapeut der Übergang zu einer zweiten Phase der Therapie wie z. B. bei Marina gelingt, kann diese zu Trauer und Verzweiflung über den Verlust der primären Liebesobjekte führen und der Internalisierung einer neuen Objektbeziehung dienen.

Einige mir wichtig erscheinende Therapieaspekte seien an dieser Stelle aufgeführt:

In der *ersten Phase* ist es vor allem das anhaltende Nichtverstehen, die Konfusion auf den verschiedenen Ebenen der verbalen und nonverbalen Kommunikation zwischen Analytiker und Patient, die auf Seiten des Analytikers zu Zweifeln an seiner Fähigkeit zur Empathie führt und in seiner negativen Gegenübertragung Toleranz und Hilfsbereitschaft erschweren (s. a. Watzlawik, 1977). Neben der offenen Destruktivität des Patienten gegenüber den therapeutischen Bemühungen, die die Grenzen der Enttäuschbarkeit des Analytikers leicht erreicht, sind es besonders die narzißtischen Abwehrformen von Omnipotenz und Abwertung, die das narzißtische Gleichgewicht des Therapeuten erheblich in Frage zu stellen vermögen und leicht eine den Therapeuten zwar entlastende Gegenübertragungsreaktion auslösen, die ihrerseits jedoch das vom Patienten ohnehin erwartete Ende der Therapie herbeiführen kann.

In der *zweiten Phase* der Therapie, die zu Trennung und Trauer führt, können in die Gegenübertragung des Analytikers vor allem auch eigene unbewältigte Loslösungs- und Individuationskonflikte eingehen, die der Aufgabe des »eingefrorenen Objektes «und der Introjektion des Analytikers als ambivalent geliebtes Objekt entgegenstehen können.

Der Borderline-Jugendliche ist tief regrediert, in der Therapie sollte er in eine Progression seiner Entwicklung gelangen; so sind die Förderung der weiteren Regression etwa mit der Aufforderung zum Assoziieren, der Deutung von Abwehr bzw. Erhaltungsmechanismen und eine neutrale Haltung kaum hilfreich. Die Assoziationen des Patienten sind im Agieren, in phantastischen Erzählungen, im Gespräch über Romane und Erlebnisse enthalten (Ekstein); die Deutung der Abwehr der Ich-Angst könnte in den tiefen regressiven Zerfall des Ichs führen, die Deutung der Abwehr von Triebängsten erfordert ein starkes Ich, das dem Patienten fehlt; eine neutrale und distanzierte Haltung kann nur die beeinträchtigte Wahrnehmung der inneren und äußeren Realität weiter trüben und den Weg in eine positive Übertragung des Patienten versperren. Der Analytiker wird im therapeutischen Prozeß basale Ich-Funktionen für den Patienten, wie stete Zuwendung und Aufrechterhaltung des Kontaktes, übernehmen (Fürstenau, 1977), in der Hoffnung der Patient werde diese Funktionen im Verlauf der Therapie selbst erlangen (s. a. Kohut, 1973). Paranoide Verkennungen und projektive Identifizierungen, die Ausdruck zunehmender Auflösung der Ich-Grenzen sind, anzusprechen und zu korrigieren, kann entängstigend wirken. Das Problem von Grenzziehung und Distanz stellt sich ganz besonders bei Borderline-Störungen von Jugendlichen; denn der Therapeut ist sowohl an die Erwachsenenwelt als auch an das Innenleben des Jugendlichen gebunden: Verliert er sich in die eine, geht er der Empathie verlustig, identifiziert er sich zu sehr mit der anderen, droht ihm die Gefahr der masochistischen Unterwerfung.

Die Frage von stützender (psychotherapeutischer) oder rekonstruktiver (psychoanalytischer) Therapie stellt sich kaum, da das Ziel bei den tief regredierten Patienten nicht das Bewußtmachen, sondern das Dechiffrieren und die Ich-Entwicklung ist (Fairbairn, 1952).

Diskussion und Zusammenfassung

Die Zuordnung des klinischen Bildes zu den Borderline-Störungen in der Adoleszenz ist aufgrund des Verlaufes von Symptombildungen und Abwehrstrategien, der therapeutischen Beziehung, des Ausmaßes der Entwicklungshemmung und der Familiensituation möglich. Primordial-Symptome, bei allen psychogenen Störungen der Adoleszenz als ungünstig für den weiteren Verlauf angesehen, finden sich häufig bei jugendlichen und erwachsenen Patienten (Masterson, 1972; Geleerd,

1966; Rudolf, 1977). Borderline-Störungen von neurotischen Erkrankungen, Persönlichkeitsstörungen und psychotischen Krankheitsverläufen abzugrenzen, ist nicht selten erst nach längerer therapeutischer Bemühung möglich. Eine besondere Hartnäckigkeit des Borderline-Syndroms gegenüber psychotischen Entgleisungen scheint zu bestehen und wird als geradezu typisch auch für die Adoleszenz beschrieben (Masterson, 1962; Rinsley, 1965). Die Betrachtung psychopathologischer Phänomene auch schweren Ausmaßes, wie der Verlust der Ich-Grenzen im Paranoid unter dem Borderline-Aspekt, kann nicht nur für die diagnostische Einordnung hilfreich sein, sondern vor allem auch der Gefahr der therapeutischen Resignation vorbeugen.

Bei der Suche nach der Genese des Borderline-Syndroms erweist sich die Theorie Margret Mahlers über die Beziehung zwischen Mutter und Kind unter dem Blickwinkel von Loslösung und Individuation als für die Adoleszenz besonders geeignet, da sie sich unschwer in eine Entwicklungstheorie des Borderline-Syndroms für diesen Lebensabschnitt integrieren läßt, wenn er als zweite sogenannte Individuations- und Loslösungsphase aufgefaßt wird. Sowohl die Fixierung des Borderline-Patienten auf die Trennung (Masterson, 1972), als auch die Entwicklungshemmung auf der Stufe der Wiederannäherung im Individuationsprozeß (Mahler) können zu den entscheidenden auslösenden Konflikten in der Adoleszenz werden. Die Unfähigkeit zur Entwicklung von Autonomie aufgrund genetischer Fixierung ist wesentliches Merkmal von Borderline-Erkrankungen. Die Annahme einer typischen Borderline-Mutter ist verlockend und wird vielfach diskutiert. Dieser Versuch der Konzeptualisierung eines Mutterbildes beinhaltet jedoch die Gefahr einer Neuauflage der schizophrenogenen Mutter, die in Theorie und therapeutischer Praxis eher hemmend war (s. a. Rohde-Dachser, 1979). Unterscheiden sich Borderline-Störungen in der Adoleszenz von denen Erwachsener in der Regel durch andersartige Ausgestaltung der Symptombilder und entwicklungsabhängige Konflikte, so ist beiden die Notwendigkeit gemeinsam, statt dem mehr klassisch-psychoanalytischen Verfahren psychoanalytisch-orientierte Methoden ohne den Anspruch des Aufdeckens und Rekonstuierens den Vorzug zu geben.

Die von Masterson und Rinsley (1975) bei stationären Patienten gefundenen drei Phasen des therapeutischen Prozesses finden sich bei ambulanten Psychotherapien nicht in der gleichen Weise (s. a. Geleerd), zwei Abschnitte allerdings, der des Prüfens und der der Trauer, lassen sich unschwer voneinander abgrenzen.

Die Überlegungen von Zauner (1971) zur Notwendigkeit eines Arbeitsbündnisses bei der Therapie schizoider Jugendlicher liegen auch den Bemühungen um eine positive Übertragung bei Borderline-Störungen von Jugendlichen zugrunde, was auf eine Vergleichbarkeit psychoanalytisch orientierter Therapie bei unterschiedlichen Therapiekonzepten hinweist. Neben oral-narzißtischen Strukturen, von Masterson als typisch bei Borderline-Störungen beschrieben, sind doch vor allem auch anal-sadistische Fixierungen bei Jugendlichen wie auch bei Erwachsenen nachzuweisen (Rohde-Dachser, 1979; Mahler, 1975).

Das Ergebnis eigener ambulanter psychoanalytisch-orientierter Behandlung bei 14 Patienten mit Borderline-Störungen in den Jahren von 1975-1978, bei denen ich nach einem Zeitraum von 3-5 Jahren nach Beendigung der Therapie nachfragte, war bei zehn Patienten befriedigend. Masterson (1958) berichtet, daß er bei der stationären Behandlung persönlichkeitsgestörter, möglicherweise borderlineähnlicher Patienten in 66% der Fälle eine deutliche Besserung erzielte.

Darüber hinaus läßt sich im Rückblick auf das Ergebnis bei meinen Patienten eine Verschlechterung der Prognose des Borderline-Syndroms bei einem Krankheitsbeginn um und nach dem 18. Lebensjahr vermuten, was im Gegensatz zu der immer wieder geäußerten Meinung steht, daß die Prognose bei allen psychogenen Erkrankungen in der Adoleszenz um so ungünstiger sei, je früher die Krankheit begänne. Bei einer Reihe von Autoren allerdings findet sich der allgemeine Hinweis, daß eine angepaßte, sogenannte normale Adoleszenz, die nicht in krisenhafter Weise das Potential der Entwicklung zu nutzen vermag, zu ungünstigen Folgen in der Spätadoleszenz und dem Erwachsenenalter führt (u. a. A. Freud, 1975; Erikson, 1966; Dührssen, 1954).

Schließlich handelt es sich bei den vier meiner Patienten mit einem ungünstigen Behandlungsergebnis um die, deren Erkrankung während der Spätadoleszenz durch einen Wiederannäherungskonflikt und nicht durch einen Trennungskonflikt im Sinne der Phasen von Separation und Individuation ausgelöst wurde, wobei ihnen zu Beginn der Adoleszenz nur ein unvollkommener Trennungsversuch möglich war. Die Adoleszenz hatte demnach zu einer Wiederholung der frühkindlichen Fixierung im Individuations- und Separationsprozeß der frühen Kindheit und nicht zu einer integrativen Lösung geführt.

Ziel dieses Beitrages konnte über die Darstellung einer Theorie und ihrer Bedeutung für das Verständnis der Psychotherapie bei einer Reihe von klinischen Phänomenen in der Adoleszenz hinaus nicht die Beschreibung einer nosologischen Einheit innerhalb einer systematischen Krankheitslehre sein.

Literatur

Bowlby, J.: *Trennung: psychische Schäden als Folge der Trennung von Mutter und Kind.* München, Kindler, 1976

Coultre, R. Le: Die Ich-Spaltung als zentrale Neurose-Erscheinung. In: *Psyche* 24, 405,1970

Deutsch, H.: *Neuroses and Charakter Types.* New York, International University Press, 1965

Dührssen, A.: *Psychogene Erkrankungen bei Kindern und Jugendlichen.* Göttingen, Vandenhoeck & Ruprecht, 1954

Ekstein, R., Wallerstein, J.: Observations on the Psychology of Borderline and Psychotic Children. *Psa. Study Child* 9,344,1954

Ekstein, R.: *Grenzfallkinder: Klinische Studien über die psychoanalytische Behandlung schwerst gestörter Kinder.* München, Basel, Reinhardt, 1973

Erikson, D. H.: *Identität und Lebenszyklus.* Frankfurt, Suhrkamp, 1966

Fairbairn, W. R. D.: *An object-relations theory of the personality.* New York, Basic Books, 1952

Freud, A.: *Das Ich und die Abwehrmechanismen.* München, Kindler, 1975

Freud, S.: Erinnern, Wiederholen, Durcharbeiten. *G. W.* Bd. X, 1915

Fürstenau, P.: Die beiden Dimensionen des psychoanalytischen Umgangs mit strukturell ich-gestörten Patienten. In: *Psyche* 31, 197, 1977

Geleerd, E. R.: Borderline-Zustände in der Kindheit und Adoleszenz. In: *Psyche* 20, 821, 1966

Giovacchini, P.: Charakter disorders: With spezial reference to the borderline stare. *Int. J. Psychanal. Psychother.* 2, 7,1973

Green, A.: Analytiker, Symbolisierung und Abwesenheit im Rahmen der psychoanalytischen Situation. Ober Veränderungen der analytischen Praxis und Erfahrung. In: *Psyche* 29, 503, 1975

Greenson, R. R.: *Technik und Praxis der Psychoanalyse.* Stuttgart, Klett, 1973

Jacobson, E.: *Das Selbst und die Welt der Objekte.* Frankfurt, Suhrkamp, 1973

Khan, M. R.: *The Privacy of the Self.* London, Hogarth Press, 1974

Kernberg, O.: Borderline personality organization. *J. Amer. Psycho-Anal. Assoc.* 15, 641,1967

Kernberg, O.: Zur Behandlung narzißtischer Persönlichkeitsstörungen. In: *Psyche* 29, 890,1975

Klein, M.: *Das Seelenleben des Kleinkindes und andere Beiträge zur Psychoanalyse.* Reinbek, Rowohlt, 1972

Kohut, H.: *Narzißmus.* Frankfurt, Suhrkamp, 1973

Mahler, M. S.: *Die psychische Geburt des Menschen: Symbiose und Individuation.* Frankfurt, Fischer, 1978

Mahler, M. S.: Thougts About Development and Individuation. *Psa. Study Child,* 18,307,1963

Mahler, M. S.: *Symbiose und Individuation.* Stuttgart, Klett-Cotta, 1979

Masterson, J. F.: Prognosis inadolescent disorders. Amer. *J. Psychiat.* 114,1097,1958

Masterson, J. F.: *Treatment of the Borderline Adolescent: A Developmental Approach.* New York, John Wiley & gons, 1972

Masterson, .J. F.: *Psychotherapie bei Borderline-Patienten.* Stuttgart, Klett-Cotta, 1980

Masterson, J. F., Rinsley, D. B.: The Borderline.Syndrom: The Role of the Mother in the Genesis and Psychic Structure of the Borderline Personality. *Int. J. Psa.* 56, 163,1975

Rohde-Dachser, C.: *Das Borderline-Syndrom.* Bern, Stuttgart, Wien, Huber, 1979

Rinsley, D. B.: Intersive Psychiatric Hospital Treatment of Adolescents: An Object Relations View. *Psych. Quart.* 39, 405, 1965

Rudolf G.: *Krankheiten im Grenzbereich von Neurose und Psychose.* Göttingen, Vandenhoeck & Ruprecht, 1977

Roshco, M.: Perception, denial and depersonalization. *J. Amer. Psycho-Anal. Assoc.* 15,243,1967

Watzlawik, P.: *Die Möglichkeit des Andersseins. Zur Technik der therapeutischen Kommunikation.* Bern, Stuttgart, Wien, Huber, 1972

Zauner, J.: Zur Problematik de. Arbeitsbündnisses bei der psychoanalytischen Behandlung Jugendlicher in der Klinik. *Praxis Kinderpsychol.* 20, 113, 1971

Uta Einnolf

»Warum fuchteln die Franzosen mit den Armen?«

Über die Bedeutung der Abstinenz innerhalb und außerhalb der analytischen Kinderpsychotherapie

Einleitung

Die Frage »Warum fuchteln die Franzosen mit den Armen?« zeigt die Züge der unbefangenen Wahrnehmungsdirektheit eines Kindes. Ich habe sie dem Buch von Gregory Batson *Ökologie des Geistes* (1981, S. 39f.) entlehnt. Batson nennt hier eine bestimmte Form von Metakommunikation im Dialog mit seiner Tochter Metaloge. In einem dieser Metaloge geht er in lockerer und doch strenger Form der Frage nach, was es bedeutet, wenn jemand (z. B. ein Franzose), der es gewohnt ist, im Gespräch mit anderen zu gestikulieren, plötzlich innehalten würde. Die Frage heißt also auch: Was geschieht, wenn jemand im Gespräch aufhört, etwas Gewohntes zu tun *(z.* B. mit den Händen, Armen zu fuchteln)? Zeigt sich dann, und zwar im Dialog mit den anderen, der eigentliche und nicht gewußte Sinn dieses Gestikulierens?

Tochter: Papi, warum fuchteln die Franzosen mit ihren Armen herum?
Vater: Was meinst du?
Tochter: Ich meine, wenn sie reden. Warum fuchteln sie mit ihren Armen herum?
Vater: Naja, warum lächelst du? Und warum stampfst du manchmal mit dem Fuß auf?
Tochter: Das ist doch nicht dasselbe, Papi. Ich fuchtele nicht mit den

Armen herum wie die Franzosen. Ich glaube nicht, daß sie das lassen können, Papi, oder? (...)
Vater: Naja – nehmen wir an, du redest mit einem Franzosen, und er fuchtelt mit seinen Armen herum, und dann hört er mitten im Gespräch, nachdem du etwas gesagt hast, plötzlich damit auf und redet so weiter. Was würdest du dann denken? Daß er einfach aufgehört hat, albern und aufgeregt zu sein?
Tochter: Nein..., ich würde Angst kriegen. Ich würde meinen, daß ich ihn mit irgend etwas in seinen Gefühlen verletzt habe, und daß er vielleicht wirklich böse sein könnte.«

Im weiteren Gespräch geht es um Überlegungen, daß Gesten, unabhängig, welche Gespräche sie begleiten, etwas ausdrücken können, was die Worte nicht meinen. Zum Beispiel: Ich bin dir nicht böse. Es geht also neben dem Inhalt der Gespräche auch averbal um die Vergewisserung der Art der Beziehung der miteinander Sprechenden.

An späterer Stelle sagt der Vater: »Allerdings drehen sich die meisten Gespräche nur darum, ob Leute böse sind oder sowas. Sie mühen sich ab, einander mitzuteilen, daß sie es gut meinen – was manchmal eine Lüge ist!«

Es ist nicht schwer, Batson in diesen Zitaten als einen der Väter der Kommunikationstheorie und des Double-binds zu erkennen. Ich habe dieses Beispiel gewählt, um das Motiv des unbewußten Handelns und die Angst und Unsicherheit, die entsteht, wenn etwas Gewohntes unterbrochen wird, ins Blickfeld der Überlegungen zu rücken. Der Unbewußtheit dieser Vorgänge und dem Widerstand bei der Bewußtwerdung gilt meine Aufmerksamkeit und führt mich über diesen kommunikationstheoretischen Ansatz zum psychoanalytischen Denken. Bewußtes und unbewußtes Handeln ist ein wesentlicher Bestandteil der analytischen Kinderpsychotherapie.

Die Frage nach der Bedeutung der psychoanalytischen Abstinenzregel in der analytischen Kinderpsychotherapie mag zunächst als peripher angesehen werden, angesichts wichtiger anderer Begriffe wie der der Übertragung, Gegenübertragung und Bearbeitung des Widerstandes. Ich meine, daß die Frage der Abstinenz einerseits mit der Bedeutung der Übertragung und Gegenübertragung eng verbunden ist, andererseits ist sie ein wichtiger Bestandteil der psychoanalytischen Haltung und Theoriebildung der PsychoanalytikerInnen. Ausschnittsmäßig betrachtet, wirft also die Bewertung der Abstinenzpraxis ein besonderes Licht auf die Grundhaltungen.

Gedanken über die Bedeutung der psychoanalytischen Abstinenzregel lösen vielschichtige Fragen aus. Ihre Einhaltung wird als ein besonderer Bestandteil der Beziehung der AnalytikerInnen zu den Patienten und Patientinnen beschrieben und als ein Teil der Grundregel angesehen, die von den Patientinnen und Patienten Einschränkungen von Bedürfnissen zugunsten der analytischen Arbeit verlangt. Aber ihre Bedeutung ist in der Praxis subjektiv und wechselhaft.

In jeder Alltagsbeziehung müssen beide PartnerInnen ihre eigenen Anliegen vorbringen, Wünsche und Bedürfnisse austauschen können. Das psychoanalytische Setting jedoch bezieht sich auf eine komplementäre Beziehung, in der die Heilung der Patienten das Ziel des Zusammentreffens ist. Sie erfordert von den Patienten, eine Grundregel einzuhalten, die die freie Assoziation fördert (nicht zurückhalten, keinen Einfall zensieren, kein Thema im Handeln befriedigen).

Für die PsychoanalytikerInnen heißt Abstinenz u. a. Zurückhaltung eigener Wünsche, Konzentration auf eine empathisch spiegelnde oder deutende Haltung.

Historische Sicht des Abstinenzbegriffes innerhalb der Theoriebildung

Das Verständnis des Abstinenzbegriffes wandelte sich historisch gesehen mehrfach im Lauf der psychoanalytischen Theorieentwicklung und bezog sich zunächst auf die Wünsche der Patienten. Freuds Grundsatz, »daß man Bedürfnis und Sehnsucht als zur Arbeit und Veränderung treibende Kräfte bei den Kranken bestehen lassen und sich hüten muß, dieselbe durch Surrogate zu beschwichtigen« (Freud, 1915, S. 313), wurde unterschiedlich interpretiert und verstanden.

In der Folge nach Freud führten verschiedene Handhabungen der Abstinenzregel und kontroverse Auslegungen zu gegenseitigem Mißtrauen in der Theorie- und Praxisdiskussion (z. B. Freud/Ferenczi). Erstaunliches Entgegenkommen mit Wärme und handelnder Empathie auf der einen Seite und emotional karge Zurückhaltung auf der anderen Seite bildeten die Pole der unterschiedlichsten Einstellungen. Gegenseitige Vorwürfe waren: Verlassen der psychoanalytischen Grundposition durch emotionale Mitbeteiligung auf der einen Seite und inhumane Gefühlskälte auf der anderen Seite. Gelegentlich warnten einige Autoren vor einem tiefen emotionalen Engagement des Therapeuten, da sie die Gefahren der Affektkonfusion als Hindernis für eine aufdekkend deutende Arbeit ansahen. Daß hier gelegentlich die Abstinenzregel zum Selbstschutz der PsychoanalytikerInnen erstarrte, wurde von anderen Autoren in scharfen Gegenargumenten kritisiert und vom Volksmund bewitzelt. So wurde z. B. der neutralisierte Gesichtsausdruck der AnalytikerInnen als maskenhaft oder als schafsgesichtig bezeichnet (Körner, 1985).

Die Notwendigkeit einer zurückhaltenden vorsichtigen und sensiblen Arbeitshaltung wurde generell anerkannt. Kemper (1955) sieht sie als eine Grundlage der »gleichschwebenden Aufmerksamkeit« an, die die identifikatorische Resonanz des Therapeuten fördert. Aber in der Strenge der Durchführung wurde die Frage, welche Art der Abstinenz dem Fortschreiten des psychoanalytischen Prozesses förderlich sei, unterschiedlich ausgewertet und gelegentlich gegenseitig kritisiert oder bespöttelt.

Mit der Veränderung, die die Psychoanalyse durch die Selbst- und Objektbeziehungstheorien erfahren hat und durch die stärkere Nutzung der Gegenübertragung im analytischen Prozeß, verbreitet sich eine allgemeine Revision der Abstinenzregel. Cremerius (1985) fordert eine »operationale Anwendung« der Abstinenzregel. Das heißt, er sieht die Aufgabe der AnalytikerInnen darin, Funktionen auszuüben, die für die jeweiligen Patienten in diesem Moment des analytischen Prozesses, in diesem Moment der Übertragungs- und Gegenübertragungskonstellation hilfreich sein könnte. Eine dieser Funktionen sei zur gegebenen Zeit auch die Versagung, aber sie dürfe kein Prinzip sein, denn »unser eigentliches Ziel ist ja Entfaltung, Wachstum, Befreiung und Selbstfindung«.

»Subsummieren wir die Schwierigkeiten, die der Analytiker im Umgang mit seinen Patienten haben kann, unter dem Begriff der Gegenübertragung, so ist die Abstinenz das beste Mittel, sie so zu handhaben, daß er seine Arbeit erfolgreich durchführen kann.« (Cremerius, 1984, S. 790)

Die Vielfältigkeit der Meinungen verschiedener Autoren, in welcher Form die Abstinenzregel den psychoanalytischen Prozeß begleiten solle, zeigt, wie sehr der Begriff verbunden ist mit der Subjektivität der jeweiligen AnalytikerInnen. So fordern z. B. auch Körner und Rosin (1985) neben einem objektivierenden, defensiven Abstinenzbegriff ein subjekthaftes Abstinenzkonzept, in der die AnalytikerInnen das Übertragungsangebot annehmen und Gefühle, Gedanken, Phantasien, Körperempfindungen und Handlungstendenzen in sich entstehen lassen. »Er (der Analytiker, U. E.) riskiert dabei, seine Abstinenz zu verlassen und zum Handeln verführt zu werden, aber er handelt selbst nicht.« (Körner/Rosin, 1985)

Der Konflikt der PsychoanalytikerInnen zeigt sich hier nicht mehr in der Entscheidung zwischen Aktivität und Passivität, sondern in der Frage, wann, zu welchem Zeitpunkt die PsychoanalytikerInnen das »In-sich-lebendig-werden-Lassen« abbrechen sollten, um sich der Verarbeitung zuzuwenden. Gefordert wird eine diagnostische Ich-Spaltung, in der passagere Identifikationen und Selbstwahrnehmung abwechseln.

Thea Bauriedl definiert Abstinenz auf der Beziehungsebene als ein »Sich-nicht-verwenden-Lassen und Den-anderen-nicht-Verwenden« (Bauriedl, 1980, S. 52).

So sehr also der Abstinenzbegriff und die Abstinenzregel differenziert wurden, wie ich versucht habe, in Kürze zu beschreiben, so eindeutig blieb jedoch der Gedanke stehen, daß ohne Abstinenz eine Analyse nicht denkbar ist. In der Verwendung des Abstinenzbegriffes in der analytischen Kinder- und Jugendlichenpsychotherapie zeigt sich die Schwierigkeit der Einbeziehung auch der Handlungsebene.

Beide, Kind und PsychotherapeutIn, sind nicht in Ruhestellung sondern in vielfältiger Bewegungsmöglichkeit, in Kommunikation. Es gilt also zu unterscheiden zwischen einfühlsamen, gelegentlich mithandelnden Aktionen der KinderpsychotherapeutInnen und der Übernahme von Handlungsangeboten der Patienten aus der Übertragungssituation heraus, die eine Festigung der Neurose bedeuten könnten.

Zum motorischen Handlungsbedürfnis des Kindes

Das Setting in der Erwachsenenanalyse erfordert eine Enthaltsamkeit im Handeln und weitgehend in der Motorik und eine Konzentrierung auf die sprachliche Kommunikation. Wie anders ist jedoch die Situation des Kindes. Kinder wollen die Umwelt begreifen und handelnd in ihr sein. Ihr handelndes Sichmitteilen ist sichtbar und konkret und wird auch in der analytischen Kinderpsychotherapiestunde als wertvolles

Ausdrucksmittel verstanden. Zum Beispiel: Das Kind *begreift,* es *behandelt* Dinge, es *entgeht* einer Auseinandersetzung, es zeigt, wie die Dinge sich *entzweien,* es sucht Kontakt für einen *Augenblick.* Sein Bedürfnis nach Distanz oder Nähe ist gelegentlich fast meßbar in Zentimeter oder Meter.

In der Übernahme von Rollen durch das Kind werden Internalisierungen und Externalisierungen im bunten Wechsel aktualisiert und Symbole in ihrer individuellen Bedeutung lebendig. Das freie assoziative Spiel des Kindes entspricht nicht nur der freien verbalen Assoziation des Erwachsenen, sondern ergänzt diese durch ein weites Feld von lebensgeschichtlich frühen Kommunikationsmöglichkeiten im Bereich von nichtsprachlichen präverbalen Äußerungen. Gesten sind nicht nur »Verräter« eines unbewußten Gedankens (nach Freud), sondern sie haben auch syntaktische Eigenschaften, indem sie vollständige Ideen motorisch darstellen (Leuschner, 1987).

Ein Kind z. B., das anstelle einer Begrüßung an mir vorbei durch die Tür läuft, sich hinter einem Vorhang verbergend, vorsichtig hervorlugt, erzählt damit eine Geschichte oder stellt eine Bitte oder eine Frage dar.

Zum Beispiel: Bitte such' mich, ich möchte gefunden werden. Oder: Ich muß mich vor dir verbergen.

Je nachdem wie ich diese Handlung verstehe, werde ich mich verhalten. Ich werde das Kind freundlich suchen oder diesen Wunsch des Kindes aus- und ansprechen (im ersten Fall) oder ich werde mich dem kindlichen Spiel anpassen und mich auch ein wenig verbergen oder diesen Wunsch des Kindes, sich zu verbergen, an- oder aussprechen (im zweiten Fall). Oder ich werde mich abstinent, indem ich den Impuls in mir lebendig halte, verhalten und abwarten. In jedem Fall ist meine Handlungsbereitschaft angesprochen und vom Kind aus mobilisiert worden.

Das Handeln des Kindes mit seiner gesamten Motorik ist Gegenstand der analytischen Kinderpsychotherapie und damit unterscheidet sie sich signifikant von der Psychotherapie Erwachsener.

Handlungen zeigen sich in unterschiedlicher Form:

1. Als *Sichverhalten:* Das Kind setzt sich in Beziehung, es handelt auf der Realebene und agiert auf der Übertragungsebene. Dies geschieht auch in Mimik und Gestik. Kein gesprochenes Wort ist ohne Gestik.
2. Als *besondere* Gestik oder motorische Äußerung oder bestimmte Körperhaltung, die gelegentlich auftauchen und Erstaunen hervorruft, da sie keinen Zusammenhang zum Spiel erkennen lassen. Sie

können Ausdruck nichtverbaler Prozesse sein und Hinweis auf unbewußte Impulse oder sehr frühe präverbale Erinnerungsspuren sein.
3. Als *Spiel:* In einer Als-ob-Handlung inszeniert das Kind mit kleinen Figuren oder mit Personen als Rollenträger eine Phantasie mit großem Handlungsanteil und oft genug mit erheblicher Dramatik. Es dient der Externalisierung innerer und früherer Erlebnisse und benutzt die Sprache zur Verdeutlichung und Verstärkung.
4. Mit unterschiedlichem Material (Ton oder Papier o. a.) wird ein sinnliches Erleben und *Gestalten* gewagt, oft ohne sprachliche Erklärung.

Diese vier Handlungsformen, oft gleichzeitig und vermischt auftretend, sind aktive Lebensäußerungen des Kindes, in denen *auch* Ängste und Festhalten an neurotischen Beziehungsformen mit inbegriffen sind und so sichtbar werden können. Die Abstinenzforderung an das Kind beschränkt sich auf wenige Merkmale, die jeweils dem Entwicklungsstand des Kindes angemessen sind. Eingrenzungen erlebt das Kind schon in der Besonderheit der Stunde, die zeitlich und räumlich begrenzt ist, und in der Tatsache, daß es den oder die PsychotherapeutIn nicht als Familienmitglied oder »Freund« in seinen Alltag mit einbeziehen kann. Wie zeigen sich nun die Schwierigkeiten der Abstinenzforderung an die analytischen Kinder- und Jugendlichen-Psychotherapeuten historisch gesehen?

Zur Geschichte der Kinderanalyse

Die Kinderanalyse zeigte in ihrer eigenen geschichtlichen Entwicklung zum Teil Wege, die parallel zur Erwachsenen-Psychotherapie liefen, zum Teil anderen Erfordernissen begegneten, die auch andere Wege notwendig machten. Die noch nicht ausgereifte Persönlichkeitsstruktur des Kindes machte Modifikationen notwendig, die die Abstinenzregel in den Hintergrund treten ließ. Andere Schwierigkeiten waren zunächst zu überwinden.

- Anstelle der freien verbalen Assoziation des Erwachsenen wurde das freie assoziative Spiel des Kindes genutzt.
- Dem jeweiligen Entwicklungsstand des Kindes entsprechend, begeg-

neten die PsychoanalytikerInnen den spielenden und sprachlichen Einfällen auf einer altersentsprechenden Ebene.

- Die Übertragungsäußerungen des Kindes konnten nicht nur im Hinblick auf die verinnerlichten elterlichen Forderungen und Vorstellungen berücksichtigt werden, sondern mußten auch in Beziehung gesetzt werden zur realen Abhängigkeit des Kindes von den Eltern. Die Eltern wurden miteinbezogen und erfuhren eine begleitende Psychotherapie.

Alle drei genannten Modifikationen bedeuteten schließlich auch für die Abstinenzregel eine andere Handhabung, die dem abhängigen Kind entsprach. Um die Anfangsphase in der Kindertherapie nicht zu schwierig zu gestalten, vermieden viele PsychoanalytikerInnen, beim Kind negative Gefühle aufsteigen zu lassen, indem sie sich – wie z. B. Anna Freud – in der Einleitungsphase in kleinen Handlungen und Gesten für das Kind interessant, brauchbar und mächtig darstellten (IBM-Haltung).

Hier wurden Wünsche und Bedürfnisse des Kindes mitberücksichtigt. In liebevoller Hinwendung versuchte Anna Freud das Vertrauen des Kindes zu erwerben, um spätere Deutungen vorzubereiten. Eine allzu negative Übertragung wurde in frühen Zeiten der Kinderpsychoanalyse vermieden. Mit besserer Kenntnis der Abwehrvorgänge entwickelten sich andere Einsichten, neue Bearbeitungsmöglichkeiten (1939: *Das Ich und die Abwehrmechanismen*; 1970: *Entwicklungslinien des Entwicklungsprofils*).

Bei Jaques Berna wurde die Wandlung vom aktiv mitstreitenden, mitspielenden und mitfreuenden Akteur zum sich zurückhaltenden und sich überwiegend verbal äußernden Therapeuten sehr deutlich.

Während er sich (noch 1956) nicht scheute, mit einem Kind viele Therapiestunden lustvoll in der Konditorei zuzubringen, um dem tatsächlichen und symbolischen Hungergefühl des kleinen Patienten entgegenzukommen, zog er sich später auf die ich-psychologische Deutungstechnik ins Therapiezimmer zurück. Er verweigerte auch die vorher so lebendig dargestellten Rollenspiele. Jetzt vertrat er die Meinung, daß die Tätigkeit der Abwehrmechanismen auf keinem anderen Wege begreiflich gemacht und zur Einsicht gebracht werden könnten als durch verbale Deutungen. Er warnt davor, daß die »gleichschwebende Aufmerksamkeit« im Rollenspiel nicht zustandekommen könne.

Die Frage, ob und wieweit kindliche Wünsche, Bedürfnisse und Sehnsüchte in der Therapie partiell befriedigt werden dürften, bewirkte nun auch in der Kindertherapie eine kontroverse Diskussion mit Gegensätzlichkeiten. Sie bezog sich auf die Frage, ob dem Kind z. B. orale Bedürfnisse (Bonbon-Angebote), aggressives Agieren (Benutzung eines Punchingballs) oder sexuelle Impulse gestattet werden dürften (auch Verführungen durch Spielzimmereinrichtungen). In verschiedenen Schritten folgte auch in der analytischen Kinder- und Jugendlichenpsychotherapie eine Wandlung in der Haltung der PsychotherapeutInnen. Einer Ablösung von der Triebfreundlichkeit der Triebtheorien folgte eine verstärkte Abwehrarbeit in der ich-psychologischen Deutungstechnik. Danach oder auch während dieser Zeit wurde eine stärkere Beachtung der Frühstörungen in den 1970er und 1980er Jahren notwendig. Die in der Narzißmus-Theorie erneut diskutierten Spiegelfunktionen der Psychoanalytikerinnen erforderte eine neue und andere Abstinenzhaltung. Sie sollte dem Kind zunächst eine Situation ermöglichen, in der es omnipotente Wünsche und Phantasien entfalten konnte, in der es gleichzeitig »gesehen« und in seinen Wünschen gespiegelt wurde. Eine solche Therapiephase erfordert von den analytischen Kinder- und Jugendlichen-PsychotherapeutInnen Empathie, sensibles Mitgehen und Verzicht, u. a. auch auf Abwehrdeutungen, um ganz und gar »omnipräsent« (Lore Schacht, 1981) für das Kind zu sein und damit eine Grundlage zu bilden für eine spätere Separation und Individuation des Kindes.

Die Abstinenz der analytischen Kinder- und Jugendlichen-PsychotherapeutInnen kann also je nach Verständnis nur die therapeutische Situation einmal ein Zurückhalten von Handlungen zugunsten einer verbalen Bearbeitungsform sein, zum anderen auch das Zurückhalten sprachlicher Äußerungen und Deutungen zugunsten einer verstehenden, tragenden, spiegelnden und mithandelnden Grundstimmung.

In ihrer Anwendung zeigen jedoch theoretische Überlegungen ihren subjektiven Faktor.

Gedanken und Beispiele aus der eigenen Praxis

Zu den Anforderungen, die die Kindertherapien an mich stellen, zähle ich auch die Tatsache, dem Kind einerseits als erwachsene Person zu begegnen und andererseits gleichzeitig in identifikatorischer Einfühlung eigene Kindseinsmöglichkeiten wachzuhalten, als wiederkehrende

Herausforderung. Eigene Kindheitserlebnisse mit ihren erfüllten und unerfüllten Wünschen werden in der therapeutischen Situation unterschiedlich mobilisiert. Ein Abwägen eigener Einfälle gegenüber den Spielabläufen des kindlichen Patienten sehe ich als Teil der Abstinenz, die ich leiste. Eine weitere Aufgabe erlebe ich darin zu entscheiden, wann ein Mithandeln im Sinne eines Sich-vom-Spiel-ergreifen-Lassens (analog des In-sich-lebendig-werden-Lassens in der Erwachsenentherapie) nicht unterbrochen werden darf und wann der Zeitpunkt erreicht ist, eine Handlungsveränderung oder Deutung einzusetzen im Sinne einer Bearbeitung der sichtbar gewordenen Konflikte oder Beziehungskonstellationen.

Neben der »gleichschwebenden Aufmerksamkeit« setze ich eine *gleichbleibende Handlungsbereitschaft.* Dies ist eine Handlungsbereitschaft, die in der Latenz bleibt und nicht zu Handlungen führt, oder die in eine Spielbeteiligung mündet unter einer punktuellen Anwendung der Abstinenz. Die Forderung nach einer diagnostischen Ich-Spaltung zwischen passagerer Identifikation und Selbstwahrnehmung hat auch im Prozeß mit dem Kind ihre Bedeutung.

Ich möchte nun drei Beispiele schildern, um unterschiedliche Situationen zu verbildlichen, die in ihrer jeweiligen Besonderheit ein unterschiedliches Mittun oder Nicht-Mittun erfordern. Alle drei Beispiele beziehen sich auf männliche Patienten, die jeweils neun Jahre alt sind.

1. Beispiel

Alf steht am Zimmersandkasten in sich versunken, den Sand mit den Händen umrührend. Dabei gerät immer wieder Sand über den Rand auf den Boden des Zimmers. Jedesmal erfolgt ein Blick des Kindes zu mir, mein Gesicht nach Reaktionen absuchend. Ich schaue erst lächelnd, dann etwas irritiert den zunehmenden Berg am Boden an und spüre bei mir unterschiedliche Tendenzen und Handlungsimpulse: Zum einen, das unruhige Kind zu beruhigen, zu beschwichtigen, zum anderen das Tun zu unterbinden, vielleicht sogar zu verbieten (dies ist eine Situation, wie sie so oder anders einem Kinderpsychotherapeuten vertraut ist). Meine Bemerkung: »Du schaust, ob ich schimpfe, wenn du Sand auf den Boden wirfst?« löst zunächst weitere Unsicherheit und dann eine intensive Hinwendung zum Sandformen und einer inhaltsvollen Spielsequenz aus.

In dieser Situation induziert das Kind in mir Impulse zu erlauben oder zu verbieten, ein Verhalten, das es vom Erwachsenen erwartet, das aber in dieser therapeutischen Situation die Verantwortlichkeitsmöglichkeiten eines Neunjährigen geleugnet hätte und vermutlich eine Abwehr anderer beim Sandspiel mobilisierter Gefühle bedeutet hätte.

2. *Beispiel*

Dieter spielt seit vielen Stunden unterschiedlichste Gesellschaftsspiele. Er zeigt dabei ein liebenswürdiges, freundliches, sehr zugewandtes Verhalten. Sein Charme und seine kindlich graziösen Bewegungen beim Pfeilewerfen, beim Schachspiel bezaubern mich. Es bildet sich eine Atmosphäre von stiller Übereinkunft und rücksichtsvoller Wechselseitigkeit. Jede Stunde ist neu interessant, wird gelegentlich unterbrochen durch Erzählungen aus der Schule, aus dem familiären Bereich. Der Patient hält sich streng an Regeln, die die Spiele jeweils vorschreiben und zeigt eine bewunderungswürdige Kenntnis aller Einzelheiten der unterschiedlichsten Spielabläufe. Ich spüre bei mir eine Tendenz, diese stille Übereinkunft nicht durch unnötiges Hinterfragen zu stören. Dieter hält fest an Spielen, deren Regeln er immer perfekter zu interpretieren weiß. Er hat sich darauf eingerichtet, unsere Beziehung läuft über Regelspiele. Nach etlichen Stunden habe ich Einfälle von Mogeln, Schummeln und Regelüberschreitungen, die ganz im Gegensatz zur beziehungsfreundlichen und konkret-rücksichtsvollen Atmosphäre des Spieles stehen. Diese Impulse, die ich bei mir wahrnehme, aber nicht äußere, helfen mir, die Bedeutung dieser Spiele für Dieter besser zu verstehen.

Das Verstehen, daß es hier um eine Abwehr von nicht durch Regeln zu erfassender Beziehung handelt, mündet nun in eine Deutung, die zunächst das Abwehrbedürfnis akzeptiert. Ich sage: »Wir beide haben es so gut, weil du die Regeln dieser Spiele so gut kennst und wir uns nicht zu streiten brauchen.« Danach passiert ihm die erste Regelverletzung. Ich stelle dabei fest: »Jetzt hast du eine eigene Spielregel geschaffen.« Im weiteren Verlauf dieser Stunde gelingt es mir, ihm sein Festhalten an Regeln und seine Unsicherheit bei seiner Regelverletzung als Sorge um unsere gute freundschaftliche Beziehung zu interpretieren. Dies bewirkt eine erstaunliche Veränderung seiner Spieleinfälle. Das Regelspiel wird uninteressant, er geht an den Sandkasten und versucht, einen Wasserfall zu bauen, bei dem er eifrigst bemüht ist, ihn links und rechts so zu kanalisieren, daß er nur einen bestimmten Weg nehmen kann. – Eine neue Behandlungsphase, in der er mir auf symbolischer Ebene seine Sorge um Abgrenzung und Kontrolle von wilden Impulsen deutlich machen kann, beginnt.

In der eben beschriebenen Therapiesequenz kann der kleine Patient zunächst eine Situation konstellieren, die für uns beide eine lustvolle und konfliktarme Beziehung festlegt. Die Tendenz der Beibehaltung dieser Erfahrung wird vom Patienten immer wieder induziert. Meine therapeutische Aufgabe sehe ich darin, dieser Handlungsaufforderung nur so weit nachzukommen, bis die darin enthaltene Konfliktebene sichtbar wird und in diesem Fall der Wunsch, Beziehung über Regeln handhabbar zu machen, verdeutlicht und auch verbalisiert wird.

3. Beispiel

Alf hat ein Gewehr entdeckt, das er sich umhängt und im Zimmer damit auf und ab geht. »Ich bin ein Junge, der im Wald spazierengeht. Du bist eine Hexe, die im Wald wohnt.« Mit diesen knappen Rollenanweisungen inszeniert Alf ein Spiel zwischen ihm als einem spazierengehenden und bewaffneten Jungen und mir, einer Hexe, die alt und häßlich ist, im Wald lebt und kleine Jungen frißt. Die Rollenanweisungen sind klar, direkt und fordernd gestellt, er läßt mir keine Chance zu fragen. Wenn ich etwas nicht verstanden habe, gibt er erneut klar und teilweise aggressive Anweisungen. Die Szene wird mit diesen direkten Rollenzuschreibungen sehr dramatisch einerseits, affektlos andererseits und unbarmherzig durchgespielt. Ich habe als Hexe den Jungen aus dem Wald ins Haus zu locken und ihm ein gutes Essen vorzusetzen. Spinat und Spiegelei koche ich (pantomimisch) und muß mich dabei gleichzeitig heimlich freuen auf den wunderbaren Schmaus, den ich haben werde, wenn ich diesen Jungen brate. Ich muß ein symbolisches Feuer unter dem Sessel, der inzwischen den Ofen darstellt, anzünden und den Jungen dort hineinlegen. Sämtliche Bauklötze werden von mir herbeigeschleppt, um das Feuer möglichst hochzuschüren. Er läßt sich als »der Junge« in den Ofen schieben (mit dem Namen scheint seine Identität in Gefahr zu sein). Es gelingt ihm dabei, mir deutlich zu machen, daß diese Szene von großer Wichtigkeit für ihn ist, was mich überzeugt, den mir zugeschobenen Anteil an dieser Szenerie zu übernehmen.

Alf: »Los! Du bist doch eine alte Hexe, du mußt mich jetzt fressen!« (Der Patient drängt, ich zögere.)

Ich: »Ich weiß nicht, ich muß mir den Braten doch erst einmal richtig ansehen.«

Es ergibt sich nun ohne Sprache eine kurze präverbale und von intensiven Gefühlen begleitete Zwischenphase. Ich stehe etwas gebeugt über den auf dem Stuhl sich zusammenkrümmenden Patienten. Er hat seine Beine im Embryonalzustand an den Körper gezogen, mit seinen Händen fuchtelt er zunächst vor meinem Gesicht herum, zieht sie dann zurück, der embryonalen Körperstellung entsprechend. Sie wirken jetzt in ihren Bewegungen langsamer und unkoordinierter, sein Gesichtsausdruck beginnt sich mehr und mehr zu lösen. Seine wilde Entschlossenheit weicht aus dem Gesicht und ein leichtes Lächeln, etwas schief und ungekonnt, wie das erste Lächeln eines Säuglings, überzieht plötzlich sein Gesicht. Ein Erstaunen über das plötzliche Innewerden der Nähe zwischen ihm und mir bestimmt die Situation. Aus der veränderten Atmosphäre heraus sage ich: »Oh, ich sehe einen wunderbaren Jungen.« Diesmal, nur noch halbherzig, ermahnt mich Alf, eine böse Hexe zu sein, die einen Jungen fressen will. Unbeirrt spreche ich nun weiter, einzelne Körperteile bewundernd und sage z. B.: »Ich sehe eine wunderbare zarte Wange oder eine kleine lebendige Hand.« Mit erstauntem Lächeln verfolgt Alf meine Bemerkungen. Es entsteht eine emotional dichte und doch von einer Vorsicht getragenen Gefühlssituation. Patient und Therapeutin erleben ein intensives »Sehen« und »Gesehenwerden«, beide sind gemeinsam ergriffen in diesem Spiel, das jetzt so ganz andere Züge erhalten hat. Nach einer Weile bricht er das Spiel ab, steht auf, schultert sein Gewehr und läuft im Zimmer auf und ab mit der Bemerkung: »Und hier läuft ein anderer Junge wieder im Wald.«

Bei diesem Patienten zeigt es sich, daß er in einer Inszenierung durch ein Rollenspiel Beziehungsängste externalisieren kann und dabei Nähewünsche unbewußt konstellieren und im Rollenspiel verbleibend auch erleben kann. Meine Aufgabe ist es hier, zunächst mitzuhandeln, eine Szene zu finden. Auf dem Höhepunkt des Spiels wird das Innehalten der Therapeutin bedeutsam, das eine Weigerung der Fortführung des Spiels in der vom Patienten aggressiv intendierten Form bedeutet.

Inhaltlich verstehe ich sein Hexenspiel als einen Versuch, mir zu zeigen, wie fressend und aggressiv bedrohend er Beziehungen erlebt.

Durch eine kurze Spielunterbrechung und das Innewerden wird dann auch der narzißtische Aspekt mit dem Wunsch nach Gesehen- und Bewundertwerden lebendig. (Eine ödipale Interpretation der Szene erscheint mir aufgrund der Vorgeschichte des Kindes nicht treffend.)

Die Vor- und Nachgeschichten dieser Fallbeispiele wären interessant. Ich möchte hier aber davon Abstand nehmen und der Frage nachgehen, welche Bedeutung die Enthaltsamkeit in den drei geschilderten Szenen jeweils haben könnte. So kann z. B. im *ersten Fall* die Enthaltsamkeit gegenüber eigenen Impulsen, zu erlauben oder zu verbieten, eine Abstinenz sein gegen eigene Machtimpulse und Manipulation.

Im *zweiten Fall* ist es eine Enthaltsamkeit, die die Wiederholung eines Verhaltens unterbricht. Das vormals sinnvolle Einhalten von Regeln war hier zur Beziehungsschablone erstarrt. Das Innehalten und Bewußtwerden ihrer Bedeutungsinhalte als Schutz bewirkten neue Entwicklungen. Die Abstinenz der Therapeutin hat hier die Funktion, die Angst vor Beziehungsabhängigkeit und Verletzbarkeit offenzulegen.

Im *dritten Fall* ist es eine Enthaltsamkeit, die ebenfalls die Wiederholung und Fortführung eines Verhaltens auf der Beziehungsebene unterbricht. Macht- und Ohnmachtsvorstellungen, Aggressivität und destruktive Impulse, real und auf symbolischer Ebene in Szene gebracht, werden wieder durch ein Innehalten unterbrochen. Die therapeutische punktuelle Abstinenz macht es hier möglich, die hinter der aggressiven Verkrustung stehenden Beziehungs- und Regressionswünsche aufzudecken.

Die Abstinenz in der analytischen Kinderpsychotherapie bezieht sich also überwiegend auf vielfältige Handlungsimpulse.

Ein Zuviel an Zurückhaltung kann die Beziehung gefährden, das Kind ängstigen und Spieleinfälle blockieren, ein Zuwenig an Abstinenz kann die therapeutische Arbeit, das Aufdecken von Konflikten und Beziehungsängsten verhindern. Gerade bei den in den letzten Jahren so vermehrt erkannten Frühstörungen ist ein gutes Abwägen beider Möglichkeiten wichtig und verlangt von Kinderanalytikerinnen ein genaues Ausbalancieren der analytischen Grundhaltung mit ihrer Abstinenzforderung.

Gesellschaftliche Bedeutung von abstinentem Verhalten

Hier verlasse ich das Psychotherapiezimmer und begebe mich in den gesellschaftlichen Raum. Indem ich dies versuche, spüre ich, wie der Boden, auf dem ich mich bewege, weniger sicher ist. Psychoanalytische Erkenntnisse haben nur eine partielle Anwendbarkeit auf gesellschaftliche Prozesse. Als Mitglied einer bestimmten gesellschaftlichen Gruppierung bin ich mitverflochten in gesellschaftliche Veränderungen, mitbeteiligt und mitverantwortlich. Vielleicht gibt es aber doch einzelne Phänomene, die sich aus dem individuellen Raum in den gesellschaftlichen übertragen lassen. Der Begriff der Abstinenz ruft Assoziationen hervor, die sich auf politisches Handeln oder Nichthandeln, politisches Denken oder Nichtdenken übertragen lassen. Und so stellt sich die Frage: Läßt sich der Begriff der Abstinenz auch im gesellschaftlichen Rahmen wiederfinden? Kann es eine Art Verweigerung bei nichtakzeptablem Geschehen bedeuten oder ist es eine bequeme Art des Sich-Verweigerns im politischen Denken?

Die anfangs beschriebene objektivierende defensive Haltung des Sich-nicht-Einmischens ist auch bei jedem von uns und bei vielen Bürgern immer wieder zu beobachten und in Frage zu stellen. Die Ambivalenz zwischen Mithandeln (d. h. mitschuldig werden) und Rückzug (d. h. nicht wissen wollen) scheint mir durch Abstinenz nicht lösbar zu sein. Im politisch-gesellschaftlichen Rahmen erweist sich der Begriff der Abstinenz als janusköpfig.

Subsummiere ich die Schwierigkeiten, die der politisch denkende Bürger im Umgang mit den gesellschaftlichen Gegebenheiten haben kann, so ist die totale Abstinenz das wirksamste Mittel, diese gesellschaftlichen Gegebenheiten aufrechtzuerhalten. Hier scheint sich also die Forderung nach Abstinenz umzukehren und ein zielvolles Handeln und Denken zu verlangen mit der Möglichkeit, die Zurückweisung von zerstörerischen und lebensgefährdenden Prozessen zu fördern.

Nachdem sich eine Zeitlang Psychotherapeuten und Kinder-Psychotherapeuten aus einer sehr eng definierten Abstinenzhaltung heraus scheuten, an einer Diskussion gesellschaftlicher Bedingungen teilzunehmen, hat sich hier – und nicht erst seit Tschernobyl – eine Entwicklung angebahnt, die eine subjekthafte Mitbeteiligung in der politischen Auseinandersetzung möglich macht. Im psychoanalytischen Bereich entstanden eine Reihe von Beiträgen (Bauriedl, Erdheim, Dieckmann, Ockel, Parin, Petri u. a.), die eine engagierte Mitbeteiligung von Therapeuten im gesellschaftlichen Bereich zeigten. Wenn es also auch unser Ziel sein kann, private und gesellschaftliche Unbewußtheit (Erdheim, 1983) und ihre Folgen zu untersuchen, dann kann auch die eigene Haltung dabei keine objektivierende defensive Abstinenz sein, die uns einen Platz in einer geschützten Nische zu sichern verspricht, sondern muß ein subjektives Sich-Einlassen und Gewahrwerden sein.

Hier eine Erinnerung aus der eigenen Kindheit: 6-jährig lernte ich eine

Geste, den Hitler-Gruß, mit der rechten Hand zu vollführen. Mit dieser Geste erntete ich damals als stolze Schulanfängerin täglich übend Wohlgefallen bei meinen Lehrern. Als ich sieben Jahre alt war, war plötzlich an einem Tag, dem 8. Mai, diese Geste verloren und verboten. Erklärt wurde mir dies nicht. Angst, Unsicherheit und Verwirrung waren das Resultat, doch war ich mit diesem Dilemma nicht allein. Was wurde aus dieser Geste, geriet sie durch Abwehr ins Unbewußte? Oder löste das Erschrecken über den Bedeutungshintergrund einen heilsamen Prozeß aus?

Verdrängungen, schmerzliche Erinnerungen werden aufrechterhalten durch Abwehrkonstellationen, die ihrerseits auch zukünftiges Handeln blockieren können. Deshalb ist Erinnern und Durcharbeiten auch im gesellschaftlich-politischen Bereich so notwendig. Und sind nicht die Psychoanalyse und ihr dialektisch emanzipatorisches Prinzip (Bauriedl, 1980) und besonders die analytische Kinder-Psychotherapie mit ihrer Blickrichtung auf Zukünftiges hier ein guter Hintergrund für neue Einsichtsmöglichkeiten? Gehe ich z. B. der Frage nach, was durch unterschiedlichste Abwehrformation vermieden wird, so stellen sich mir (in Anlehnung an meine Fallbeispiele) folgende Fragen:

- Kann ich Abstinenz, d. h. Zurückweisung, gegen individuelle und gesellschaftliche, unkontrollierte Machtausübung und Manipulation setzen? Lasse ich mich verwenden? Oder verwende ich Sie?
- Kann ich Abstinenz gegen individuelle und gesellschaftliche unnötige Reglementierungen und Feindbildproduktionen setzen? Lasse ich mich verwenden? Oder verwende ich sie?
- Kann ich Abstinenz gegen destruktiv, aggressive Verkrustungen setzen und damit Beziehungsmöglichkeiten ansprechen oder verhindere ich sie?

Der Umgang mit Schutzhaltungen und Abwehrformationen und ihre Bearbeitung, dem Aufgeben des Gewohnten, lösen jedoch oft Angst und Unsicherheit aus und bauen neue Vermeidungen auf. Aber das Erkennen der Abhängigkeit von Natur und Umwelt läßt uns die Frage von Beziehungsfähigkeit und Bereitschaft zum Verzicht wichtiger erscheinen als je zuvor.

Die Aufhebung solcher Vermeidungs- bzw. Abwehrkonstellationen kann nur durch einen intensiven gesellschaftlichen Prozeß zunehmender Bewußtwerdung in eine Veränderung im Denken und Handeln münden. Sie löst wie in jedem Veränderungs- und Individuationsprozeß zunächst Angst aus. Das Mittragen dieser Angst und das Erkennen der Chance könnten ein Teil unserer therapeutischen Verantwortung sein. So glaube ich, daß das Maß der Verantwortung des einzelnen für das Stattfinden oder Nichtstattfinden dieses Prozesses sich nach der erworbenen Möglichkeit zur Einsicht und gesellschaftlichen Erkenntnis richtet.

In beiden Bereichen, als politisch verantwortliche Bürgerin wie auch als analytische Kinder- und Jugendlichen-Psychotherapeutin, finde ich einen Teil der angestrebten Grundhaltung wieder in einem Zitat von Donald Winnicott: »Wenn ich Psychoanalyse betreibe, habe ich drei Ziele: Lebendig zu bleiben, gesund zu bleiben, wach zu bleiben.«

Nachtrag

Dieser Text wurde als Vortrag 1987 zum 40jährigen Jubiläum des Berliner Instituts für Psychotherapie e.V. gehalten und etwas später veröffentlicht. Er zeigt eine intensive Auseinandersetzung mit dem Abstinenzbegriff. Damit stellt er auch einen Beitrag zu den damaligen Fragen zwischen Ichpsychologie und Selbstpsychologie und den Fragen der Grundhaltung der Psychotherapeutin, des Psychotherapeuten dar.
Heute könnte ich mir eine deutlichere Herausarbeitung der Unterschiede bei den Beispielen aus eigener Praxis denken. So zeigen Beispiel 1 und 2 deutliche Verarbeitungsmodi, die mit der Theorie des Konfliktmodells verstanden werden können. Während Beispiel 3 die frühe Störung mit ihren diffusen Anteilen von Desorientierung bei noch möglicher Symbolisierungsfähigkeit verdeutlicht.
Der Hinweis auf gesellschaftliche Bezüge des Grundthemas »Abstinenz« könnte (damals noch vor der Wende) heute auf vielfältige Weise ergänzt werden und bleibt doch auch aktuell.

Literatur

Batson, Gregory (1981): Metalog: Warum fuchteln die Franzosen? S. 39-44, aus: *Ökologie des Geistes*. Suhrkamp Verlag, 4. Aufl. 1983.

Bauriedl, Thea (1980): *Beziehungsanalyse: Das dialektisch-emanzipatorische Prinzip der Psychoanalyse und seine Konsequenzen für die psychoanalytische Familientherapie*. Suhrkamp Verlag.

Berna, Jaques (1967): Ich-psychologische Deutungstechnik und Kinderanalyse. *Psyche*, S. 30.

Cremerius, Johannes (1984): Die psychoanalytische Abstinenzregel, vom regelhaften zum operationalen Gebrauch. *Psyche,* Heft 9, S. 769 -800.

Erdneim, Mario (1983): *Die gesellschaftliche Produktion von Unbewußtheit.* Suhrkamp Verlag, Frankfurt.

Frank, Klaus (1986): Die Abstinenz und die Freiheit des Analytikers. *Gruppenpsychother. Gruppendynamik,* Heft 21, S. 181-193.

Glantz, Rosemarie (1975): Grenzen und Möglichkeiten der Kinderanalyse. *Psyche,* Heft I, S. I.

Haar, Rüdiger (1985): Die therapeutische Beziehung in der analytischen Kinder- und Jugendlichenpsychotherapie, in: *Kinderpsychologie und Kinderpsychiatrie*, 8/1985.

Jonas, Hans (1984): *Das Prinzip Verantwortung.* Suhrkamp Taschenbuch 1085, S. 242.

Kemper, Werner (1955): Die »Abstinenzregel« in der Psychoanalyse. *Psyche*, Heft 10, S. 636-640.

Körner, Jürgen/ Rosin, Ulrich (1985): Das Problem der Abstinenz in der Psychoanalyse. *Forum der Psychoanalyse*, Heft I, S. 25-47.

Leuschner, Wolfgang (1987): »Wessen Lippen schweigen, der schwätzt mit den Fingerspitzen.« Über gestische Handlungen als Träger sprachfremder Bedeutungen. *Forum der Psychoanalyse*, 3, S. 71-85.

Lorenzer, Alfred (1983): Interaktion, Sprache und szenisches Verstehen. *Psyche*, S. 97-115.

Plänker, Thomas (1984): Therapeutische »Abstinenz« in der stationären Psychotherapie. *Materialien: Psychoanalyse* 10, S. 184-202.

Sandler, Anne-Marie (1983): Dialog ohne Worte. Nichtverbale Aspekte der psychoanalytischen Interaktion. *Psyche* 37, Heft 8, S. 701-714.

Sandler, Joseph (1983): Die Bedeutung zwischen psychoanalytischen Konzepten und psychoanalytischer Praxis. *Psyche* 7, S. 577-595.

Sandler, Joseph/Kennedy, Hansi/Thyson, Robert L. (1980, London, 1982, Frankfurt/M.): *Das Agieren: Kinderanalyse, Gespräche m. A. Freud. Dritter Teil: Die Ausdrucksweisen des Kindes.* S. Fischer, Frankfurt.

Schacht, Lore (1981): *Die Spiegelfunktion des Kinderanalytikers.*

Scheunert, Gerhart (1961): Die Abstinenzregel in der Psychoanalyse. *Psyche*, Heft 15, S.105-123.

Winnicott, Donald W. (1958): Über die Fähigkeit, allein zu sein. *Psyche*, Heft 12, S. 344-352.

Zauner, Johann (1984): Das psychoanalytische Abstinenzprinzip und der klinische Alltag. *Materialien: Psychoanalyse* 10, S. 176-183.

Barbara Pfleiderer

Die spontane Geste

Seit Herbst vorigen Jahres besuche ich relativ regelmäßig ein kleines Mädchen und ihre Familie. Zu dieser Familie gehören Mutter, Vater, ein Sohn im Alter von sechs Jahren und die kleine Leonie, die im September 1988 geboren ist. Als ich zum ersten Mal dort war, war Leonie vier Wochen alt. Es war nachmittags 5 Uhr; die Eltern empfingen mich, die Mutter hatte Leonie soeben in ihr Körbchen gelegt, sie sollte schlafen. Vorher sei Besuch da gewesen, da sei es ziemlich lebhaft zugegangen, deshalb sollte Leonie nun erstmal ihre Ruhe haben. Ich war gekommen, um mich vorzustellen. Als wir eine Weile miteinander gesprochen hatten, hörten wir Leonie im anderen Zimmer schreien. Ihre Mutter holte sie. Ich freute mich, da ich sie nun doch sehen konnte. Die Mutter legte Leonie an die Brust. Sie saugte ein paarmal kräftig, dann begann sie zu nuckeln. »Sie hat ja gar keinen Hunger«, sagte ihre Mutter. Dann konnte ich mit erleben, wie jedesmal, wenn Leonies Mutter einen entschlossenen Gesichtsausdruck bekam und innerlich wohl soweit war, Leonie wieder in ihr Körbchen zu legen – sie selbst war sicherlich auch rechtschaffen müde nach dem Besuch –, also immer, wenn die Mutter mit ihren Gefühlen und Gedanken in die Nähe dieser Absicht gelangte, fing Leonie wieder an zu saugen, sobald die Mutter sich entspannte, nuckelte Leonie. Das ging so ein paarmal hin und her, schließlich ließ die Mutter Leonie da, wo sie war, und Leonie nuckelte. Meinem Eindruck nach hatte sie erreicht, was sie wollte: An der Brust der Mutter liegen und sich nuckelnd beruhigen von dem aufregenden Nachmittag.

In dieser kleinen Szene zwischen Leonie und ihrer Mutter ist m. E. genau das enthalten, worüber ich mit Ihnen heute etwas gründlicher nachdenken will: die spontane Geste.

Die meisten von Ihnen werden wissen, daß dieser Begriff der spontanen Geste von Winnicott stammt. Es ist schon einige Jahre her, als ich zum ersten Mal in dem Buch *Reifungsprozesse und fördernde Umwelt* darauf stieß. Für mich schien es endlich eine passende und zutreffende Beschreibung dessen, was ich als wichtiges Moment in der Arbeit mit meinen Patienten erlebte: Wenn ich das ganz Eigene des jeweiligen Kindes oder Jugendlichen wahrnehmen konnte, ganz gleich, wie es sich in der Beziehung zu mir ausdrückte: Mit verbalen oder körperlichen Äußerungen, schweigend, laut oder leise, in der Übertragung, im Widerstand, verletzend oder wohltuend. Das Entscheidende daran schien mir das Überraschende, daß ich es nicht erwartet hatte, weder bewußt noch unbewußt.

Winnicott schreibt: »Die spontane Geste ist das wahre Selbst in Aktion.« Und weiter unten dann: »Das wahre Selbst erscheint, sobald es auch nur irgend eine psychische Organisation des Individuums gibt und es bedeutet wenig mehr als die Gesundheit der sensomotorischen Lebendigkeit.« (1974, S. 193)

Beim Studium der Literatur von und über Winnicott erlebte ich, daß das Thema der spontanen Geste wie ein roter Faden durch Winnicotts Leben und Arbeiten wirkt. Winnicott war Jüngster in seiner Familie, er hatte zwei ältere Schwestern, sein Vater war Bürgermeister der Stadt Plymouth. Winnicott sei zunächst ein liebenswürdiges, gefälliges Kind gewesen, mit neun Jahren verweigerte er dann für ein Jahr Schulleistungen und Angepaßtheit. Er hat sich auch später nicht in bestimmte Berufslaufbahnen zwängen lassen, lehnte jede Art von Verschulung ab, blieb auch als Psychoanalytiker immer offen für neue Erkenntnisse über die frühkindliche Entwicklung und frei im Umgang mit Techniken. Auf diesem Hintergrund ist gut zu verstehen, daß es gerade Winnicott war, der das Schnörkelspiel für seine Arbeit mit Kindern und Jugendlichen einsetzte.

Rodman hat 126 Briefe von Winnicott unter dem Titel *The Spontaneous Gesture* veröffentlicht. Im Vorwort zu dieser Briefauswahl schreibt Rodman: »Er – Winnicott – bemühte sich, Bedingungen zu schaffen, die die Bereitschaft von Patienten, Analytikern und einfachen Leuten begünstigen würden, ihre einzigartigen Beiträge einzubringen, die spontane Geste zu wagen.« (S. XXXiii) (eigene Übersetzung)

Die Briefauswahl enthält vorwiegend Korrespondenz mit Kolleginnen und Kollegen. Ich möchte Ihnen Ausschnitte aus Briefen vorlesen, in welchen es vorzugsweise um mein heutiges Thema geht:

Aus dem Brief Nr. 41 an Klara Frank, 20. Mai 1954 (S. 67) (über eine Patientin, die von K. F. auf dem Mittwochtreffen vorgestellt wurde): »Außerdem kann man wohl sagen, daß die Mutter irgendwie verhindert war, sich über eine einfache Liebe-Haß-Beziehung mit ihrem Kind zu freuen. Und durch die schwere Zeit, in der sie sich befand, und durch die Tatsache, daß es ihr letztes Kind war, war sie genötigt, den gebenden Aspekt in der Beziehung zu übertreiben und einige sehr wichtige Dinge, die auch zur Mütterlichkeit gehören, wegzulassen. Zum Beispiel das Symptom der Patientin, nicht zu wissen, was sie mit ihren Händen anfangen kann, scheint mir mit der Unfähigkeit der Mutter zusammenzuhängen, warten zu können, bis das Kind selbst die Notwendigkeit entdeckt, sich mit beiden Händen auszudrücken. Befriedigung kam zu früh, zu schnell und zu gut, und daher kann man sagen, daß des Kindes Hände in bezug auf deren Kreativität abgeschnitten wurden.«

Aus dem Brief Nr. 65 an Anna M. Kulka, 15. Januar 1957 (S. 111): »Persönlich bin ich am meisten interessiert am Beobachten der Bewegungen zu früh geborener Kinder, die einen Hinweis darauf geben können, was im fötalen Stadium geschieht, was wiederum hinweist auf Leben und Lebendigkeit. Zum Beispiel ist es mir oft passiert in Analysen, eine Schlange nicht als phallisches Symbol zu interpretieren, sondern als Symbol des ganzen Selbst des Kindes, so wie es wiedergegeben ist im Körper und in Körperbewegungen, die charakteristisch sind für die Zeit um die Geburt herum.

Sie (Frau Kulka) scheinen mir von diesem schwierigen Problem der kindlichen Anstrengung zu sprechen und dann von der Mühe derjenigen, die für das Kind sorgen, was bedeutet, soviel wie möglich zusammenzubringen, was es an früher Vitalität geben mag, hauptsächlich als Ausdruck von Liebe und Haß. Zweifellos ist da immer ein bestimmter Rest frühester Aktivitäten und Muskelimpulse, die nie integriert waren in die gesamten Ausdrucksmöglichkeiten. Und eines der schwierigsten Dinge, die ich in Analysen erlebe, ist die Technik, mit nicht integrierten destruktiven oder aggressiven oder einfach vitalen Impulsen umzugehen, welche sich klinisch in Form manischer Anfalle oder noch allgemeiner in Form einer Unfähigkeit des Patienten, sich zu entspannen, zeigen.«

Aus dem Brief Nr. 74 an Victor Smirnoff, 19. November 1958 (S. 121): »In der psychoanalytischen Theorie wird generell angenommen, daß das Ich ein Körper-Ich ist, d. h., die gesamte Struktur einer Persönlichkeit baut auf körperlichen Funktionen und den Phantasien, die die Körperfunktionen begleiten, auf.«

Die moderne Säuglingsforschung hat inzwischen mit vielen Beiträgen nachgewiesen, daß die spontane Geste Winnicotts erfüllt ist von unterschiedlichsten, sehr differenzierten Eigenaktivitäten des Säuglings.

Rene Spitz, für den es zu Beginn des Lebens nach der Geburt zunächst eine Phase der »Nicht-Differenzierung« gibt, die sich über die ersten zwei Lebensmonate erstreckt, beschreibt dann die Entwicklung eines »Ur-Selbst«, den Beginn einer Organisation von Ich-Instanzen. Das »Ur-Selbst« entwickelt sich im 2. Lebensjahr mit Hilfe der erweiterten Funktionen der Ich-Instanzen zum endgültigen »Selbst«. Die beiden semantischen Signale oder Gesten »Nein« und »Ja« entstehen aus dem Kopfschütteln und Kopfnicken als Ausdrucksweisen während der frühen Still- und Fütterungssituationen, diese wiederum aus dem Appetenzverhalten heraus des menschlichen Säuglings als Nesthocker. Die Bedeutung von »Nein« und »Ja« bekommen diese Gesten erst im Laufe der vielfaltigen Erfahrungen innerhalb von Objektbeziehungen, wie Spitz es in seinen Büchern *Nein und Ja* und *Vom Dialog* im einzelnen beschrieben hat.

Jochen Stork, der sich seit vielen Jahren um die genaue Kenntnis der Aktivitäten des Säuglings bemüht, hebt in seinen Ausführungen zur frühen Interaktion zwischen Mutter und Säugling die von Winnicott beschriebene Haltefunktion der Mutter hervor, die, so betont er in Einverständnis mit Winnicott, niemals ohne die ambivalenten Gefühle, also auch den Haß der Mutter, gesehen werden sollte. In seiner Betrachtung der Winnicottschen Theorien ist ihm im Blick auf die Eigenaktivitäten des Kindes besonders wichtig, daß der Säugling sich von seiner Seite her mit seinen omnipotenten Fähigkeiten ein gutes Mutterobjekt erschafft, daß er die Mutter braucht, um sie zugleich zu erschaffen.

Stork spricht hier von dem »Erlebnis eines Schöpfungsaktes« (S. 31). Wichtig für eine glückende Interaktion zwischen Mutter und Säugling ist ihm ebenfalls, daß die Mutter in der Lage ist, die Eigenarten und Eigenwilligkeiten ihres Kindes anzunehmen und zu ertragen. Wie früh sich das bereits abspielt, zeigt er anhand der Studien von Brazelton, die diesem mit Hilfe der Videotechnik möglich wurden. Brazelton zeigte mit seinen Aufnahmen, wie Säuglinge sich immer wieder abwenden, wenn die Höhepunkte bestimmter Reizsituationen im Zusammensein mit der Mutter erreicht sind, und wie die Mutter in der Lage ist, auf die leisesten Zeichen dieses »genug« einzugehen und ihr Kind eine Weile in Ruhe zu lassen. Der Wechsel von Zuwendung und Zurücknehmen wurde bis zu vier- bis fünfmal in der Minute beobachtet. Und das auch schon bei vier Wochen alten Säuglingen.

Stork geht es darum, daß es einer genügend guten Mutter möglich sein sollte, sich auf diese Selbstregulierung beim Säugling einzustellen. Die Selbstregulierungsimpulse seien getragen von zwei Grundtendenzen im Säugling: Von der »bejahenden Vereinigung und von der verneinenden Distanznahme« (S. 48), denen wiederum Triebspannungen, das Bedürfnis nach Triebbefriedigung und der Wunsch nach Ruhe zugrunde liegen würden.

Lotte Köhler hat mehrfach beschrieben und herausgearbeitet, aus vielen Forschungsergebnissen vor allem aus Amerika zusammengestellt, wie differenziert ein neugeborenes Kind körperlich-geistig-psychisch aktiv mit seiner Umwelt umzugehen imstande ist. Und zwar wirklich in den allerersten Tagen und Wochen nach der Geburt, in einer Zeit noch vor der ersten Organisation eines Selbstkonzeptes und eines erkennbaren Ichs. 1986 habe ich während einer Tagung an einer Arbeitsgruppe bei Lotte Köhler teilgenommen. Sie berichtete über die neuesten Beobachtungen und Forschungsergebnisse von Daniel Stern. Sie hat u. a. erzählt, daß sie, wenn sie einen Patienten mit einer körperlichen Tic-Erkrankung in Behandlung hat, außerhalb der Stunden gelegentlich diesen Tic selbst für sich nachahmt, um besser nachempfinden zu können, was in ihrem Patienten vorgeht. Mich hat das weiter beschäftigt.

Nach Margret Mahler entstehen Tics aus unwillkürlichen Muskelbewegungen, es sind ursprünglich vielleicht einmal spontane Gesten gewesen, die jetzt zur Abfuhr zu verdrängender Triebimpulse und zum Schutze wahrer Selbstanteile verwendet werden müssen. Ich habe das, was Lotte Köhler von der Nachahmung erzählte, auch einmal versucht. Es ist in der Tat ein Unterschied, ob wir Symptome unserer Patienten ausschließlich mit Phantasien besetzen und so zu verstehen versuchen oder ob wir sie einmal selbst körperlich nachvollziehen. Überraschend war für mich bei der Nachahmung, daß ich in einen Konflikt geriet: Ich bekam zunehmend das unangenehme Gefühl, dem Patienten das Eigene, das er in seiner Tic-Symptomatik gerade noch verbergend retten konnte, auch noch wegzunehmen. Denn Phantasien hatte er ja hier nicht entwickeln können. So ließ ich das Nachahmen ganz schnell wieder sein und suchte andere Wege zum Verstehen und zu analytisch-therapeutischer Hilfe, auf die ich am Schluß meiner Ausführungen ausführlich eingehen werde.

Je länger und je intensiver ich mich mit der spontanen Geste beschäftigte, desto näher kam ich der Frage, wo denn nun wohl der eigentliche Beginn sein könnte.

»Die spontane Geste ist das wahre Selbst in Aktion« – sie ist Ausdruck »der Gesundheit der sensomotorischen Lebendigkeit«.

Geste ist Zeichen, averbale Sprache, Ausdruck dafür, daß etwas von Bewegung verstanden wird als Äußerung.

Spontan ist »von selbst, von innen heraus, freiwillig, ohne Aufforderung, aus eigenem plötzlichem Antrieb, unmittelbar«.

Für die spontane Geste braucht es also eine Energiequelle und ein Innen und ein Außen, etwas, das wir auf reiferen Organisationsstufen Triebimpuls und Subjekt und Objekt nennen, wovon ich nicht weiß, ob wir es ganz zu Anfang in seiner fragmenthaften Entstehung schon so beschreiben können.

Das Sinnesorgan, welches die Bedingungen für ein Innen und ein Außen wohl als erstes schafft, ist die Haut. Beim menschlichen Embryo beginnen die Nervenzellen des taktilen Sinnesorgans bereits während der 3.-4. Woche zu reifen. Ein acht Wochen alter Embryo weicht zurück, wenn es leicht berührt wird. Die Nervenzellen der anderen Sinnesorgane reifen später, die vom Gehörsinn beispielsweise erst während des 3.-4. Monats des Fötus.

Ashley Montagu hat in seinem Buch *Körperkontakt* 222 dicht beschriebene Seiten der Haut gewidmet, den biologischen Funktionen, den psychischen Bedeutungen und den geistigen Werten, die die Haut für uns als Menschen haben kann. Wir sind durchaus in der Lage, ohne einen oder mehrere der anderen vier Sinnesorgane zu existieren, ohne die Haut könnten wir nicht leben, auch nicht, wenn die Haut zwar da wäre, aber keinerlei Sinneswahrnehmungen vermitteln könnte. Er beschreibt in seinem Buch und weist mit vielen Untersuchungsergebnissen nach, daß die Anfänge von Beziehungserleben durch die ersten taktilen Empfindungen des Säuglings bedingt seien. Die Haut sei neben dem Gehirn das wichtigste unserer organischen Systeme und »der am unmittelbarsten mit der Haut verbundene Sinn, der Tastsinn, der Ursprung aller Empfindungen« (S. 7).

Die Kontraktionen des Uterus unmittelbar vor der Entbindung z. B. vermitteln dem Fötus Hautreize, die ihn auf das Leben nach der Geburt vorbereiten, und entsprechen dem anregenden Lecken von Säugetiermüttern bei ihren Neugeborenen.

Montagu erweitert und bereichert die Haltefunktion des mütterlichen Objektes bei Winnicott durch die Bedeutung der taktilen Erfahrungen während der ersten Lebensmonate.

Ich zitiere ein paar Stellen aus dem Buch: »Es ist erwiesen, daß die

Haut das primäre Sinnesorgan des Kindes ist und daß ihr taktiles Erleben während der Periode seiner Reflexabhängigkeit viel für sein weiteres Wachsen und seine kontinuierliche Entwicklung bedeutet.« (S. 145)

»In diesen ersten 6 Monaten sind es vor allem die taktilen Erfahrungen, die die Entwicklung der primären Identifikation ermöglichen und den Mechanismus der zweiten Identifikation heranbilden.« (S. 155)

»Was hier nicht oft genug erwähnt werden kann, ist, daß das Kind, soviel anderes damit zusammenhängt, doch vor allem durch das kutane Erleben zu einer Objektbeziehung gelangt.« (S. 84)

»Die ersten Wahrnehmungen sind durch das Saugen, das kutane oder taktile Erfahrungselement gegeben. ... Die Bewegungen der Lippen an der Brust der Mutter, das sich langsam entwickelnde Betrachten ihres Gesichtes und ihrer Augen, das Berühren ihres Körpers mit den Händen und Fingern, der mit diesem Erleben verbundene Gefühlstonus geben dem Kind die Fähigkeit, dies alles zu entschlüsseln und die damit verbundenen Erfahrungen seinerseits herzustellen und zu reproduzieren, auf dem Grund des mütterlichen Körpers die entsprechenden Zeichen zu geben und Reaktionen hervorzurufen.« (S. 84f.)

»Das Ich ist, wie Lacombe sagt, die Wahrnehmung des Körper-Ichs, und was man vom Körper vor allem fühlt und wessen man gewiß ist, ist die Haut.« (S. 74)

»Ein Ich, das keine Grundlage im Körpergefühl hat, verfällt der Verzweiflung.« (S. 129)

Francis Tustin beschreibt in ihren Arbeiten über autistische Kinder, wie diese den Mangel an primärer Grundbeziehung durch »autistische Objekte« und »autistische hautsinnliche Empfindungsformen« zu ersetzen versuchen. »Autistische Objekte« sind harte Gegenstände, die als Reparationsteile des verletzt oder zerstört empfundenen kindlichen Körpers erlebt werden. »Autistische hautsinnliche Empfindungsformen« erschafft das autistische Kind sich mit körperlichen Handlungen und taktilen Sinneswahrnehmungen in der Isolation und in stereotyper Wiederholung. Tustin bestätigt mit diesen Beobachtungen m. E. die zentrale Bedeutung taktiler Erfahrungen.

Wenn wir uns jetzt noch einmal an die kleine Szene zwischen Leonie und ihrer Mutter erinnern: Die Verständigung zwischen beiden fand zunächst über das Schreien Leonies statt, dann, als Leonie in Mutters Arm lag, über feinste Körperregungen und taktile Zeichen. Während die beiden mit ihren unterschiedlichen Bedürfnissen beieinander waren, habe ich bei Leonies Mutter Veränderungen vor allem in ihren Gefühlen wahrnehmen können (vom Vorhaben, Leonie wieder zurück ins Körbchen zu legen, bis dahin, sie an der Brust zu lassen), wogegen Leonie sich vorwiegend mit körperlichen Zeichen ausdrückte, bis sie erreichte, was sie brauchte. Die Situation wurde zunehmend entspannter, je mehr Leonies Mutter deren Signale aufnahm und auf sie einging.

Ich habe Leonie und ihre Mutter einmal wöchentlich besucht. In der Folge dieser Besuche konnte ich viele solcher Interaktionen zwischen Leonie und ihrer Mutter miterleben, die sich dann, entsprechend Leonies Reifungs- und Entwicklungsprozeß, auch anders gestalteten. Aber das Grundmuster blieb erhalten.

So möchte ich noch eine kleine Szene schildern, die ich miterlebte, als Leonie acht Monate alt war:

Als ich zu meinem wöchentlichen Besuch hinkam, war Leonie mit ihrer Oma daheim. Diese sagte mir, Leonies Mutter habe wegen eines abgebrochenen Zahnes zum Zahnarzt gehen müssen. Leonie war bereits seit einigen Wochen sparsamer mit ihrem Lächeln umgegangen, d. h. sie reagierte vertraut auf mich und lächelte, wenn ihre Mutter dabei war, und war nicht mehr so aufgeschlossen, wenn ich mit ihr alleine war, so wie ich sie im 3., 4. und 5. Lebensmonat. erlebt hatte. – Ich kam also an diesem Morgen herein, begrüßte Leonie freundlich und sie fing an zu schreien. Ich begriff natürlich sofort: Das könnte jetzt das Erleben der Fremdheit sein, die sogenannte 8-Monats-Angst. Ihre Oma versuchte sie zu trösten, ich setzte mich in angemessenem Abstand hin. Leonie beruhigte sich nach einigen Minuten und betrachtete mich immer wieder forschend, als würde sie mich zum ersten Mal sehen. Dann kam ihre Mutter nach Hause, sie war insgesamt drei Stunden fortgewesen.

Leonie brüllte los, als sie ihre Mutter sah. Diese nahm sie auf den Arm, war zunächst etwas erstaunt, ließ sie dann aber erstmal schreien. Nach ein paar Minuten, nachdem Leonie ihren Schmerz und ihren Ärger herausgebrüllt hatte, wurde sie ruhig, zufrieden und lächelte ihre Mutter wieder selig an.

Acht Monate vielfältigster Erfahrungen ermöglichten es Leonie, auch hier ihre Gefühle zum Ausdruck zu bringen. Und ihre Mutter nahm sie an und ging darauf ein. – Ich habe übrigens zigmal miterlebt, wie die Mutter Leonie beim Waschen und Wickeln immer wieder ganz von Kopf bis Fuß mit den Händen umstreichelt hat, was Leonies Mutter nicht bewußt war.

In Leonies Familie wird der Raum gelassen und ist die Bezogenheit da für eine lebendige Entfaltung und Entwicklung der spontanen Geste, des wahren Selbst in Aktion. Ich habe auch Leonies Bruder erlebt und bei ihm in seiner ganz eigenen Art Entsprechendes beobachtet, auf seiner reiferen Altersstufe. Selbstverständlich hat der Vater hier auch eine große Bedeutung und wirkt direkt und indirekt bei den von mir beschriebenen Interaktionen mit. Ich habe ihn im direkten Umgang mit Leonie nicht erlebt, meine aber aus Äußerungen der Mutter und der gesamten Atmosphäre annehmen zu können, daß er an dieser kreativen Entwicklung seiner Kinder, auch im Sinne einer primären Väterlichkeit, beteiligt ist.

Es ist ja ohnehin die Entstehung eines wahren Selbst innerhalb einer raumlassenden Beziehung nur vorstellbar, wenn Drittes bei Zweien sein kann. Und dieses Dritte korrespondiert in jedem Fall, wenn es um Mutter und Kind geht, mit dem Vater oder dem Väterlichen. In den ersten Lebenswochen des Säuglings, in denen die Qualität einer primärmütterlichen Zuwendung und Versorgung gebraucht wird, kommen in der Mutter ihre eigenen Erfahrungen als Kind, ihre Erwartungen an sich als Mutter, ihr Vaterintrojekt und neben den Umweltbedingungen ganz sicher die Haltung und das Verhalten des konkreten Vaters zum Tragen.

Ehebald hat im vergangenen Herbst in Lindau einen Vortrag über die primäre Väterlichkeit gehalten. In der sich daran anschließenden Arbeitsgruppe haben wir versucht, die primäre Väterlichkeit, das, was sie sein könnte, konkret zu fassen zu kriegen. Die Einstellung des Vaters zum Kind und zur Mutter des Kindes ist wichtig, kann jedoch nicht alles sein, was wirkt. Ich kann jetzt die intensive und lebhafte Diskussion, an der sich vor allem auch Väter beteiligt haben, nur auf ihre Ergebnisse hin zusammenfassen: Der Säugling wird, wenn sein Vater ihn berührt und auf den Arm nimmt, ihn versorgt, mit ihm spricht, andere taktile Erfahrungen machen aufgrund eines anderen Druckes, anderer Reize, anderer Geschwindigkeiten, er wird andere Geruchsempfindungen wahrnehmen, er wird den Unterschied in der Stimme wahrnehmen (was nachgewiesenermaßen ja schon der Fötus im Mutterleib kann), und er wird die andere Gefühlsbefindlichkeit empfangen, die vom Vater kommt und mit welcher der Vater auf ihn eingeht. Ich meine, der Säugling erfährt nicht nur die allmähliche körperlich-psychische Differenzierung vom Mutterobjekt, sondern dieses primäre Mutterobjekt differenziert sich ebenfalls in zwei Objekte. So werden es drei, weil es drei sind.

Frank stellt in seinem Aufsatz »Zur Rolle des Vaters bei psychosomatischen Erkrankungen im Kindesalter« eindrücklich dar, wie das Vaterobjekt die gesunde Separation des Säuglings vom Mutterobjekt und die Herausentwicklung aus Körperaffekten in Symbolbildung und Phantasietätigkeit ermöglicht. Andersherum bestätigt er, daß bei psychosomatischen Erkrankungen nicht nur Wahrnehmungs- und Abgrenzungsschwierigkeiten in der Kind-Mutter-Beziehung vorhanden sein können, sondern in den meisten Fällen der Vater entweder ganz ausfällt oder zu stark mit der Mutter oder dem Säugling identifiziert ist und als Dritter zu wenig spürbar ist.

In einer Arbeit über »Phantasie und Realität bei psychosomatischen Störungen« erwähnt Peter Kutter, daß es bei psychosomatisch Erkrankten eine Gruppe von Patienten geben könnte, »bei denen der Aufbau von Symbolen partiell gar nicht stattgefunden hat«.

Mir ist es wichtig, auf das Defizit oder Fehlen der Entwicklung von Symbolen und Phantasien bei bestimmten Patienten hinzuweisen. Denn das scheint mir direkt mit der Entstehung der spontanen Geste aus der eigenen sensomotorischen Lebendigkeit heraus und der Bedeutung, die sie im Laufe der kindlichen Entwicklung bekommt, zu tun zu haben. Spontane Gesten, die nicht zu Signalen auf dem Boden primärer Objektbeziehungen werden können, geraten in Fehlentwicklungen in der Weise, daß sie z. B. wieder aufgegeben werden, daß kaum Halluzinationen gebildet werden, daß Halluzinationen nicht relativiert und in Symbole umgeformt werden können, daß sich aus der Fähigkeit, Symbole zu bilden, keine Phantasietätigkeit entfalten kann. Das, was ursprünglich als spontane Geste lebendig wurde oder war, erfährt Verformungen und Verdrängungen, denen wir in der Praxis dann bei unseren Patienten begegnen mit der Frage, wie wir ihnen wieder zu ihrer eigenen Lebendigkeit verhelfen können. An zwei Fallbeispielen will ich nun zeigen, wie ich das, was ich mit Winnicott die spontane Geste nenne, in der Praxis erlebte.

Eine 16jährige Jugendliche, ich will sie Birgit nennen, kam zu mir wegen depressiver Phasen, in denen sie wiederholt an Suizid denken mußte. Birgit war bei mir aufgeschlossen und gesprächig, sie erzählte von ihren Erlebnissen und in zunehmendem Maße von dem Sinnlosigkeits- und Leeregefühl, wenn sie allein war. Rekonstruktionen ihrer Kindheitserlebnisse zeigten Zusammenhänge und Ursachen. Dennoch konnte ich Birgit nicht wirklich helfen, ihr ging es weiter schlecht und meine Ohnmacht und Hilflosigkeit ihr gegenüber nahmen zu. In einer Stunde fiel mir auf, daß Birgit sich einen Moment zuvor anders hingesetzt hatte, sie wandte mir eine andere Körperseite zu und saß aufrechter, und sie begann zu schweigen. Sie schwieg über einen für sie ungewöhnlich langen Zeitraum. In der darauffolgenden Stunde erzählte mir Birgit, daß sie eine »Sauwut« auf mich gehabt hätte, weil immer sie reden müsse, ich würde immer abwarten und nie etwas von mir erzählen. Dieses körperliche Signal und das Schweigen – diese Geste – waren der Anfang davon, daß Birgit mir in den folgenden Stunden ihre ambivalenten Gefühle ausdrücken konnte, zunehmend direkter und nicht wie beim ersten Mal in der Vergangenheitsform. Es war der Anfang, daß bestimmte, zuvor verdrängte Gefühle aus ihrem Körper heraus und mit ihm zusammen da sein konnten.

Michael kam mit neun Jahren zu mir in Behandlung wegen einer Neurodermitis. Er litt unter dieser Krankheit seit seinem dritten Lebensmonat. Ich begann diese Behandlung ohne die Erwartung, ihm eine Heilung von der Neurodermitis zu ermöglichen. Ich wollte ihm helfen, mit dieser Krankheit umzugehen und damit zu leben, es gab eine Reihe von Problemen, die die Neurodermitis begleiteten. So war auch relativ bald zu erkennen, in welchem Ausmaß Michael von seinen Eltern gebraucht wurde und narzißtisch besetzt war. Unter dem Druck ihrer eigenen Ängste griffen sie mit ihren Phantasien und körperlichen Handlungen nicht nur auf Michaels Person über, sie gingen meinem Eindruck nach oftmals ganz in ihn hinein.

Michael wirkte anfangs sehr angstvoll auf mich, so daß ich mich extrem zurückhaltend und vorsichtig ihm gegenüber zeigte. In der ersten Stunde bewegte er ständig einen Plastikgegenstand im Mund, ich konnte sein Sprechen schwer verstehen. Über 25 Stunden kämpfte er dann darum, mich im Tipp-Kick, einem Tisch-Fußball, das ich damals recht gut konnte, zu besiegen. Als er das geschafft hatte, schloß sich eine Behandlungsphase an, in der Michael mich mehr und mehr beherrschte. Ich hatte während der Cowboy- und Indianerkämpfe keinerlei Spielraum mehr für eigene Handlungen. Ich fühlte mich ohnmächtig, hilflos und körperlich manchmal wie ausgelöscht. Ich versuchte, mit Michael über dieses Geschehen zu sprechen, irgendwie auch Grenzen zu setzen und eigenen Impulsen von mir Raum zu geben. Es brachte keine erkennbare Hilfe, Michael bemächtigte sich weiterhin meiner Person. Dann kam ich in meiner Not dahin, es einfach so zuzulassen, mein innerstes Lebendiges dabei zu bewahren und das Quälerische auszuhalten. Ich begann, den gequälten Säugling in Michael wahrzunehmen und Gefühlsphantasien von einem entsetzlich schreienden Kind zu entwikkeln und mit meinen Vorstellungen nach einem gesunden Michael zu suchen, wie er wohl wäre wenn...

Von diesen Vorgängen in mir verbalisierte ich Michael gegenüber nichts. Michael kam in etwa dieser Zeit auf unser erstes Spiel, das Tipp-Kick, zurück und wurde nun selbst wie ein kleines Kind. Er pfiff und sang, er plapperte Sprüche, gurgelte, schnalzte, erfand neue Sprechweisen, lachte, schimpfte, hüpfte und rannte im ganzen Raum herum. Ich erlebte ihn übersprudelnd lebendig und spontan. Dann wollte Michael keine weitere Verlängerung der Therapie und hörte aus eigenem Willen mit 150 Stunden auf. In den letzten Stunden spielte er Mikado mit mir und führte mir seine sieben verschiedenen Arten von Pfiffen vor. Nach diesen Stunden gellten mir noch lange die Ohren. Ein halbes Jahr nach Therapieende kamen die Eltern noch einmal zu mir und berichteten, daß die Neurodermitis recht gut abgeheilt sei, Michael seine Gefühle jetzt allerdings sehr heftig zum Ausdruck bringen würde, was manchmal etwas strapaziös sei.

Was sich zwischen Michael und mir entwickelte, weist zum einen auf Bions Bild vom Mutter-Objekt als »Container« und vom Säugling als »contained object« hin, zum anderen auf Lebovicis Darstellung »phantasmatischer Interaktionen« zwischen Mutter und Kind.

Nach Bion sind Körperempfindungen, körperliche Sinneseindrücke und Gefühle für den Säugling während der paranoid-schizoiden und depressiven Phase noch nicht klar unterscheidbar. Es sind zerstreute Wahrnehmungselemente, die eines Containers bedürfen, um sich zu organisieren, d. h. erst durch die introjektive Identifizierung mit einem Mutterobjekt, das Körperempfindungen und Emotionalität in Zusammenhänge bringt, Struktur in das Chaos von Körperempfindungen und Gefühlen bringt und auf diese Weise Ängste abbaut, können Phantasien und Traumgedanken entstehen.

M. E. ist die wünschenswerte introjektive Identifizierung mit dem Mutterobjekt nur möglich, wenn dieses primäre Mutterobjekt ein primäres Mutter-Vater-Mutter-Objekt ist und als solches auch vom Säugling verwendet werden kann. Damit will ich sagen, Projektion, projektive Identifikation und introjektive Identifikation sind psychische Mechanismen, die sich mit der spontanen Geste, mit den frühesten körperlich-vitalen Ausdrucksmöglichkeiten der sensomotorischen Lebendigkeit bilden, und alles miteinander kann nur dann in der primären Beziehung bestehen bleiben und sich entfalten, wenn das primäre Mutterobjekt die Urszene in sich trägt – und damit ist es ein primäres Mutter-Vater-Mutter-Objekt. Wenn das nicht ist, kann sich der psychische Mechanismus der projektiven und introjektiven Identifikation nicht entwickeln, das Kind bleibt autistisch oder fallt darauf zurück und benutzt die autistische Abwehr als Schutz vor dem Chaos.

Zu den »phantasmatischen Interaktionen« Lebovicis ist zu sagen: Er differenziert das Baby in drei Babies: 1. dem Baby, das von der Mutter mit dem Wunsch nach Mutterschaft und ihren eigenen Imagines besetzt wird, 2. dem Baby, das dem ödipalen Wunsch nach einem Kind und der Fortführung der Familie in die Zukunft entspricht, und 3. dem Baby, das real da ist und »das dank seiner frühen Fähigkeiten und Kompetenzen in Interaktion mit der Mutter tritt«.

Ich meine, ich war Container für Michaels Katastrophe und habe zugleich Phantasien von einem möglichen neuen, anderen Michael entwickelt, einen Entwurf gefertigt, mit dem er dann etwas »machte«.

Noch deutlicher wird das, was ich mit Michael erlebt habe, in der Behandlung psychotischer und autistischer Patienten. Diese Patienten sind in einer Körper-Psyche-Katastrophe der Säuglingszeit steckengeblieben oder darauf zurückgeworfen worden. Wenn wir Teile des Chaos oder das Chaos überhaupt in der Therapie übertragen bekommen, können wir in große Bedrängnis mit unseren Körperempfindungen geraten. Spätestens dann kommt die Frage, ob wir in der psychoanalytischen Therapie nicht doch auch auf der körperlichen Ebene arbeiten sollten. Meine Erfahrung ist hier, wenn es mir gelingt, Körperempfindungen der Gegenübertragung in Phantasien umzuwandeln und Phantasien auf ihre möglichen Ursprünge im Körperlichen zurückzuführen und jeweils Zusammenhänge zu finden und zu fühlen, wenn das entstehen kann, was Francis Tustin in diesem schönen Bild beschreibt, daß sich eine Haut um Therapeut und Patient bilden könne, dann wird das die Basis für ganz Neues zwischen dem Patienten und mir. Mein Patient kann die spontane Geste wagen und sie bekommt Bedeutung für uns beide.

Literatur

Becker, Stephan: *Objektbeziehungspsychologie und Katastrophische Veränderung*, Dissertation, Tübingen, 1989.

Frank, Herfried: Zur Rolle des Vaters bei psychosomatischen Erkrankungen im Kindesalter, in: *Praxis der Psychotherapie und Psychosomatik,* Band 33, Heft 5, September 1988.

Kutter, Peter: Phantasie und Realität bei psychosomatischen Störungen, in: *Praxis der Psychotherapie und Psychosomatik,* Band 33, Heft 5, September 1988.

Lebovici, Serge: Einige Bemerkungen zum Begriff der phantasmatischen Interaktion, Vortrag 1986, Freiburg, Übersetzung: Erika Kittler.

Mahler, Margret S.: *Studien über die ersten drei Lebensjahre*, Stuttgart 1985.

Mahler, Margret S.: *Symbiose und Individuation,* Stuttgart 1972.

Meltzer, Donald: *Traumleben,* München, Wien 1988.

Montagu, Ashley: *Körperkontakt,* Stuttgart 1988.

Rodman, F. R.: *The Spontaneous Gesture,* Havard University, Cambridge / London 1987.

Spitz, Rene A.: *Nein und Ja,* Stuttgart 1970.

Spitz, Rene A.: *Vom Dialog,* Stuttgart 1976.

Stork, Jochen: *Zur Psychologie und Psychopathologie des Säuglings,* Stuttgart-Bad Cannstatt 1986.

Tustin, Francis: *Autistische Zustände bei Kindern,* Stuttgart 1989.

Tustin, Francis: Psychotherapie mit Kindern, die nicht spielen können, in: *Int. Rev. Psycho-Anal.* 1988, 15, S. 93-106.

Winnicott, Donald W.: *Die therapeutische Arbeit mit Kindern,* München 1973.

Winnicott, Donald W.: *Reifungsprozesse und fördernde Umwelt,* München 1974.

Winnicott, Donald W.: *Vom Spiel zur Kreativität,* Stuttgart 1973.

Uta Einnolf

Inszenierungen und Reinszenierungen in der analytischen Kinderpsychotherapie

Der Erwachsene entlastet sein Herz von Schrecken,
genießt ein Glück verdoppelt, indem er es erzählt.
Das Kind schafft sich die ganze Sache von neuern,
fängt noch einmal von vorn an . . .
Als Spiel tritt die Gewohnheit ins Leben und in ihr,
in ihren starrsten Formen noch, überdauert ein Restchen Spiel
bis ans Ende.
Walter Benjamin

Kindliche Lebensäußerungen haben, wenn sie nicht physiologischen Bedürfnissen untergeordnet sind, von frühester Säuglingszeit an spielerischen Charakter. Das Spiel ist eine Äußerungsform, in der die lebensgeschichtlich entstandene Subjektivität sichtbar wird; gleichzeitig wird durch das konfliktverarbeitende Spiel im Laufe der Lebensgeschichte Subjektivität geformt. Gegenwärtiges und Zukünftiges, verwoben mit Wünschen, Ängsten, Affekten und den zugrundeliegenden Bedürfnissen, sind in spielerischen Szenen, in den Als-ob-Szenen und in den Immer-wieder-Szenen des kindlichen Spiels darstellbar.

Seit dem Beginn der Kinderanalyse wird das spielerische Handeln verstanden als die »via regia« zum Unbewußten des Kindes, ähnlich wie freie Assoziationen und Träume in der Erwachsenenanalyse. In der Kinderanalyse wird im Spiel die Spiegelung der Trieb- und Ich- Entwicklung, der Objektbeziehungen und der Selbstentwicklung des Kindes beobachtet. Der Spielraum kann als Übergangsraum betrachtet werden und die Spielobjekte z. B. als Übergangsobjekte, als Symbolisierungen von Objekt- und Selbstrepräsentanzen.

Jedes Spiel, ganz gleich, ob es sich in kreativen Gestaltungen, Rollenspielen, Regelspielen, in verbaler oder averbaler Art verdeutlicht, zeigt in seiner Symbolik eine Mehrfach-Determiniertheit, die für die therapeutische Arbeit eine Vielheit von Interpretationsmustern möglich werden läßt.

Darüber hinaus werden in jeder Spielsequenz, in die der Psychotherapeut oder die Psychotherapeutin miteinbezogen wird, neben dieser auf der Inhaltsebene als Selbstdarstellung ablaufenden Prozesse auch die Züge von Interaktionen deutlich, deren Bedeutung auf ein Wechselspiel von Übertragung und Gegenübertragung hinweist. Bewußte und unbewußte Beziehungsformen greifen ineinander und lassen ein Bild von Gegenseitigkeit entstehen. Das Nebeneinander- und Ineinandergreifen von inhaltlichen Selbstdarstellungen des Kindes auf einer vielschichtigen Symbolebene auf der einen Seite und die gleichzeitigen Interaktionen zwischen zwei Personen auf der anderen Seite lassen unterschiedliche Schwerpunkte (ebenso unterschiedliche Sichtweisen) im Behandlungsverlauf zu. Diesen speziellen Interaktionszusammenhängen als einem Aspekt in der analytischen Kinderpsychotherapie möchte ich mich hier besonders zuwenden.

Zuvor noch einige Überlegungen zur Bedeutung des Begriffs »Szene«. Eine Szene ist in der Literatur die kleinste Einheit eines Dramas. Aber sie ist mehr als nur der Schauplatz einer Handlung. In einer Szene spielt die Interaktion zweier oder mehrerer Personen in Raum und Zeit eine wesentliche Rolle. Das Handeln wird getragen von einem Gedanken, einer Idee, einer Phantasie, die Gestalt annimmt. Eine besondere Rolle spielen Bedürfnisse und Affekte, die entweder bewußt oder latent die Dynamik des Geschehens beeinflussen. Die aus diesem Zusammenspiel entstehende Szene ist wiederholbar und doch aufgrund ihrer zeitlich gebundenen Dimension jeweils einmalig. Inszenierungen können einen befreienden Raum bieten, etwa in dem Sinne wie Peter Zadek es meint, wenn er sagt: »Theater ist ein Freiraum für Exzesse, Verrücktheiten, Wut und Freude – Gefühle, die im Alltag der Grauheit unserer Zeit nur noch verdünnt, wie Schleimsuppen ihren Platz haben.« (in: Belgrad u. a., 1988, S. 175)

Im Theater, wie in den Szenen des alltäglichen Lebensdramas, besonders aber in kindlichen Spielinszenierungen werden effektvolle Handlungsabfolgen zu bedeutungsvollen, bewußten oder unbewußten Selbstinszenierungen des Einzelnen. Die lustvollen oder leidvollen Verstrickungen können dabei wiederholt und variiert werden. Die Aufgabe der Analyse ist es, die Unbewußtheit der Interaktionen und ihre episodischen Zusammenhänge zu erkennen.

In der Geschichte der Psychoanalyse hat der Begriff der »Szene« eine wichtige Rolle gespielt. Die »Ur-Szene« und deren sexuelle Derterminante nimmt eine zentrale Stellung innerhalb der Freudschen Psychoanalyse ein. Sie war das Zentrum von kontroversen Diskussionen in der Folge der Weiterentwicklung der Psychoanalyse.

Auf andere Weise begreift Alfred Lorenzer psychoanalytische Arbeit als »szenisches Verstehen« (Lorenzer, 1970). Er versteht Phantasien als »imaginierte Objektbeziehungen« szenischer Arrangements, in denen bestimmte Interaktionsmuster ausgelegt werden. Hier wird auf einer breiten Basis das Zusammenspiel zwischen zweier an der Analyse beteiligter Personen betont und gleichzeitig die Bedeutung nichtsprachlicher Abläufe untersucht: »Indem das szenische Spiel gespielt wird, stellt sich die Inszenierung auf drei Ebenen strukturell übereinstimmend ein: Im szenischen Interagieren auf der tiefsten, nichtsprachlichen Ebene, im szenischen Verstehen auf der Ebene der Traumerzählung und auf der höchsten Ebene im ›Beim-Namen-Nennen‹ der Szene. Das szenische Moment verbindet das sprachlose Zusammenspiel mit den Bilddarstellungen und diese mit dem ›Beim-Namen-Nennen‹.« (Lorenzer, 1983)

Die besondere Hervorhebung der »Erschließung des Unsagbaren im Bild« bei Lorenzer läßt sich auf die kreativen Inszenierungen kindlicher Spiele in der Kinderanalyse übertragen. Wichtig ist mir hier die Betonung, die auf der Erschließung des Unsagbaren liegt. Darüber hinaus glaube ich aber, daß es sich nicht nur um stummgewordene oder unerlöste Empfindungen, die so in einer Szene Ausdrucksmöglichkeiten gefunden haben, handelt, sondern auch um die Wiederbelebung sehr früher Erinnerungsspuren, die nur in bildhaften episodischen Handlungsabläufen erinnert werden können. Der Kampf um die Darstellbarkeit des Unsagbaren, des Verzweiflungsvollen der frühkindlichen Störung, bedeutet in der Kinderanalyse neben der Freude an der unbefangenen Kreativität des Kindes, die gelegentlich qualvolle Suche nach Verstehen. Dies zeigt sich insbesondere dann, wenn es sich um sogenannte frühgestörte, motorisch unruhige Kinder handelt, deren Sprachmöglichkeit für emotionale Empfindungen nur begrenzt sind, ihre Geduld für Handlungsaufschub sehr eingeschränkt und die Spielfähigkeit gestört ist. Hier werden oft szenische Darstellungen mit Hilfe der Analytikerin/des Analytikers als Selbstobjekt oder als Objektsrepräsentanz in Szene gesetzt. Ich möchte jetzt ein Beispiel aus der Anfangsphase einer Kinderanalyse beschreiben.

»Die unzulängliche Mutter« – »das unerreichbare Kind«

Ich nenne den Patienten Guido, er ist acht Jahre alt, es ist etwa die 25. Stunde. G. ist ein temperamentvoller Junge, dessen Spielstörung, dessen massive Ängste durch aggressive Verhaltensweisen verdeckt werden. Äußerlich ist er ein ansprechendes Kind, nett gekleidet. Seine linke Hand hält er in der Öffentlichkeit meist verborgen. Sie ist mehrfach operiert, die Finger sind kürzer und vernarbt.

G.s Stunden sind gekennzeichnet durch Unruhe, häufige Spielabbrüche, durch ein großes Bedürfnis nach grandioser Selbstdarstellung. Eine bestimmte Szene, die sich in verschiedenen Stunden in unterschiedlichen Variationen wiederholt, macht ihm und mir zu schaffen. Unsere Verständigungsmöglichkeit beginnt zu stagnieren. Ein gegenseitiger Unwille wächst. Es zeichnet sich folgendes ab:

> G. spielt in einem großen Kellerraum Tischtennis, ohne Tischtennisplatte und Netz. Es scheint für ihn Regeln zu geben, aber ich kenne sie nicht, er teilt sie mir nicht mit. Er versucht, den leichten Ball mit voller Kraft zu mir herüberzuschießen, wobei der Ball gegen Decken und Wände prallt, so daß die Richtung, die er nehmen wird, nur schwer einzuschätzen ist. Ich habe keine Chance, ihn wirklich zu erreichen und zurückzugeben. Gleichzeitig werde ich beim Bücken nach dem Ball mit einem sehr ungeduldigen »Mach, mach!« angesprochen. Mein Versuch, ihm den Ball möglichst »mundgerecht« zurückzuwerfen, scheitert meist an seiner motorischen Unruhe. Er kritisiert und tadelt mich deshalb. Seine Ungeduld und mein Gefühl, es ihm nicht rechtmachen zu können, steigern sich. Er zählt triumphierend die Treffer, wenn er die Wand hinter meinem Rücken mit dem Ball erreicht hat. Ich hingegen werde aufgefordert, ihm den Ball »richtig« zuzuwerfen, so daß er ihn mit seinem Schläger erreichen könnte. Ein Zirkel von Frustrationen und Gegenfrustrationen steigert sich wechselseitig und ergibt eine Stimmung von Gereiztheit. Das Spiel endet mit einem Spielabbruch.

Lassen Sie mich eine Weile bei dieser Situation bleiben. Erst aus der Distanz des Protokollschreibens im nachhinein wird mir die Vieldeutigkeit dieses Spiels bewußt, gelingt es mir, aus der Bedrängnis der Aktualität heraus durch eine Reflektion der Gefühle verschiedenen Bedeutungen nachzuspüren. Die Vehemenz, mit der G. seine eigenen

Vorstellungen, auch seine Schläge inszeniert, lassen mich an ein vitales Bedürfnis denken. Seine Aktivität ist auf mich gerichtet, aber sie scheint zu scheitern. Vordergründig könnte gesagt werden, das Kind lernt auf eine ungewöhnliche Art und Weise Tischtennis zu spielen. Es überfordert dabei sich und die Analytikerin. Ich könnte diese Szene als eine anale Machtkonstellation mit Kampf und Rivalität, in der das Kind um die eigene kraftvolle Position kämpft, betrachten.

Ich könnte diese Szene auch als einen Versuch der Wiederherstellung seiner verletzten Selbstachtung verstehen, in dem er den aktiven Part übernimmt. Ich könnte sagen, daß mehrfache subjektive Erfahrungen dieses Kindes – mit einer schwer belasteten frühkindlichen Geschichte – zu einer regredierten und fragmentierten Selbstentwicklung führten. Der Verlust an Selbstachtung in frustrierenden Situationen ist mit so großer Angst besetzt, daß in entsprechenden, als Bedrohung erlebten Momenten Sofortmaßnahmen ergriffen werden, um den regressiven Prozeß umzukehren. D. h. der Patient leugnet seine motorische Ungeübtheit und Unkenntnis des Spiels, projiziert sie auf die Therapeutin und interpretiert die eigene Handlung als gewollt und grandios.

Auf der Ebene der Objektbeziehung könnte die Szene ebenso als eine Darstellung einer »projektiven Identifikation« verstanden werden, in der der Patient die Therapeutin seine eigenen Gefühle erleben und verarbeiten läßt. Diese Gedanken führen zu einer Überprüfung meiner eigenen Gefühlsreaktionen: Sie zeigen ein Schwanken zwischen dem Wunsch, gefühlsmäßig mich zurückziehen zu wollen, und einem Ärger über die Unmöglichkeit, dieses Kind zufriedenzustellen.

In dieser Situation ist meine Arbeitshaltung, die ich in der Notwendigkeit einer zurückhaltenden vorsichtigen und doch sensiblen »gleichschwebenden Aufmerksamkeit« sehe, teilweise bedroht. Diese Beziehungskonstellation mit ihrer gereizten Verklammerung zwischen Kind und Erwachsenem, ist bei Kindern mit ausgeprägten Beziehungsstörungen ganz typisch. Es ist eine Situation, in der entweder die Verführung besteht, die Abstinenz zu verlassen, nach eigenen Bedürfnissen zu handeln, zu agieren oder aber sich gefühlsmäßig zurückzuziehen und Reserviertheit oder gar Gefühlskälte entstehen zu lassen. In der Kinderanalyse kann beides bedeuten, daß die Psychotherapeutin nicht mehr als Übertragungsperson zur Verfügung steht.

Dieser Konflikt ist in dieser Behandlungsphase eher in den Zwischenzeiten zwischen den Stunden lösbar als in der analytischen Situation selbst, in der das »Annehmen auch eigener Gefühle, Gedanken,

Phantasien, Körperempfindungen und Handlungstendenzen« (Körner/Rosin, 1985) die analytische Situation für die Analytikerin/den Analytiker schon ausreichend belasten und herausfordern.

Der Spielabbruch des Kindes wirkt wie eine notwendige Pause. Hatte G. verstanden, daß das Mißglücken unserer Beziehung an dieser Stelle eines Neuansatzes bedarf?

Bearbeitungsphase

In den nächsten Stunden versuche ich die Situation zu verbalisieren. Ich sage, daß es schwer für mich ist, es ihm rechtzumachen. Daraufhin spottet er und droht mir: »Die anderen werden über dich lachen.« Dann beginnt er selbst höhnisch zu lachen. Ich denke, daß er auf diese indirekte Weise auf seine eigene Verletzbarkeit hinweist, und ich sage: »Ausgelacht werden ist schlimm.« Daraufhin bemüht sich G., mir zu zeigen, wie ich schießen soll, was ihm aber nicht gelingt, der kleine leichte Tischtennisball fliegt wieder quer durch den Raum.

In einer weiteren Stunde, in der er die Szene wiederholt, fällt mir meine beginnende Lustlosigkeit auf, die ich als Gegenübertragung werte und sage: »Du kannst dir gar nicht vorstellen, daß ich auch gern mit dir spielen könnte.« Dieser Satz läßt ihn eine Weile innehalten, er schaut mich an, um dann etwas zögerlich weiterzuspielen.

Ich habe also in einem zeitlichen Abstand versucht, die Bestandteile einer interpretierenden Deutung zu suchen und mitzuteilen.

Zusammengesetzt könnte diese zeitlich versetzte Deutung so heißen: »Du sorgst dafür, daß ich es dir nicht recht machen kann, vielleicht weil du fürchtest, ausgelacht zu werden, und weil du dir nicht vorstellen kannst, daß ich gern mit dir spielen könnte.« Obwohl ich diese Intervention nur »häppchenweise« angeboten habe, glaube ich, daß der Patient sie verstehen konnte. Sie bezog sich in Kurzfassung auf unsere aktuelle mißglückte Beziehung, auf seine und meine Verletzbarkeit und den Beziehungswunsch.

Weitere Reflektionen

Betrachte ich noch einmal die Szene, so stellt sich mir noch ein weiteres Bild dar, in dem ich die Anmutungen dieser nichtsprachlichen Interaktionen in den Mittelpunkt der Überlegungen rücke.

Zwischen zwei Personen bewegt sich ein kleiner weißer Punkt unkoordiniert hin und her. Er wird in Gang gesetzt durch Impulse vom Kind zum Erwachsenen, vom Erwachsenen zum Kind, wobei das Zusammentreffen aufgrund der schweren Handhabbarkeit dieser Inszenierung mißlingt. Eine gegenseitige Einstimmung auf ein wechselseitiges Miteinander scheitert. Das Unkoordinierte der Motorik, die durch den Ball verstärkt wird, erinnert mich an die frühe noch wenig koordinierte Arm- und Beinmotorik eines Säuglings. Für G. bin ich nicht schnell genug, für mich ist der Zeitpunkt seiner Aktionen nicht einschätzbar.

Diese Behandlungssituation, in der ein Spiel von Kontakt und Nichtkontakt aktiv vom Kind gestaltet wird und auch das Mißlingen des Kontaktes unbewußt aktiv von Patienten herbeigeführt wird, zeigt die verzweiflungsvolle Suche nach Beziehung und auch die Verhinderung von Beziehung.

Diese Situation könnte also auch der unbewußte Versuch sein, eine bestimmte Interaktionsform darzustellen, als Wiederholung früher im averbalen Bereich liegender unbewußter Erlebnisse. Was mich beeindruckt, ist die Eigenaktivität des Kindes und das Zusammenspiel von sensorischen, motorischen und affektiven Beteiligungen. Dies und meine eigenen Empfindungen, die ich etwa mit dem Gefühl »eine unzulängliche Mutter« zu sein, zusammenfassen könnte, führen mich auf die Suche nach einem Bild für diese frühe Beziehungserfahrung.

Ich denke hier an die Untersuchungen in der Kleinkindforschung, in der kleinste Interaktionsformen zwischen Erwachsenem und Kind beschrieben werden. Innerhalb einer Spielbeziehung werden unterschiedliche gegenseitige Spannungszustände beschrieben, die zwischen niedriger, mäßiger und einem Zustand hoher Spannung wechseln. Schreien ist ein prototypischer Zustand hoher Spannung (high tension state) mit geringer Informationsverarbeitung (vgl. Stern).

Der Ball, in seiner Ungerichtetheit, erscheint mir nun wie die unkoordinierte Bewegung eines Säuglings, darüber hinaus könnte der Ball aber auch die Stelle eines mißglückten Blickkontaktes oder generell das Symbol dieses Kontaktspiels überhaupt sein. Dieser Gedanke bestärkte mich in der Hypothese, daß die ganze Szene eine Reinszenierung einer frühen mißglückten Interaktion zwischen Erwachsenem und Kind darstellen könnte. In der frühen Mutter-Kind-Interaktion, wie sie die neuere Säuglingsforschung beschreibt, werden im Spiel zwischen Mutter und Kleinkind »alternierende« Episoden, bei denen beide Partner abwechselnd aktiv sind, von »coaktiven« Episoden, die durch eine gleichzeitige Aktivität von Mutter und Kind ausgezeichnet sind, beschrieben. Im Spiel mit Guido erlebe ich das Verwischen dieser Interaktionsformen und wie im Zwang scheint das Kind die Kontaktsuche und das Mißlingen des Kontaktes zu wiederholen. Diese mißglückte Beziehungssuche im Spiel (im match) könnte auch ein »Mis-match«, eine Fehlübereinstimmung (Köhler, 1990) genannt werden. Sie heißen bei Daniel Stern: »Falsche Schritte im Tanz.«

Indem ich versuche zu beschreiben, was sich in der Beziehung zwischen dem Kind und mir abspielt, gerate ich in die generelle Schwierigkeit der Beschreibungsmöglichkeiten von emotionalen Erfahrungen. Ich erlebe, wie schwierig es ist, eine »sensomotorisch affektive Erfahrungseinheit« in einfachen Worten zu beschreiben. Daniel Stern sagt: »Eine solche Erfahrung können beispielsweise die Gefühle des Kleinkindes sein, wenn es selbst lächelt, die Betreuungsperson lächeln sieht und es innerlich mit Lust empfindet, wie seine Erregung steigert. Das ist eine verschmolzene Einheit der interpersonalen Erfahrung. Eine andere könnten die Gefühle des Kleinkindes sein, wenn es ein bedrohlich näherkommendes Gesicht wahrnimmt und einen raschen Erregungsanstieg erfährt, der negativ getönt ist und dann den Kopf scharf abwendet, wodurch sich die Intensität der Wahrnehmung des inneren Gefühls vermindert. Für das Kleinkind besteht eine soziale Interaktion mit einer Betreuungsperson aus hunderten solcher miteinander verflochtener Erfahrungseinheiten. Zudem treten diese sensomotorisch-affektiven Einheiten im Laufe jeder sozialen Interaktion Tag für Tag und immer wieder auf. Dies bietet dem Kleinkind reichlich Gelegenheit zur Verinnerlichung jeder Einheit als eine gesonderte Repräsentation.« (Stern, 1979)

Bei Guidos Inszenierungen scheinen sich der Wunsch nach einer befriedigenden Beziehungseinheit und die Furcht vor der Wiederholung von negativen Erfahrungen, von Gefühlen des Bedrohtseins zum szenischen Bild, zur aktuellen Handlung verdichtet zu haben. Im weiteren Verlauf der Therapie schien es mir zwar nicht angemessen, deutende Interventionen im Sinne der letzten Überlegungen in irgendeiner Form mitzuteilen, dennoch glaube ich, daß es mir gelang, durch eine veränderte Haltung die Verzweiflungshandlung dieses Kindes in den beschriebenen Phasen empathisch zu begleiten, sie dem Kind »selbstverständlicher« und spürbarer zu machen, indem ich gelegentlich Affekte ansprach. So sagte ich z. B.: »Immer, wenn ich wieder nicht schnell genug bin oder den Ball dir wieder nicht richtig zuwerfe, bist du wütend und zornig. Aber du versuchst es immer wieder.« G. reagiert mit etwas Zögern, Luftholen und sagt dann: »Ja, so ist es.«

Mit der Zeit schien er meine und seine »Unzulänglichkeiten« besser ertragen zu können. Es tauchten andere Spiele auf, in denen er sich vorsichtig auf neue Interaktionsformen mit mir einließ.

Zweites Beispiel

Hier eine andere Szene aus einer etwas späteren Behandlungsphase:

> Der große Raum ist restlos verdunkelt, es gibt nur ein paar große Schaumstoffkissen, die quer im Raum verteilt liegen und ein wenig Spielzeug am Rande des Raumes. G. sagt mir, daß er von mir im dunklen Raum gesucht werden möchte, ich soll das Licht löschen, bis zwanzig zählen und dann versuchen, ihn im dunklen Raum zu finden. Nachdem das Licht aus ist, ich mit Zählen aufgehört habe, herrscht eine Weile Schweigen im Raum. Ich versuche, in die Zimmerrichtung zu gehen, in der ich G. vermute. Der Raum ist so dunkel, daß ich in der Tat nur einen kleinen Lichtstreifen unter der Tür sehen kann. G. ist ganz und gar meinen Blicken entzogen. Intuitiv fange ich an, in die Stille hinein meine Bewegungen mit wenigen ruhigen Worten zu begleiten. Ich gehe vorsichtig und habe das Gefühl, daß meine Worte den Kontakt mit dem Kind halten. Ich streife an der Wand entlang, gehe in die Mitte des Raumes, stoße gegen mehrere hohe Schaumstoffkissen, betaste sie und gehe weiter. Ich versuche dabei mehr intuitiv als überlegt, meiner Stimme einen ruhigen, in der Sprechmelodie leicht verzögerten Rhythmus zu geben, unterbreche diesen Rhythmus, wenn ich unversehens irgendwo gegenstoße. Ich höre, wie dieser veränderte Sprachrhythmus bei G. ein tiefes Einatmen bewirkt. Schließlich vermute ich ihn ganz in meiner Nähe, kann seinen Atem, fast schon die Wärme seines Körpers spüren. Ich vermute ihn hinter einem hohen Kissen, das ich zunächst mit meinen Händen betaste, so daß diese Geräusche hörbar sind. Ich strecke langsam meine tastenden Hände in seine Richtung. Überrascht und fast erschrocken bin ich jedoch, als meine langsam nach vorn suchende Hand plötzlich sein mir voll entgegengerichtetes Gesicht berührt, das er offensichtlich stehend mir zugewendet hat. Ein Schweigen auf beiden Seiten.

G. schreit plötzlich auf: »Mach Licht, mach Licht!«

Wir stürzen beide gleichzeitig an den Lichtschalter und schauen dann beide uns und meine Hand an. Das Spiel ist beendet, aber Guido kann sein Erschrecken artikulieren und mir sagen, daß er gedacht hat, ich würde weiter das Kissen betasten.

Hier also eine Szene, in der wieder die Interaktion zwischen Kind und Erwachsenem eine starke sensomotorische, affektive Ausprägung zeigt. Sensorisch in dem Sinne, daß die Dunkelheit, meine Stimme und die Wahrnehmung über alle Sinne intensiv und in der Großzügigkeit von Raum und Zeit von beiden synchron tief erfahrbar ist. Das nicht sprachliche Sein des Kindes ist ausgerichtet auf die körperliche und sprachliche Aktivität des Erwachsenen. Auch die Motorik ist komplementär verteilt. Er ist bewegungslos still, wartend; ich bewege mich vorsichtig in der Spannung steigernden Situation. Die affektive Gestimmtheit erlebe ich selbst als intim, nah, die Dunkelheit scheint Schutz und Geborgenheit zu geben. Ich spüre bei meinen Bewegungen, wie ich lächle und ganz ausgerichtet bin auf eventuelle Signale des Kindes. Seine Emotionalität läßt sich nur aus wenigen Geräuschen erschließen, vielmehr aus der Gegenübertragung vermuten. Diese Situation kippt durch die letztlich so nicht erwartete Berührung um in Schreck und Spielabbruch.

Ich verstehe die Interaktion zwischen ihm und mir, die fast wie ein Traum wirkt, als ein Versuch des Kindes, die Bedingungen herauszufinden, unter denen für ihn eine Begegnung angstfrei möglich ist. Wir stoßen dabei wieder an Grenzen, die die starke Irritierbarkeit des Kindes auf der Beziehungsebene verdeutlicht. Beide erfahren, wie ängstigend die wirkliche Begegnung oder plötzliche Berührung durch einen Menschen sein kann. Ich erlebe, ähnlich wie in der ersten Situation, diesmal aber auf einer anderen Ebene, wie schwer es ist, für G. eine »good-enough-mother« zu sein, wie leicht meine Handlungen grenzüberschreitend sein können. Ich denke aber, daß neben der Notwendigkeit der Behutsamkeit (insbesondere in der »bewegenden« und »bewegten« Antwort der Kinderanalytikerin) auch das Zulassen und Bearbeiten von schmerzlichen Erfahrungen (von Wiederholungssituationen) Fortschritte in der Therapie bewirken. Die Verletzungen des Patienten können durch nicht ausreichend empathische Reaktion der Kinderanalytikerin ausgelöst werden. Sie sind unempathisch im Sinne von Handlungen, die für diesen Patienten in dieser Situation noch nicht einfühlsam genug sind. Das Durcharbeiten dieser Verletzungen, zunächst in der Bestätigung der Affekte des Kindes, später im Verstehen der ganzen Episode, bringt dem Kind eine Stabilisierung seiner Selbstrepräsentanzen, etwa in dem Sinne, daß er erlebt, daß seine Gefühle und Erlebnisse (weil sie den früheren kleinkindlichen Situationen und deren Reinszenierungen in der Gegenwart entsprechen) gerechtfertigt sind. Dazu erscheint es mir jedoch notwendig, daß die Analytikerin oder der Analytiker auch bereit ist, phasenweise die Rolle der insuffizienten Beziehungsperson, deren Empathie nicht hinlänglich genug ist, zuzulassen, um sie zu analysieren.

Joseph D. Lichtenberg weist darauf hin, wenn er sagt: »Häufig können ›Modellszenen‹, die auf tieferen Erfahrungsschichten des Unbewußten hinweisen, dadurch wahrgenommen werden, daß der Analytiker seine eigene affektgeladene Rolle und die des Analysanden, die Darstellungen und Reaktionsweisen im intersubjektiven Feld der laufenden Analyse untersucht.« (Lichtenberg, 1990)

Mit der Bezeichnung »Modellszene« ist eine sich wiederholende Lebenserfahrung (z. B. daß menschliche Berührungen schmerzhaft sein können) gemeint. Sie ist eine rekonstruierte »Erinnerung«, die häufig wiedererlebt, d. h. mit dem oder der Analytikerin inszeniert wird, z. T. direkt, z. T. in verdeckter Form.

Ich vermute, daß insbesondere kindliche Patienten mit ausgeprägten Beziehungsstörungen Möglichkeiten haben, nicht über Spielzeug und symbolische Gestaltungen oder Sprache, sondern in der Aktivierung zwischen Kind und Erwachsenem solche Interaktionsmuster zu inszenieren. Dies können Interaktionen sein, die unbewußte Erinnerungen oder unbewußte Erinnerungsspuren von Interaktionen zwischen Kind und Beziehungspersonen sind, die noch entwicklungsgeschichtlich vor der Ausbildung der verbalen Fähigkeit liegen.

Im Sinne der Wechselwirkung von Beziehungen ist es an dieser Stelle sinnvoll, Hinweise zum Hintergrund der »Handlung« der Analytikerin zu reflektieren. Welche Impulse (induziert oder/und authentisch) mögen diese grenzüberschreitende Bewegung aktiviert haben?

- War es der Impuls, das »unerreichbare Kind« zu erreichen, zu berühren?
- War es der Impuls, dem Kind im Dunkeln »die Hand zu reichen«?

Die Bedeutung, die diese Geste erhält, wird verständlicher, wenn bei diesen Gedanken berücksichtigt wird, daß die linke Hand des Kindes selbst problematisch und auffällig ist.

Hier nun einige Informationen zu Guidos Lebenssituation.

Er wurde mir vorgestellt wegen massiver Schulschwierigkeiten im ersten Schuljahr. Es gelang ihm kaum, seine Unruhe zu bändigen, kleine Mißerfolge zu ertragen, der Kontakt mit Gleichaltrigen irritierte ihn, er beantwortete sie mit Aggressionen. Den Anforderungen der Lehrer wich er aus. Die Lehrer wollten ihn trotz ausreichend guter intellektueller Möglichkeiten von der Schule verweisen. Hauptsorge für die Mutter aber war ein extrem ausgeprägter Parvor nocturnus. Das Kind schrie nachts auf, begann in der Wohnung orientierungslos herumzulaufen, laut zu weinen und sich nur nach längerer Zeit beruhigen zu lassen. Die Eltern mußten das zitternde Kind wieder ins Bett tragen. Die schlafgestörten Nächte machten Mutter und Kind nervös, unruhig und wenig belastbar.

In der Genese des Kindes zeigen sich zwei wesentliche belastende Faktoren: Zum einen war es die familiäre Situation. Die noch sehr junge, selbstbezogene Mutter, die selbst ohne Vater aufgewachsen war, versuchte mit einem noch hohen Potential an eigenen kindlichen Wünschen und Bedürfnissen und impulsiven Handlungsabläufen, dieses Kind, ihren erstgeborenen Sohn, in seinen ersten Lebensjahren allein oder mit Hilfe der Mutter zu erziehen.

Die zweite Belastung ist eine Anomalie der linken Hand, die durch acht Operationen, beginnend vom 8. Lebensmonat an, die ersten Lebensjahre des Kindes bestimmte. Die Operationen haben inzwischen die Hand funktionstüchtig gemacht. Die familiäre Situation hat sich durch eine zweite Heirat der Mutter stabilisiert. Die Belastung, die das Kind aber in seiner Frühphase erlebte, haben schwere Beeinträchtigungen psychischer Art hinterlassen. Ich erlebe G. als ein Kind mit schmerzlichem Verlust an Selbstachtung. Kleinste Beeinträchtigungen rufen sofort Notmaßnahmen des Kindes hervor, die mit Größenphantasien gekoppelt werden. In dem Versuch, die Selbstachtung wiederzuerlangen, fordert er die Umwelt heraus. Sein provozierendes Verhalten hat starke soziale Auswirkungen. Seine Unruhe und vorwurfsvolle Aggression nach außen, sein Aufschneiden und Lächerlichmachen des anderen sind für seine Umwelt nicht leicht zu ertragen, selbst dann nicht, wenn sichtbar wird, wie sehr er selbst auch leidet und wie hilflos seine Versuche sind, schlimmere innere Zusammenbrüche zu vermeiden. Das Auf und Ab dieses gestörten Selbstwertgefühls, die nach außen gekehrte Aggressivität und die Versuche, andere Personen zu benutzen, um das eigene fragile Selbst wieder stabiler zu machen, führen zu einer Vielfalt symptomatischen Verhaltens und zu seiner Ablehnung durch andere, die er seinerseits mit erneuten aggressiven Notmaßnahmen beantwortet.

Im Fortschreiten der therapeutischen Bearbeitung veränderten sich seine Beschäftigungen. Die Sprache gewinnt zunehmend an Bedeutung, wird allerdings immer noch zeitweise von mir übernommen, während G. sich überwiegend kurzer, mehr restriktiver Sätze bedient und gleichzeitig auch weiterhin seinen Körper, besonders seine Hände, in der Szenerie seiner Selbstdarstellungen benutzt.

Hier noch eine dritte Szene aus dieser Zeit.

> Aus großen Schaumstoffkissen baut sich G. eine Höhle, die er mit meiner Hilfe und durch zwei große Decken verdunkelt. Er kauert sich in dieser Hütte hinein, während ich etwa drei Schritte entfernt auf dem Boden Platz nehme. Er ist im Dunkeln, ich sitze im Licht. Er nimmt zu mir Kontakt auf, indem er ab und an eine Hand oder seinen Kopf an abwechselnder Stelle aus seiner Höhle herausschauen läßt. Er winkt mir zu und verschwindet. Nach einer Weile bittet er mich, die ich draußen sitze, ihm eine Geschichte zu erzählen. Ich vemute, daß er sich an die frühere Such-Szene erinnert und Kontakt mit mir über meine Stimme sucht. Ich frage ihn, ob er eine ausgedachte Geschichte oder ein Märchen hören möchte. Er entscheidet sich für ein Märchen.
>
> Ich blättere in einem imaginierten Märchenbuch, schlage etwa 10 Titel, die mir gerade spontan einfallen, vor. Er entscheidet sich für die Bremer Stadtmusikanten, aber ich habe das Märchen noch nicht begonnen, schon stoppt er die Erzählung und läßt mich abbrechen. Er möchte lieber das Märchen von Hänsel und Gretel hören. Ich beginne dieses Märchen, das mir im Wortlaut der Grimmschen Sammlung recht geläufig ist. Aber noch ehe ich Hänsel die Kieselsteine im Garten einsammeln lassen kann, damit er den Heimweg findet, wenn er im Wald ist, stoppt mich G. wieder und fordert ungeduldig: »Und jetzt sind sie im Wald und finden das Knusperhäuschen.« Er läßt mich das Märchen weitererzählen, unterbricht aber dann wieder, nachdem die Hexe verbrannt ist, die Schätze gefunden sind und wartet nicht ab, bis Hänsel und Gretel wieder nach Hause gehen. Ungeduldig und hastig fordert er mich auf, ein neues Märchen zu erzählen, was nicht möglich ist, da die Stunde zu Ende ist.

Ich möchte nun diese Szene getrennt einmal auf der interaktionellen Ebene und zum anderen auf einer inhaltlichen Ebene betrachten. Die

Personen der interaktionellen Ebene haben unterschiedliche Positionen: Er selbst befindet sich geschützt in einer Höhle im Dunkeln, er läßt mich draußen in sicherer Entfernung, aber er sucht den Kontakt über Gesten seinerseits und über meine Stimme. Er vermittelt sehr deutlich, daß er sich selbst »im Zentrum seiner eigenen Aktivitäten« befindet, er steuert den Kontakt mit mir. Diesmal wird die Szene nur durch das Stundenende abgebrochen. Die Situation wird getragen durch gegenseitige Vergewisserung und Aufrechterhaltung der Beziehung. Gelegentlich schiebt er seinen Kopf durch die Höhlenwände hindurch, um mir lächelnd zuzuschauen, wenn ich im imaginierten Buch blättere.

Auf der Inhaltsebene zeigt sich, daß ein sehr prägnanter Teil des Märchens ausgesucht wurde. Er gibt mir sehr deutlich Signale von der Wichtigkeit dieser Szene dadurch, daß er den Beginn und das Ende des Märchens kappt und mir durch Handsignale aus einer schützenden Hütte heraus entsprechende »Fingerzeige« gibt. Im Mittelpunkt dieses gekappten Märchenanteils stand ein Junge, diesmal nicht in einer Höhle, sondern in einem Käfig. Es ist ein Junge, der in Interaktion mit einer bedrohlich erlebten weiblichen Person steht. Ich möchte Ihnen diese Stelle aus dem Märchen nicht vorenthalten:

> Jeden Morgen schlich die Alte zu dem Ställchen und rief: »Hänsel, streck deinen Finger heraus, damit ich fühle, ob du bald fett bist.« Hänsel streckte ihr aber ein Knöchlein heraus und die Alte, die trübe Augen hatte, konnte es nicht sehen und meinte, es wäre Hänsels Finger und verwunderte sich, daß er gar nicht fett werden wollte.« (Brüder Grimm, 1949)

Beeindruckend an dieser Märchenauswahl ist die Treffsicherheit, mit der G. ein Märchenäquivalent für sein körperliches Problem und für seine Beziehungsängste findet. Im Märchen hat das »Knöchlein« an Stelle des Fingers lebensrettende Funktion. Das könnte ein Hinweis sein auf die Phantasien des Kindes über seine Handanomalien, es könnte der Versuch einer positiven Besetzung seines verletzten Körperbildes sein und eine Möglichkeit, dieses Körperbild zu integrieren. Ich glaube jedoch, daß nicht so sehr die Tatsache der Handanomalie selbst das Belastende für dieses Kind ist und war, sondern die sehr früh erlebte Ambivalenz und Enttäuschung der Mutter im Anblick der Hand ihres Kindes und natürlich auch die Prozeduren der unterschiedlichsten Operationen, mit ihren schmerzhaften körperlichen und psychischen Begleiterscheinungen.

In dieser letzten Szene erlebe ich G. als ein Kind, das den Sinn seines eigenen Seins zu begreifen versucht und Phantasien entwickelt über den eventuellen Sinn seines So-Seins. Es sind Sinnvorstellungen, die er u. a. in dieser Märchenfiguration suchen kann, nachdem er wenigstens eine Zeitlang eine für sich sichere Position in der Interaktion zu mir gefunden hat. Hier gelingt es ihm erstmals sozusagen über das symbolhafte Märchengeschehen hinaus, die Dinge »beim Namen zu nennen«, die ihm zu schaffen machen. In dieser Therapiesequenz ergibt sich durch die Einführung des Märchens sozusagen eine Szene in der Szene. Auf der interaktionellen Ebene wird die Beziehung auf Schutz und Distanz angelegt und gibt dadurch Sicherheit. Die dahinterliegenden Ängste werden noch nicht überwunden, aber kontrollierbar. Auf der inhaltlichen Ebene zeigt sich im Märchen die spezifische Bedrohungssituation sowie auch ein entsprechender Lösungsversuch. Es ist eine Szene, die mir für dieses Kind von signifikanter Bedeutung zu sein scheint.

In jeder Kinderpsychotherapie gestalten sich besondere Szenen heraus, die eine neue Verstehens- und Bearbeitungsphase und auch neue Deutungsmöglichkeiten im weiteren Prozeß einleiten. Lichtenberg schreibt: »Wenn Analytiker in das intersubjektive Feld einer Analyse eingetaucht sind, nehmen sie häufig die Essenz der Kommunikation des Analysanden in Form einer ›Szene‹ der Repräsentation wahr, die einen Auszug aus signifikanten vergangenen und/oder gegenwärtigen Erfahrungen darstellt.« (1989, S. 76)

Die drei Therapieausschnitte zeigen ein unterschiedliches Niveau der Symbolisierungsfähigkeit des Kindes und jeweils unterschiedliche Beziehungsmuster: Das Niveau der nichtsprachlichen Ebene, das der Traumerzählung und das Niveau des »Beim-Namen-Nennens«.

Zur Möglichkeit, in der therapeutischen Situation Szenen zu finden, die der analytischen Bearbeitung zugänglich sind, hier noch einige grundsätzliche Überlegungen: Die Analytikerin/der Analytiker befindet sich auf der Suche nach Sinnzusammenhängen von verschlüsselten und auf unterschiedlichen Ebenen dargebotenen Inhalte und Beziehungsangebote in der Analyse. Sie oder er selbst begibt sich in einen Prozeß des miteinander Handelns, der Wahrnehmung von eigenen Empfindungen und Verstehensansätzen, der Möglichkeiten von Hypothesenbildungen und Hypothesenüberprüfungen. Diesen Prozeß werde ich in einzelnen Schritten, die zum Teil auch gleichzeitig laufen, beschreiben:

1. Die Szene wird ermöglicht durch ein gleichbleibendes Settingangebot, d. h. eine Atmosphäre der kontinuierlichen Anwesenheit der

Analytikerin/des Analytikers, die es dem Kind ermöglichen, Empfindungen, Gedanken, Handlungsimpulse und Phantasien zu aktualisieren in Sprache, Spiel und Bewegung.

2. Szenen werden von der Analytikerin/dem Analytiker miterlebt, mitgestaltet und beobachtet. Hierbei bedarf es eines Wechsels von Empathie und gleichbleibender Handlungsbereitschaft zur Reflektion der Szenen von einer mehr distanzierten, exterritorialen Sicht aus. Dieser exterritoriale Standpunkt kann in kurzen Phasen während der Therapie oder in den Phasen zwischen den Stunden erreicht werden.
3. Die Analytikerin/der Analytiker läßt in sich ein möglichst umfassendes Verständnis der Szene entstehen. Dieses Verständnis kann in unterschiedlichen Schritten wachsen:
   - durch Miterleben und Beobachten der Handlung an sich,
   - durch Beachten der kreativen Spielvarianten,
   - durch Wahrnehmen der Wechselwirkung der Emotionen,
   - durch eigene Einfälle und Anmutungen, die zum Erkennen früher Beziehungsformen führen können. (Die Erkenntnisse der neuen Kleinkindforschung können das Spektrum des Verstehens früher episodischer Erlebnisformen erweitern.)
4. Durch die verbalisierten oder auch nur verhaltensmäßig dokumentierten Deutungen werden die Modellszenen überprüft und an die unbekannten unbewußten Phantasien des Kindes angenähert.
5. Aus neuen Szenenvariationen, die im Verlauf der weiteren Therapie vom Kind angeboten werden, ergeben sich Verwerfungen und Ergänzungen der Interpretationen.
6. Dadurch ergibt sich ein längerer Prozeß des Verstehenlernens, der Bestätigung oder der Überprüfung des Verstehens im Miteinander der immer wieder neu sich entwickelnden und aufeinander bezogenen Interaktionen und Reinszenierungen alter Beziehungsmuster, die auch als internalisierte und im Spiel externalisierte frühe Objektbeziehungsformen angesehen werden können.

Nachtrag

Dieser Beitrag von 1991 kann heute (seit dem Erscheinen von Daniel N. Sterns *Die Lebenserfahrungen des Säuglings*, in Deutsch 1992) durch genauere Literaturangaben besser belegt werden. Die Arbeit war ein

Versuch, die sich auch in Deutschland schnell verbreitenden Ergebnisse der Kleinkindforschung in behandlungstechnische Überlegungen zu integrieren und in der therapeutischen Praxis in Form von Mikroanalysen zu nutzen.
Heute könnten auch die zunehmenden Erfahrungen, atmosphärische und nonverbale Inszenierungen im Zwei-Personen-Dialog für Interpretationen zu nutzen und sie als „Enactments“ differenziert zu verstehen, weitere Interpretationsmöglichkeiten eröffnen. So wie auch die Traumaforschung neue Verstehensmöglichkeit bereit hält.
Mir selbst wurde im Nachfeld dieses Beitrags und durch die inzwischen weiter gegangene Entwicklung der Psychoanalyse noch deutlicher, wie sinnvoll es ist, affektive Zustände des oft traumatisch belasteten Patienten anders zu beantworten: nämlich durch Sinngebung affektiver Erregungszustände und Zusammenfügung scheinbar sinnloser Erlebnisfragmente. Reifere neurotische Konflikte mit ihren Deutungsmöglichkeiten der Konfliktbereiche können darüber hinaus erstere Zustände überlagern oder daneben bestehen, je nach Störungsbild.
Die Mikroanalyse einzelner Behandlungssequenzen bietet auch heute noch eine gute Möglichkeit hierzu.

Literatur

J. Belgrad, u. a. (1988): *Sprache – Szene – Unbewußtes*, Nexus Verlag.

W. Benjamin (1966): *Angelus Novus*, Suhrkamp Verlag.

Brüder Grimm (1949): *Kinder- und Hausmärchen.* München: Winkler-Verlag

L. Köhler (1990): Neuere Ergebnisse der Kleinkindforschung, in: *Forum der Psychoanalyse,* Heft 6, S. 32-51.

J. Körner/U. Rosin (1985): Das Problem der Abstinenz in der Psychoanalyse, in: *Forum der Psychoanalyse,* Heft 1, S. 25-47.

J. D. Lichtenberg (1990): Einige Parallelen zwischen den Ergebnissen der Säuglingsbeobachtung und klinischen Beobachtungen an Erwachsenen, besonders Borderline-Patienten und Patienten mit narzißtischer Persönlichkeitsstörung, in: *Psyche*, Heft 10, Oktober 1990.

J. D. Lichtenberg (1989): Modellszenen, Affekte und das Unbewußte, in: *Selbstpsychologie*, Verlag Internationale Psychoanalyse.

A. Lorenzer (1970): *Sprachzerstörung und Rekonstruktion*, Suhrkamp Verlag.

A. Lorenzer (1983): Interaktion, Sprache und szenisches Verstehen, in: *Psyche*, Heft 2, 37. Jahrgang, Klett-Cotta.

D. Stern (1979): *Mutter und Kind. Die erste Beziehung*, Klett-Cotta.

Rose Ahlheim

Salz auf der Haut und Tintenwolke

Über die Verwendung der Neurodermitis im psychischen Abwehrsystem zweier Vorschulkinder

Jede Behandlung fordert uns heraus, Neues zu lernen, Unbekanntes zu erforschen und unser Wissen zu überprüfen. Umso anregender war für mich die Erfahrung, in zwei parallel laufenden Therapien mit zwei gleichaltrigen Kindern aus vergleichbarem kulturellem Umfeld mit gleicher Symptomatik zu arbeiten. Ich hatte kaum erwartet, vor so unterschiedlichen Problemen zu stehen.

Zwar ist es eine Binsenweisheit, daß der simple Rückschluß vom Erscheinungsbild einer Erkrankung auf die Psychodynamik, die ihr zugrunde liegt, nicht zulässig ist. Trotzdem gehören bestimmte Zuordnungen von spezifischen Konfliktbereichen und bestimmten Symptombildern zum Allgemeingut. »Neurodermitis« – vielfach assoziieren da Therapeuten »kühle Mutter«, »distanzierte Mutter«, »kann ihr Kind nicht richtig halten«. Und in der Tat gibt es die eigene Logik dieser Erkrankung, die in ihrer somatischen Eigenart liegt. Ein hautkrankes Baby wird gerade dann vom Juckreiz geplagt, wenn es Wärme erhält und zur Ruhe kommt. Ein prekäres Problem für die Mutter, die zwischen Nähe und Distanz den ganz schmalen Grat dessen herausfinden muß, was für ihr Kind zuträglich ist.

Beide Patienten, Lena und Florian, waren mit der erkennbaren Neigung zu Neurodermitis geboren, es gab diese Konstitution in den Familien, und beide haben etwas ganz Eigenes daraus gemacht. Beide waren drei Jahre alt, als ich sie kurz hintereinander zum Erstgespräch sah.

Zuerst kam Lena. Ihre Neurodermitis war von Anfang an mit Creme und Badeöl behandelt worden, ohne daß dies den Eltern dramatisch vorgekommen wäre. Zu einem plötzlichen Aufblühen kam es, als Lena dreieinhalb Jahre alt war. Vorausgegangen waren zwei Angsterlebnisse, von denen mir die Eltern im Erstgespräch berichteten. Ein Kindergartenbetreuer namens Wolf – seit einem Unfall beinamputiert – hatte sich unbeobachtet geglaubt, die Beinprothesen abgeschnallt und neben sich gestellt. So aber hatte ihn Lena überrascht. Kurz darauf war die Kindergruppe im Puppentheater – es gab *Rotkäppchen* –, und Lena geriet in panische Angst vor dem Wolf. »Kastrationsangst also« – die Eltern hatten noch einmal nachgelesen.

Diese Eltern hatten eine unendliche Geduld mit ihrem hautkranken Kind. Abend für Abend brauchte Lena viele Stunden bis zum Einschlafen, sie mußte gecremt, gekrault, gestreichelt und getröstet werden. So hatte immer einer der Ehepartner »Dienst« am Kinderbett, auch nachts, wenn Lena immer wieder unter quälendem Juckreiz aufwachte. Das Ehebett war aufgelöst. Nach einem genauen Plan teilten sich die Eltern die Aufgaben, um »Gleichheit« herzustellen. »Gleichheit« herrschte auch im Erstgespräch – sie wußten so gut Bescheid wie ich –, und das Fehlen einer Differenz ließ mich unzufrieden zurück. »Gleichheit« war auch ein Kennzeichen des ersten Lebensjahres gewesen, als Vater und Mutter genau »gleich viel« für Lena taten.

Lena malte im Erstinterview: eine Insel (Kringel), ringsum Meer (Kringel drumrum), auf der Insel sei »ein sooo langes Ding« (quer durch die Kringel gemalt) und auch eine Spinne, die sei am Strand und kitzle einen im Wasser an den Füßen.

»Lustig oder ein bißchen unheimlich?« frage ich.

»Unheimlich!« sagte sie leise und entschieden. Sie sei auch mit den Eltern schon auf Korsika gewesen: »Wir haben im Hotel gewohnt, in nur *einem* Zimmer!« Dazu malte sie im Wechsel kleine – große – kleine – große – Kringel. Dann wandte sie sich den Handpuppen zu, untersuchte genau das Klappmaul des Krokodils und erzählte dann: »Ich war in *Rotkäppchen* mit dem Kindergarten, da habe ich Angst gekriegt. Ich wollte, daß sie aufhören, aber sie haben einfach weitergespielt!«

Dieser Satz, dazu die Mitteilung von dem »nur einen Zimmer« und vor allem das rhythmische Auf und Ab beim Kringelmalen brachten mich auf die Idee, ob Lena die Eltern beim Liebesakt beobachtet haben könnte.

Ja – die Mutter errötete, als ich danach fragte – einmal, auf Korsika im Zelt, nach diesem Urlaub hätten sich die beiden Angstszenen ereignet und die Krankheit sei ausgebrochen. Später überlegte ich mir, daß ich mit dieser Frage wohl auch unbemerkt dem Wunsch nachgekommen war, durch ein »Bravourstück« vor den Eltern zu glänzen und die Differenz zu sichern.

Die Therapie begann mit einer Vorlaufphase, in der Lena mir ihre glänzende Begabung und ungewöhnlichen Fähigkeiten vorführte. Sie stellte die ideale kleine Patientin dar, die sich mit den Worten »Wo waren wir doch stehengeblieben?« vor das Puppenhaus setzte und mich trösten konnte, wenn ich sagte, etwas noch nicht zu verstehen: »Wir spielen es eben so lange, bis wir es verstehen.«

Indessen begann ich mich bald zu langweilen, denn in dieser ersten Phase konnte ich nur zuschauen, wie die Puppenhauskinder omnipotent übereinanderkugelten und die Erwachsenen drangsalierten. Ich mußte solange Zuschauerin bleiben, bis es mir gelang, den Zwiespalt des begabten Kindes zu deuten, das doch auch klein sein und ohne Vorgaben und Vorleistungen geliebt werden will, und die Traurigkeit, die den Abschied von der ersten Kindheit begleitete.

Dann kam sehr schnell eine Übertragungsbeziehung zustande, von der ich ausführlicher berichten möchte. Ich beginne mit zwei aufeinanderfolgenden Stunden.

Lena will heute Zirkus spielen. Der Clown fällt dauernd irgendwo runter, er will das gar nicht, es ist nicht lustig; auch der Zirkusdirektor kann nicht helfen.

Dann wird Rosalinde auseinandergemacht – in einer Kiste zersägt – ohne Blut!

»Fehlt was?« frage ich.

»Nein, man kann es wieder dran machen. Auseinandernehmen und wieder dranmachen, ganz ohne Blut!«

Ich: »Das wäre doch schön, wenn man dir einfach noch was dranmachen könnte.«

»Ja, das wär toll«, und Lena macht der Mutterpuppe noch was dran: einen kleinen länglichen Plastikbaustein da, wo der Penis wäre.

Als sie das Steinchen beiseite legt, lasse ich die Puppe sagen: »Ich bin noch genau wie vorher.«

Jetzt legen sich zwei Puppen auf ein Bett, und ein Auto fährt drüber. »Eigentlich ist man dann tot, nicht?«, damit wechselt Lena das Spiel.

Das Auto fährt mit seiner Stoßstange eine Tanne um, mit heftigen Stößen. Es hat einen Gepäckträger, dem Lena einen besonderen Namen gibt (ich habe ihn vergessen), darauf wird schließlich die gefällte Tanne gelegt. Aber die Tanne war zu stark, sie drückt das Auto kaputt, sagt Lena. Sie will jetzt lieber Weltraum spielen, da könne nichts kaputtgehen.

»Kennst Du Captain Future?«

»Nein, kenn' ich nicht, aber ich kenne Kinder, die haben Angst, daß was kaputtgeht.«

Lena: »Ich auch – ich kenn' mich doch selbst!«

Ich: »Was geht kaputt? Hat es mit Papa und Mama zu tun?«

»Meine Eltern sagen, nichts geht kaputt.«

»Aber du bist dir nicht so sicher?«

»Nein!« Sie packt die Mädchenpuppe in das Raumschiff, das sie inzwischen aus Plastikteilen zusammengebaut hat.

»Dadrin ist sie sicher«, sage ich, »du bist auch sicher. Wenn du hier bei mir bist, können wir über das Kaputtgehen sprechen, und es passiert nichts.«

Lena: »Es sind nur Spiele.«

»Ja.«

»Und ich werde auch nicht gefressen?«

»Nein, du wirst nicht gefressen. Aber wir können davon sprechen.«

»Es sind nur Gedanken«, sagt Lena. Sie packt Mädchen- und Jungenpuppe in das Raumschiff, das sie noch vergrößert. Das Raumschiff soll am Abend zu Hause landen – Eltern und Großeltern wissen gar nicht, was das ist.

Ich spiele Eltern und Großeltern, die unvermutet die beiden Kinder aus dem Raumschiff kommen sehen und sich freuen: »Da seid ihr ja!«

»Ich möcht ein Baby sein, das schon aus dem Bauch ist«, sagt Lena.

Ich: »Oder ein Baby, das rein kann und raus, so wie es will.«

»Ja!«

Die nächste Stunde schließt unmittelbar an. Lena ist erst ein wenig ängstlich, sitzt lange auf der Toilette, versteckt sich unter dem Tisch, flüstert mir schließlich ins Ohr, was wir spielen sollen: »Papa und Mama ficken.« Und ich soll die Kinder spielen, die das Ganze sehen.

»Das ist wohl im Bett?« frage ich. Keine Antwort. »Oder im Zelt?«

»Ja, auf der Luftmatratze, sie schaukeln so auf und ab.«

Lena läßt nun Vater- und Mutterpuppe unter der Bettdecke auf und ab schaukeln und macht dazu Geräusche. Dann erscheint mitten aus dieser Szene das winzige Puppenhaus-Baby unter der Decke hervor. Lena ist sehr besorgt, ob es heil ist oder ob was kaputt ist. Sie wiederholt das Spiel mehrfach, auch ich muß das Kind untersuchen, ob es unversehrt ist. Dabei ändert sich die Erscheinung des Vaters. Er grunzt ganz laut und furchterregend, dazu hält Lena mit stoßenden Bewegungen das ehemalige Raumschiff als riesenhaften, kantigen Phallus in der Hand.

Das Klingeln des echten Vaters unterbrach dieses Spiel. Die Stunde darauf begann schwierig. Lena hatte sich schon zu Hause vorgenommen – sagte sie –, daß sie nicht zu mir hereinkommen werde. Und das setzte sie über lange Zeit fort. Sie klammerte sich an die Eltern, sie wollte nicht über meine Schwelle treten, sie begann zu schreien, wenn ich etwas sagen wollte, manchmal begann sie auch im Treppenhaus zu brüllen, panische Angst in den Augen. Wir versuchten alles Mögliche: die Eltern kamen mit ins Zimmer, oder ich setzte mich mit ins Vorzimmer, wir versprachen, die Tür offenzulassen, ich las ihr vor: kleine Kompromisse gelangen. Aber kaum versuchte ich, etwas zu sagen, so schrie sie aus Leibeskräften und stopfte sich die Haare in die Ohren. Ich begann, mich als Hexe zu fühlen, die unschuldige Kinder in den Backofen lockt, fühlte mich mit meinem Latein am Ende und wurde schließlich auch ärgerlich: so schlimm war ich ja nun doch nicht...

Auch die Eltern waren nicht glücklich in dieser Zeit. Sie begannen, das Spontane in ihrer Beziehung zu vermissen. »Bei uns ist alles so aufgeteilt«; sagte die Mutter bekümmert und ratlos. Die abendlichen Einschlafstörungen machten sie inzwischen gereizt und ungeduldig. Nebenbei erfuhr ich, daß nicht mehr der Juckreiz Lena am Einschlafen hindere, sondern Angst.

Einmal erzählte die Mutter, warum Lena nicht bei mir bleiben wolle: Sie habe gesagt, ich hätte eine gläserne Barbie-Puppe, die gehe so leicht kaputt, man dürfe sie nicht anfassen.

»Du hast geträumt, Lena«, sage ich.

Und wieder wurde sie böse: »Mir sind die Haare in die Ohren gewachsen, ich verstehe gar nicht, was du sagst!« Sie griff aber doch nach der Hand der Mutter und besah sich mit ihr alle Spielsachen genau.

Allmählich kam sie öfter für längere Sequenzen ins Zimmer, spielte auch wieder, die Tür durfte ab und an, dann öfter zu sein. Lena begann zu kokettieren, sie erzählte den Eltern, die ganze Zeit hätte sie draußen gesessen, während sie in Wirklichkeit gleich nach deren Fortgehen zu mir gekommen war. Eine Phase des Durcharbeitens im Spiel setzte ein. Sie spielte Geburts- und Koitusszenen und war besorgt um die Gesundheit des Kindes, so daß ich wiederholt sagte: auch sie könne vielleicht glauben, die Haut sei beim Geborenwerden aufgerieben worden, vom Papa oder von der Mama. Obwohl die Deutung ihr Angst machte, wiederholte sie das Spiel, auch im Zusammenhang mit Kastrationsphantasien. Sie war auch ein »Riesenmädchen«, das auch einen Penis hatte. Sie ließ die Puppenkinder klauen: Sie klauten Bücher, sie klauten Essen, sie klauten »Verhütungsmittel«, das Lena bezeichnenderweise in dem Töpfchen phantasierte, das ihr bis dahin als Salbentopf gedient hatte. Die Puppeneltern rächten sich grausam: Sie fraßen die Kinder auf, immer wieder, oder sie streuten ihnen Salz auf die Haut.

Hier sehen wir eine weitere Bedeutung, die das Symptom gewonnen hat: Bestrafung für sexuelle Erregung und sexuelle Phantasien, die Lena als Raub an den Eltern erlebte, aber auch eine Verschiebung der Erotik auf die Haut, denn die Puppeneltern leckten ihre eingesalzten Kinder des Nachts heimlich ab.

Daß sexuelles Erleben einem Raub gleichkam, hatte zwei Seiten. Einerseits wollte Lena etwas auch haben, was den Eltern gehörte. Andererseits hätte eine gelingende Befriedigung am eigenen Körper für Lena einen Schritt zur Verselbständigung bedeutet und insofern den Eltern das Kind geraubt, das sie zwischen sich gezogen hatten.

Lenas Ekzem wurde wieder schlimmer, als die Angst vor mir nachließ. Freilich war auch dieses Nachlassen ein Auf und Ab. Sie fiel von ihrem Stühlchen, stieß sich an meinem Sessel das Knie oder floh unter den Tisch und holte sich dort eine Beule am Kopf. Aber sie konnte die Ohren offenlassen, wenn ich sagte: »Jetzt glaubst du, ich hätte dich gestoßen. Warum sollte ich dir denn wehtun?«

Rotkäppchen tauchte in einer Stunde auf: Wir machten aus einem Papierstreifen einen »Film« mit Bildern der Geschichte, und der Puppenvater war der Filmvorführer. Er führte ihn den Puppenkindern vor, die sich vor Angst versteckten. Trotzdem führte er den Film bis zu der Stelle vor, an der der Wolf im Bett liegt, und ließ ihn da stehen. Zum Trost für die ausgestandene Angst schenkte er den Kindern lebendige Tiere. Für einige Stunden wurde dies das Hauptmotiv: ein lebendiges Tier (»vielleicht auch ein Kind«, sagte ich dazu) vom Vater geschenkt bekommen. Auch hier war Angst im Spiel: Lena setzte die Tiere in eine kleine Eisenbahn und meinte, die würde aber kaputtgehen, wenn der Vater sich draufsetzen würde.

»Es ist eine Kindereisenbahn und nicht für Erwachsene«, sagte ich.

»Aber wer versteht das?« fragte Lena verzweifelt.

»Der Vater versteht das«, sagte ich, »er weiß genau, daß Kinder klein sind.«

Die Kinder im Puppenhaus bekamen ein Zimmer für sich allein, eine Sauna für sich allein, Bücher, die die Eltern nicht kannten. Ich bestätigte Lena, daß die Kinder ihren Körper für sich allein haben dürfen.

»Sie müssen den Eltern nichts klauen, sie haben selbst etwas für sich allein. Die Eltern gönnen es ihnen auch, so wie auch ich dich nicht angreifen werde, weil du etwas für dich allein haben willst.«

In einer anrührenden Stunde verständigten wir uns über das Onanieren vor dem Einschlafen.

Die Eltern klagten zu dieser Zeit, sie hätten gar keine Zweierbeziehung mehr. Sie hätten immer Lena »zwischen sich gezogen«, um es nicht zu merken. Im Rückblick auf die eigene Lebensgeschichte meinten sie – beide Nachkriegskinder –, Vater und Mutter hätten ihnen weder eine Zweierbeziehung noch eine befriedigende Geschlechtsidentität vorgelebt: Sie müßten erst noch damit zurechtkommen, »Mann« und »Frau« zu sein.

Immer wieder spielte Lena Szenen vom Klauen, vom Fressen, von der Gier. Allmählich war das »Menschenfressende« beim Räuber (einer Handpuppe) lokalisiert: er stellte Gier, Neid und Gefräßigkeit dar. Inzwischen war Lena ein Jahr in Therapie. Im Laufe des zweiten Winters wurde der Räuber gezähmt, das Riesenmädchen Lena brachte ihm Manieren bei. Gegen Ostern dann ließ Lena ihn sterben. Der Menschenfresser schied langsam und friedlich dahin, Lena – das Stethoskop in den Ohren – meldete mir die schwindenden Herztöne, bis keiner mehr kam, sie war ernst, fast feierlich gestimmt.

Nun blieb noch die Versöhnung mit den beneideten, rachsüchtigen Eltern. Konsequent warf Lena sie zu Beginn jeder Stunde aus dem Puppenhaus: »Ihr könnt woanders Liebe machen, geht in den Park!« Sie erzählte mir einen Angsttraum: sie habe die Eltern miteinander unter dem Tisch sitzen sehen, »und sie hatten einen Hexenschuß«.

In der drittletzten Stunde holte sie die Puppeneltern wieder herein: »Ihr mußtet ja nur wegen dem Einen weg. Aber ihr müßt ja auf die Kinder aufpassen, ihr könnt jetzt wiederkommen.«

Noch einmal zur Vergegenwärtigung die Bedeutung der Hautsymptomatik, wie sie sich in der Therapie herausschälte:

1. Lena phantasiert sich als mitanwesend beim Geschlechtsakt der Eltern, den sie mit der Geburt ineinanderschiebt. Die Beobachtung der Urszene hat sie mit Erregung überflutet, ein »somatisches Entgegenkommen« erlaubt die Verschiebung der Erregung auf die Haut. Lena

glaubt sich zerschunden und aufgerieben durch eine rauhe Vagina oder einen verletzenden Penis.

2. Die Phantasie »Salz auf der Haut« enthält zugleich eine erotische Szene zwischen ihr und den Eltern und die Bestrafung.
3. Die vielen Szenen vom Gefressenwerden (gesalzen und gebraten) aktivieren oralsadistische Phantasien, sind aber eingebunden in die ödipale Thematik. Die »gebratene« Haut in den kannibalistischen Szenen ist die Strafe für Gier und orale Aggression, dies klingt als Nebenthema im ödipalen Drama immer mit.

Die Dynamik ist die einer Konversion, der Verschiebung eines innerpsychischen Konflikts auf ein körperliches Symptom. Damit erhält das somatische Symptom eine Aura von symbolischen Bedeutungen, eine Darstellungsfunktion, es enthält den verbotenen Wunsch und zugleich seine Abwehr.

Ich hatte gerade die berichteten Schlüsselstunden mit Lena erlebt, als Florian zum Erstgespräch angemeldet wurde. Erfreut dachte ich, nun vielleicht eine ähnliche Geschichte aus männlicher Sicht miterleben zu können, Aber es wurde ganz anders.

Florian war ebenfalls knapp vier, als ich ihn kennenlernte. Vom Beginn seines Lebens an war er geplagt von einem juckenden Exanthem, oftmals hatte er auch offene Hautflächen.

Florian war das zweite Kind eines ehrgeizigen Elternpaares. Jahrelang hatte sich eine Schwangerschaft nicht einstellen wollen, so daß die Eltern schließlich einen Adoptionsantrag stellten. Auf eine lange Wartezeit gefaßt, ging die Mutter damals zugleich daran, sich eine selbständige berufliche Existenz als Journalistin aufzubauen. Um sich in ihrem Metier freiberuflich durchsetzen zu können, mußte sie viel und konzentriert arbeiten. Zu ihrer Überraschung erhielten die Eltern aber sogleich ein Adoptivkind, den wenige Wochen alten Torsten, und sie wagten die Adoption nicht abzulehnen. Kaum war Torsten im Haus und in dem eiligst beschafften Kinderbettchen neben dem Schreibtisch untergebracht, da wurde die Mutter mit Florian schwanger. Für zwei Kinder aber war die Wohnung zu klein, so mußte dann nach Florians Geburt erst einmal ein Haus gekauft, umgebaut und renoviert werden. Zum Glück sei Florian ein ruhiges, zufriedenes Kind gewesen, man habe ihn in ein entferntes Zimmer schieben und dort schlafen lassen können – anders als den lebhaften und expansiven Adoptivsohn Torsten. Die Mutter war von der entstandenen Situation rundum überfordert, glaubte aber, mit zusammengebissenen Zähnen alles bewältigen zu müssen, was sie sich vorgenommen hatte. Aus Florians erstem Lebensjahr brachte sie die Überzeugung mit, eine schlechte, ungenügende Mutter zu sein, und in die harte Selbstanklage, wie sehr sie den kleinen Florian vernachlässigt habe, mischte sich Verbitterung der eigenen, ungenügenden Mutter gegenüber. Die Verbitterung galt auch ein wenig dem adoptierten Torsten, der in seiner fordernden Art allzuviel für sich in Anspruch genommen habe, was dann dem stilleren Florian wohl gefehlt habe. Torsten, ein Jahr älter als Florian, war das erklärte Sorgenkind der Familie, ständig gekränkt, angespannt und aggressiv geladen. So ging denn auch dem Beginn der Kindertherapie eine Debatte voraus, welches der Kinder denn dringender bedürftig sei.

Florians Anblick erschreckte mich fast. Sein Gesicht war kaum zu erkennen: verquollen, gerötet, mit Krusten bedeckt. Es fiel mir nicht leicht, Sympathie für dieses Kind zu empfinden, zumal Florian mit der Interviewsituation offenbar wenig anzufangen wußte.

Florian kam brav mit ins Zimmer, während die Mutter abrupt und kommentarlos verschwand. Verloren, mürrisch wirkend, mit deutlichem Desinteresse stand er im Raum. An seiner Stelle setzte ich mich dann vor das Regal mit den Spielsachen und überlegte laut, was man hier wohl anfangen könne. Er folgte meinem Beispiel, wandte sich dem Spielzeug zu und nahm eines nach dem anderen in die Hand, betrachtete es, ohne eine Miene zu verziehen, und ließ es dann auf den Teppich fallen. So verbreitete er, ohne selbst irgendwie bewegt zu wirken, langsam ein Chaos um sich her. Ich versuchte, mit Worten Kontakt zu ihm zu finden, mich in seine Situation nach dem raschen Fortgehen der Mama einzufühlen, er fuhr fort in seiner wahllosen Beschäftigung. Schließlich gefiel ihm anscheinend eine kleine Eisenbahn, er ließ sie inmitten der umherliegenden Sachen mit »sch-sch« hin- und herfahren und vertiefte sich in dieses Spiel. Überraschend sagte er dann, er müsse mal und ich solle mitkommen. So stand ich dabei, während er sich zu einer längeren Sitzung niederließ, und putzte ihn auf sein Verlangen ab. Ich sah seine zerschundene Haut und erschrak wieder: Ich fand keine unversehrte Stelle an seinem kleinen Körper. Diese direkte körperliche Verständigung rührte mich an, Florian hatte eine Verbindung zu mir hergestellt.

Die Eisenbahn, die diese Szene eingeleitet hatte, fuhr später auch auf den Bildern herum, die wir zusammen malten, und sie fuhr durch ein verschlungenes System von Kurven, das wir dann noch später als das Innere von Florians Bauch erkannten. So mag auch die Eisenbahn im Erstinterview das Hin und Her in Florians Bauch dargestellt haben, das dann zur Entladung führte.

Zum Vergleich möchte ich an Lenas Erstinterview erinnern: Sie gab mir verschlüsselt Auskunft über ihren Triebkonflikt. Anschließend ging auch Lena zur Toilette, von dort rief sie die Mutter zum Helfen herbei. Damit hatte Lena sich von mir gelöst und die Stunde beendet. Florian dagegen konnte gerade über den Körpervorgang eine konkrete, nicht-symbolische Beziehung zu mir aufnehmen.

Das Fehlen einer symbolischen Verständigung irritierte mich in den folgenden Wochen zunächst ziemlich.

Der körperliche Austausch setzte sich in den Therapiestunden fort. Florian mußte wieder abgeputzt werden. Er zog sich Schuhe und Strümpfe aus und kratzte sich blutig, bis ich sagte, nun wüßte ich, wie schrecklich ihn das Jucken quält.

»Du hast geguckt. Fertig, anziehn!« sagte Florian und zog die Strümpfe wieder an.

Seine Spielversuche blieben unstet, wie getrieben, ohne *Handlung.* Er verlangt nach Bauklötzen und benutzte sie, um sich hineinzusetzen. Er will Papier kleben und verstreut Schnipsel über das Zimmer.

Er kräht: »Kaspertheater, nein, doch nicht – doch, Kaspertheater! – nein, doch nicht...«

»Der Suppenkasper ißt seine Suppe nicht«, murmelt Florian zwischendrin.

Farben nimmt er zum Schmieren, mit Worten matscht er so herum, daß ich ihn nicht verstehen kann.

Nach einigen Stunden dachte ich, Florians Unruhe und Ziellosigkeit hänge mit dem Fortgehen der Mutter zusammen, und bat sie, im Vorzimmer zu warten. In der Tat wurde er freundlicher, zugänglicher, aber mehr anzufangen war mit ihm nicht. Immerhin entdeckte er, daß er mich zum Malen anstellen konnte.

»Mal was!«

»Und was soll ich dir malen?«

»Alles!«

Meine ersten Versuche – Haus, Baum, zur Auswahl Nuckelflasche, Suppentopf, ein Indianer – kritzelt er ausnahmslos durch. Damit verbringen wir Stunden: ich male, er kritzelt darüber. In seiner neunten Stunde soll ich Entenkinder malen, die die Entenmutter auffressen. Und eine Entenmutter, die die Entenkinder auffrißt. Um diese schwierige Aufgabe komme ich dann doch herum, weil Florian nach den ersten Strichen meinerseits wie wild zu schmieren beginnt.

»Du läßt ja selbst alles verschwinden. Wie wenn du alles auffrißt!«

Forian macht anstelle einer Antwort seine Hose sehr naß.

»Eine Überschwemmung, die alles verschwinden läßt!« sagte ich.

Nach dieser Episode wurde Florian zivilisierter. Auf dem Zeichenpapier durfte etwas stehen bleiben, und auf sein Geheiß malte ich in das Geschlinge von Kurven, das er mir vorgab, Schlangen von Autos und Zügen hinein. Dann malte ich Wasser. Florian war am Meer gewesen und wollte das Meer auf dem Bild haben. Viele kleine Schiffe, große Bojen an dicken Ankerketten, Fische und immer mal wieder ein hungriger Haifisch, vor dem Florian dann Angst bekam – ich malte sozusagen nach Diktat. Ich war froh, ein Medium gefunden zu haben, das ich zwischen uns wußte.

Aber diese Form von Symbolisierung war gewissermaßen eine dünne Schicht über den Körpervorgängen. Ich möchte das an einem beliebigen Stundenablauf zeigen, ich habe eine Stunde nach vier Monaten Therapie herausgegriffen: Florian kommt mit Skihandschuhen, Anorak und dicker Skimütze ins Zimmer. Die Jacke hat er schon oft anbehalten, und ich habe dazu gesagt, er brauche eine Hülle um sich herum, weil seine Haut ihn nicht genug schütze.

»Jetzt brauchst du auch noch Handschuhe und Mütze?« frage ich.

Er murmelt etwas, das ich nicht verstehe. Ich frage nach, wieder matscht und kaut er ein unverständliches Wort daher. Ich frage, ob es vielleicht Absicht ist, daß ich ihn nicht verstehen soll.

»Ich habe einen Schutzhelm!« sagt er klar artikuliert und ungehalten. Wortlos holt er Zeichenblock und Stifte, schlägt das Blatt vom letztenmal auf: Bojen und winzige Schiffe im Wasser.

»Dasselbe malen!«

Ich zeichne wieder Schiffe, Fische...

»Kleine Wale sind das«, meint Florian und fügt ihnen Haifischflossen an. »Ich hab Hunger«, murmelt er leise, dann quengelnd: »Hunger!«

Wie ein hungriger Walfisch, sage ich, und vor Aufregung wischt er die Stifte vom Tisch. Ich male dem Walfisch einen leeren Topf hin, und Florian malt etwas hinein: »Lieblingswürmer.« Dann springt er auf, jammert »Hunger«, stürzt aus dem Zimmer (die Mutter ist nicht da), kommt mit einem Buch zurück. Er will vorgelesen kriegen und versucht es dazu mit Daumenlutschen.

Enttäuscht stößt er das Buch weg: »Ich hab' Hunger!«

Ich sage: »Vorgelesen kriegen ist doch ein bißchen sowie gefüttert werden.«

»Nein! Will essen!«

»Und der Daumen hat auch nicht geholfen?«

»Nein! Auch nicht!«

Florian ist verzweifelt, nicht zu trösten. Er läuft wieder raus, holt andere Bücher, blättert immer schneller um, weil er nur »Quatsch« darin findet, ich komme gar nicht mehr zu dem Versuch, ihm vorzulesen. Als die Mutter kommt, zögert er das Fortgehen hinaus, von Hunger ist nicht mehr die Rede.

Ich weiß nicht, was für ein Bild von Florian ich bisher vermittelt habe. Ich selbst hätte damals, hätte mich jemand nach ihm gefragt, gesagt: Er ist »ein bißchen zurückgeblieben«. Als habe er mich durchschaut, dachte Florian sich etwas aus, um mich zu korrigieren: Er brachte seine Blockflöte mit und spielte mir etwas vor. So klar im Ton, sensibel und musikalisch im Fluß, daß ich ganz ergriffen war. Außerhalb der Stunden fiel er auch durch seinen klaren Kopf – eine differenzierte Sprache und auffällig gute Fähigkeiten im Rechnen – auf, so daß die Mutter stolz auf ihn war.

Um so rätselhafter blieb mir, daß Florian bei mir nach wie vor nicht spielen konnte und dieses eigenartig diffuse Getriebensein zeigte.

Nach abermals einigen Wochen verstand ich besser, was in ihm vorging. Auch dazu möchte ich einen Stundenverlauf berichten.

Er kommt mit einem Trappeln der Stiefel ins Zimmer, das zum Ritual geworden ist und vermutlich heißt »da bin ich«. Auf dem Kopf die Mütze – den »Schutzhelm«. Zwei Zwiebacke, die er in der Hand gehalten hat, legt er auf den Tisch. Ohne mich groß zu beachten, fährt er sich mit der Hand in die Hose und steckt vermutlich den Finger in den Anus, denn er kommt bräunlich verschmiert wieder zum Vorschein. Selbstversunken riecht er daran. Nimmt dann mit derselben Hand einen Zwieback und kaut daran. Stellt einen Puppenkochtopf auf den Tisch und spuckt hinein. Seine Hand ist nun auch mit Zwiebackmatsche verklebt. Er vermengt im Töpfchen Spucke und Zwiebackkrümel, nimmt dann das Blasrohr und versucht zerkauten Zwiebackbrei aus seinem Mund hindurchzuspucken, in den Kochtopf hinein. Während mich schaudert, ist er lebhaft vertieft in sein Vorhaben.

An dieser Stelle greife ich ein und sage: Er menge da alles durcheinander, Aa und Spucke und Essen und Pipi. An seinem Körper aber sei alles getrennt: »Das Essen kommt in den Mund und du schluckst es runter. Das Aa kommt aus dem Popoloch, das ist hinten. Spucken kannst du aus dem Mund heraus. Das Pipi kommt aus dem Pipirohr, das ist vorne, weiter unten.«

Florian schrak zusammen, wich an die Wand zurück und rief nach der Mama. Ich erschrak selber vor der Wirkung meiner Worte und sagte, ich hätte ihn nicht erschrecken wollen. Florian zog sich in eine Ecke zurück, die Hände vor dem Genitale, die Skimütze ins Gesicht gezogen, und wimmerte nach der Mama. Schließlich versuchte ich ihm zu helfen, indem ich vorschlug, ich könne ihm vorlesen, bis die Mama komme, damit er keine Angst haben müsse. Das war eine Äußerung meiner Hilflosigkeit, aber Florian wußte daraus etwas zu machen. Er holte, dankbar für die Lösung der Situation, aus dem Vorzimmer ein Buch, aus dem ihm die Mutter beim Warten schon vorgelesen hatte: *Der kleine Seeteufel.* Auf der Flucht vor seiner bösartigen Seeteufelfamilie rettet sich ein Seeteufeljunge zu seinem Freund, dem Tintenfisch. In einer mächtigen trüben Tintenwolke verschwindet der Kleine und kann entwischen.

Von Stund an gehörte dieses Buch zum Ritual unserer Stunden. Auch meine regelmäßigen Ergänzungen hörte sich Florian friedlich an: So wolle er es auch gern machen, eine Wolke von Durcheinander um sich herum. Man solle an ihm nichts sehen, ihn nicht erkennen können, dann fühle er sich sicher.

Die Hautkrankheit hatte es Florian sehr schwer gemacht – soviel hatte ich zu Anfang verstanden –, seine Konturen, die Körpergrenzen, zu entdecken. Wenn aber die Körpergrenze nicht klar repräsentiert ist, kann es keine sichere Unterscheidung von »innen« und »außen« geben. So hatte Florian keinen psychischen Binnenraum für sich ausbilden und absichern können. Nun begriff ich, daß er gerade diese somatische Erschwernis in den Dienst seiner Angstabwehr gestellt hatte. Aktiv durchkreuzte er die Herausbildung eines Körperschemas, nach der unbewußten Logik: was nicht zu erkennen ist, das kann auch nicht angegriffen oder fortgenommen werden. Es fehlte ihm an der Vorstellung von räumlichen Beziehungen, was seinen Körper angeht, und er wehrte sich ängstlich dagegen, solche Beziehungen herzustellen.

Wovor aber hat Florian Angst? Die Geste des Zurückweichens, die Hände schützend vor dem Genitale, ist eindeutig. In der Tat hatte seine Mutter etwas entschlossen Zupackendes, sie konnte auch mich in Rage bringen, weil sie mir in den Gesprächen gern das Heft aus der Hand nahm und sie ihrem Mann hochaggressive »Deutungen« um die Ohren schlug. Der Vater hatte sich seit Jahren gekränkt zurückgezogen. Wie ein trotziges Kind verstand er, die Mutter schlechtzumachen nach dem Motto: »Da siehst du, was du anrichtest, so schlecht geht es mir deinetwegen.« Es lag auch an dieser Dynamik, daß Florian eine Triangulierung noch nicht zustande gebracht hatte. Der Vater hatte ihm zu wenig Schutz garantiert. Wir können vermuten, daß das unbefriedigende erste Lebensjahr – erinnert sei an das Bild »Mutter beschäftigt, Florian im Abstellraum« – ungute Gefühle und Haß auf eine versagende Mutter zurückließ. Wir können auch vermuten, daß projektive Ängste vor Vergeltung das kleine Kind beunruhigten.

Dafür gibt es auch einen isolierten Beleg: »Du sollst mir Entenkinder malen, die ihre Mutter auffressen, und eine Entenmutter, die ihre Kinder auffrißt.« Diese angsterregende Phantasie, hier sogar symbolisch in einer Szene repräsentiert, mußte Florian gleich verwischen und durch eine Überschwemmung verschwinden lassen. Ebenso wie Lena ist auch Florian noch mit Vorstellungen vom Verschlingen und Verschlungenwerden beschäftigt. Mit der phallischen Reifung der Genitalzone kommt unvermeidlich eine Zentrierung der projektiven Ängste auf diese hocherregbare Zone – kurz: eine Angst vor Kastration – zustande.

»Aber was sie nicht sehen kann«, so mochte Florian unbewußt denken, »das kann sie mir auch nicht wegnehmen.« Und daher der plötzliche Schreck, als ich sehen konnte, was er hatte.

Wenn wir uns fragen, warum die symbolische Verständigung in den Stunden so karg und spärlich war, so können wir hier weiter überlegen. Auch unter seinen innerpsychischen Repräsentanzen hatte Florian möglicherweise wenig Querverbindungen hergestellt. Die Objektbeziehungen sind ja zunächst in einzelnen erinnerten Handlungssequenzen repräsentiert und gewinnen stabile innere Präsenz in dem Maße, in dem aus den vielen einzelnen Interaktionsszenen das immer wiederkehrende Objekt zu einem Ganzen zusammengefügt wird. Ein vielfältiges Verknüpfen, In-Beziehung-Setzen, Vergleichen und Vernetzen der Erinnerungsspuren ermöglicht die Synthese der Objektrepräsentanzen und umgibt sie mit einem Hof von emotionalen Konnotationen.

Diese begleitenden emotionalen Ober- und Untertöne einer Repräsentanz entstammen also der Vielfalt der Ursprungsszenen, die zu ihrer Entstehung beigetragen haben.

Eine Theorie zur Genese der psychosomatischen Struktur bei erwachsenen Patienten bezieht sich auf eben diesen Prozeß der Symbolbildung (vgl. S. Zepf, Primärsozialisation und alexithyme Defekte in der Symbol- und Begriffsbildung, in: A./G. Overbeck, *Seelischer Konflikt – Körperliches Leiden*, 1978) mit den Begriffen Alexithymie und »operatives Denken«, die die eigentümlich emotionsarme Sprech- und Denkweise der psychosomatisch Kranken bezeichnen. Um eine arme, karge Innenwelt ist eine Schale von einwandfrei funktionierenden Denk- und Sprechprozessen gebildet, deren Begriffe und Symbole eigentümlich leer wirken, frei von dem affektiven vielschichtigen Kontext, aus dem Sprachsymbole ihren emotionalen Bedeutungshof erhalten.

Man erinnere sich an Lena: Ihre Spielsymbolik gab komplexe Szenen wieder, Interaktionen einschließlich der begleitenden Körpersensationen und der konflikthaften Affekte. Lena verfügte über innere Bilder ihrer Objekte, die sie unabhängig von einem konkreten, realen Kontext phantasierend in immer neuen Spielszenen agieren lassen konnte.

Florians Symbole – der Zug, die Autoschlange, der hungrige Walfisch, die Boje, die ruhig im Wasser dümpelt – gaben vielfach Körperzustände oder Körpervorgänge wieder. Wie unter den Regionen seines Körpers, so hatte er vielleicht auch unter den Einzelszenen seiner erinnerten Interaktionen wenige Verknüpfungen hergestellt. Jedenfalls war ihm symbolisches Handeln im Spiel nicht möglich. Die Kargheit und Armut seiner belebten Innenwelt entsprachen durchaus dem Bild der psychosomatischen Struktur, wie sie für erwachsene Patienten beschrieben wird. Eine Differenzierung und Strukturierung seiner Phantasiewelt, die Absicherung eines psychischen Binnenraumes, in dem er Affekte »halten« könnte, würde er jedoch erst dann leisten können, wenn er die verwischende, vernebelnde Modalität seiner Angstabwehr aufgeben könnte. Denn die berichtete Szene zeigt ja, daß es nicht um einen »Mangel«, ein »Defizit«, ging, sondern um eine aktiv genutzte und festgehaltene Abwehrformation.

Wie gute Dienste diese dem Kind leistete, möchte ich nochmals an einer kleinen Sequenz verdeutlichen. Wieder zum Vergleich ein Verweis auf Lena: Wenn sie vom Stuhl fiel oder den Kopf stieß, so klagte sie mich an. Bei mir hatte sie sich wehgetan, ich hatte ihr etwas angetan, und sie fügte das Erlebnis in den Zusammenhang der aktuellen Übertragungsphantasien ein.

Auch Florian tat sich einmal weh. Er hatte das Blasrohr in den Mund gesteckt und rüsselte damit im Zimmer umher, und ich tat die übliche ordnende Arbeit: Es mache ihm Spaß, mir ein langes Rohr vorzuführen, und wir beide wüßten wohl, daß sein eigenes »Rohr« anderswo säße, nämlich tiefer da vorn. Florian quittierte das – wir waren schon ein ganzes Stück weitergekommen – mit einem vergnügten schalkhaften Blick. Da stolperte er und stieß sich das Blasrohr in den Mund, daß es eine tiefe Schnittverletzung am weichen Gaumen gab. Ich war sehr erschrocken, mußte ihn auch real versorgen, damit es nicht zu einer Schwellung und Atemnot kam, und erwartete nun gerade in dem doch angesprochenen phallischen Kontext eine Angstreaktion. Es kam gar nichts, weder jetzt noch später. Ein Plastikrohr hatte ihn geschnitten, so wie man sich das Knie aufschlägt, na und? Den Phantasiezusammenhang – »Verletzung durch einen eindringenden Phallus« – konnte er einfach abtrennen und negieren. Der Ort der Verletzung an einem doch verborgenen und intimen Ort spielte gar keine Rolle, vermutlich war dem Kind seine topographische Unklarheit hilfreich.

Dennoch gab ich mir im Laufe der Therapie alle Mühe, Ordnung in diese Unklarheiten zu bringen. Wir malten und malten und sortierten dabei: oben – unten, innen – außen, groß – klein. Florian begann, sich für räumliche Beziehungen zu interessieren, und ich zeichnete ihm Wegepläne. Aufmerksam, fast aufgeregt, nahm er zur Kenntnis: Hier ist sein Haus, da ist mein Haus, er kann vom einen zum anderen fahren, und beide bleiben sie unverändert da stehen, wo sie sind! Er kann hier bei mir sitzen, und sein Haus steht trotzdem weiterhin an seinem Platz, und der Bruder ist dort und spielt, gerade jetzt! Wir können uns vorstellen, was der Papa gerade tut und die Mama gerade tut, und doch ist Florian hier bei mir. Er begann selbst zu zeichnen: Im Auto fahren sie von ihrem Haus ans Meer. Oder Männer – der Papa darunter – steigen auf einen Berg und kommen auf der anderen Seite wieder unten an. Florian wollte Häuser sehen mit Keller und Zimmer und Dachboden, die Wasserleitungen und die Ofenrohre darin. Und schließlich wollte er wissen, wie es im Bauch aussehe, bei der Mama und bei ihm und beim Papa. Das Aufklärungsbuch aus dem Vorzimmer befriedigte ihn nicht, ich mußte malen. Auch den Gang der Speisen und Getränke durch den Körper. Mir war zuvor nie aufgefallen, wie hier ein Trugschluß lauert: Denn das Essen verändert sich auf seiner Reise und ist, wenn es wieder zum Vorschein kommt, nichts mehr wert. Aber wenn die Mama verschwindet und wiederkommt oder der Papa, so ist es ganz anders, sie sind unverändert und unversehrt.

Viele Stunden brachten wir so zu: ordnend, sortierend, verbindend. Unterdessen klärte sich Florians Haut, zum ersten Mal sahen auch die

Eltern sein Gesicht unentstellt. Ein niedlicher, sensibler Junge mit klaren Zügen kam zum Vorschein, und auch ein Kind, das in Konflikte mit den Eltern geriet. Florian schaffte es, sich den Papa zu erobern als Gefährten für männliche Unternehmungen, real und in der Phantasie. Aber es war wiederum ein Körpervorgang, mit dem er mir zeigte, daß er Vertrauen gewonnen hatte. Nach etwa 150 Stunden bekam er auf dem Weg zu mir hohes Fieber, hochrot wankte er ins Zimmer, ließ sich halb auf das Sofa fallen und schlief fest ein, um nach 50 Minuten frisch und fieberfrei wieder aufzuwachen.

Immer wieder tritt uns in der Behandlung so junger Kinder offen und lebendig entgegen, was bei Älteren – und erst recht bei Erwachsenen – mühsam rekonstruiert werden muß.

Lena hat uns gezeigt, wie aus einer Körperphantasie (»Papa und Mama machen Liebe und zerreiben dabei mich, das Baby in der Mama«) ein somatisches Symptom entstand – vorgebahnt durch die konstitutionelle Erregbarkeit der Haut. Wir konnten in ihren Spielphantasien weitere Bedeutungen erkennen, die das herausgebildete Hautsymptom erhalten hatte: »Ich werde eingesalzen, gebraten und gesotten, die Eltern lecken mich nachts heimlich ab.«

Florian kann uns lehren, wie auch der Verzicht auf symbolische Darstellung und Verständigung, der eine »psychosomatische Struktur« ausmacht, eine aktive Schöpfung sein kann, die dem Schutz und der Angstabwehr dient. Florians »Mangel« an symbolischer Repräsentation und Interaktion machte einen Sinn auf dem Hintergrund der unbewußten Phantasie, die ihr zugrunde gelegen haben mag: »Was nicht zu unterscheiden ist, das kann nicht getrennt werden. Was nicht zu erkennen ist, das kann nicht fortgenommen werden.«

Irmgard Kreft

»Ich darf die totgefaulte Mama nicht verlassen«

Bericht über die Psychotherapie eines jungen Borderline-Patienten

1. Vorbemerkung

Der Patient wurde mir mit einer recht harmlosen Diagnose in meine Praxis für Kinder- und Jugendlichen-Psychotherapie geschickt: »Adoleszenzkrise mit Ablösungsproblemen vom Elternhaus.« Die Schwere der Störung wurde erst im Laufe der Therapie deutlich. In meiner zwölf jährigen Berufspraxis als Therapeutin habe ich mich von keiner anderen Therapie in diesem Ausmaß belastet, in Frage gestellt und geängstigt gefühlt. Nie habe ich so starke Wünsche gehabt, die Therapie aufzuhören und diese Last von mir abschütteln zu können. Als aber dann im vierten Therapiejahr der Patient anfing, gesund zu werden, war ich so froh wie nur selten über einen Therapieerfolg.

Um das, was da auf mich zukam, aushalten zu können, vor allem das gewaltige Ausmaß an Destruktivität, das natürlich auch die Übertragungsbeziehung bestimmte, habe ich die Arbeit mit dem Patienten immer wieder in Kollegengruppen vorgestellt, zeitweise auch wieder Supervisionsstunden genommen.

Ich habe diesen Bericht geschrieben, um nach Abschluß der Therapie den Therapieverlauf mit den Schwerpunkten der Arbeit auch für mich selbst noch einmal deutlich zu machen.

2. Zur Symptomatik und Diagnose

Der Patient war 19,8jährig, als er die Therapie begann. Sie dauerte 4½ Jahre mit zumeist zwei Stunden in der Woche. Die letzten 1½ Jahre bezahlte der Patient selbst. Er meldete sich aus eigenem Antrieb zur Psychotherapie. Als Symptome schilderte er: *Selbstwertzweifel* und *Versagensängste.* In Anforderungssituationen, z. B. beim Eignungstext, fühle er sich total unfähig und nervös. Auch müsse er immer reflektieren, was die anderen über ihn denken könnten.

Er litt unter *Kontaktstörungen,* die er als »Angst vor dem Vereinsamen« bezeichnete. Er hatte noch nie eine Freundin gehabt und fühlte sich im Kontakt mit Mädchen äußerst unsicher. Seine einzige gleichaltrige Bezugsperson war ein Junge aus seiner Klasse, den er später »zu einem Drittel Freund, zu zwei Dritteln Feind« nannte.

Er schilderte außerdem seine *Entscheidungsunfähigkeit* und *Energielosigkeit,* die ihn auch kleinste Aktivitäten oft lange hinausschieben ließen. Es bestand darüber hinaus eine ganze Reihe von *hypochondrischen Ängsten.* Bei kleinstem körperlichen Unwohlsein fürchtete er, Krebs oder eine andere lebensgefährliche Krankheit zu haben. Er achtete mit großer Sorgfalt auf seine Körperreaktionen, z. B. legte er sich nach den Mahlzeiten immer für längere Zeit hin, weil er glaubte, seine Verdauung könne sonst Schaden nehmen.

Im Laufe der Therapie wurden außerdem *Perversionen* deutlich: *Pädophilie,* die relativ bald wieder verschwand, und eine ausgeprägte *Nekrophilie.*

Als Diagnose ergab sich eine *Borderline-Persönlichkeitsorganisation,* die sich nach Kernberg (1993, S. 14ff.) durch Identitätsdiffusion und ein primitives Niveau der Abwehrorganisation bei (im Gegensatz zur Psychose) bestehender Fähigkeit zur Realitätsprüfung definiert.

3. Zur Genese und Lebenssituation des Patienten

Der Patient meldete sich zur Therapie an, während gerade sein Abitur begann. Als die Therapie anfing, hatte er das Abitur mit einem recht guten Notendurchschnitt abgeschlossen. Zwar hatte er sich auch in der

Schule nie dazugehörig gefühlt, aber das Neue, das jetzt kam, ängstigte ihn noch mehr. Er schob den anstehenden Entwicklungsschritt auf, indem er sich zunächst für ein »Ökologisches Jahr« entschied. Das bedeutete ein Jahr Arbeit in einem Kindergarten. Anschließend wollte er ein naturwissenschaftliches Fach studieren. Er hatte vor, während des Studiums bei den Eltern wohnen zu bleiben.

Er schilderte, daß er zu Hause versuche, »das Kind zu bleiben«. Sonst würde er sich »mehr allein als zuvor« fühlen, »wie in einem luftleeren Raum«. Gleichzeitig fehle ihm etwas zu Hause. Er könne nicht über seine Probleme reden, denn seine Eltern, die »selbst keine total glücklichen Menschen« seien, würden sonst bedrückt sein. Er schilderte auch, daß er seinen körperlichen Entwicklungsprozeß mit Besorgnis erlebt habe. So habe er seinen Bartwuchs mit Angst verfolgt, weil er »als vorprogrammierter Pubertätsausgang« fürchtete, die Mutter könne sich von ihm lösen.

Das waren in etwa die Worte des Patienten. Er benutzte oft eine geschliffene, intellektuelle Sprache. Häufig ließ er psychoanalytisches Vokabular einfließen, das er aus dem Psychologie-Grundkurs in der Schule erinnerte oder sich angelesen hatte (vgl. Anmerkung 3).

Zur Genese des Patienten habe ich relativ wenig erfahren:

Er wurde nach 10jähriger Ehe geboren und war drei Wochen übertragen. Er blieb ohne Geschwister, angeblich weil seine Geburt so schwierig gewesen sei.

Der Vater ist Arbeiter, die Mutter Hausfrau. Sie soll früher sehr hübsch gewesen sein, berichtete der Patient. Seit seiner Geburt sei sie aber extrem dick geworden. Sie gehe auch kaum aus dem Haus – früher des Patienten wegen, heute eines kleinen Hundes wegen.

Der Patient erinnerte sich, daß er etwa elfjährig eine Zeitlang mit dem Vater im Ehebett geschlafen habe. Damals habe der Vater ihm gegenüber auf die Mutter geschimpft, habe sie »eine fette Sau« genannt, die gar keine Frau mehr sei. Auch habe der Vater ihm öfters gesagt: »Ralf, du richtest uns zugrunde.«[20]

Erst im Laufe der Therapie erfuhr ich, daß beide Eltern Alkoholiker sind. Die *Mutter* hat Ablösungsprobleme von der eigenen Mutter. Diese wohnt in der Nähe der elterlichen Wohnung. Sie ruft morgens an, um zu hören, ob die Eltern aufgestanden seien. Im Laufe der Tages kommt sie zu Besuch, und es gibt weitere Telefonate. Mein Bild des *Vaters* ist

---

[20] Alle aufgeführten Namen sind geändert.

von folgender Geschichte geprägt, in der sich der Vater dem Patienten als Vorbild darstellte: Als junges Schulkind war der Vater mit seiner Familie aus Ostpreußen geflüchtet. Hier in Berlin wurde er von Gleichaltrigen seines Fremdseins wegen gehänselt und bedroht. Als einmal mehrere Jungen versuchten, ihn zu verprügeln, riß er eine Latte aus einem Zaun und verteidigte sich damit.

Der Patient berichtete, daß er seine Kindheit bis zur Schulzeit in guter Erinnerung habe. Er habe im Garten zufrieden allein gespielt. Gelegentliche Kinderbesuche habe er eher als störend erlebt, weil ihm dann immer etwas weggenommen oder zerstört worden sei. Vier- oder fünfjährig kam er in den Kindergarten, kränkelte daraufhin ständig und blieb nach einem halben Jahr wieder zu Hause.

In der Schule blieb der Patient isoliert. In der 8. Klasse begannen Konflikte mit einem Mitschüler, von dem sich der Patient erniedrigt und bedroht fühlte. Der Patient entwickelte daraufhin Suizidgedanken und begann eine Psychotherapie bei einem Kollegen. Nach drei Monaten – der besagte Mitschüler hatte inzwischen die Klasse verlassen – brach der Patient die Therapie ab mit dem Gefühl, sie bringe nichts.

Es wurde deutlich, daß der Patient sich noch als 20jähriger in der Familie enormen Einschränkungen unterwarf, ohne sich aufzulehnen. So konnte er in der Regel nach 20.00 Uhr weder telefonieren noch das Haus verlassen, weil sonst der Schlaf der Eltern, besonders der im Durchgangszimmer schlafenden Mutter, gestört würde.

4. Zum Übertragungsgeschehen

Bei unserer ersten Begrüßung leuchtete der Blick des Patienten stark auf, so als sähe er eine beglückende Erscheinung. Ich fühlte mich aber dadurch nicht geschmeichelt, sondern verärgert, denn ich hatte das Gefühl, er setzte diese Reaktion bewußt ein. In der Untersuchungssituation redete er ununterbrochen. Dabei hielt er ständig Blickkontakt und versuchte, meine Reaktionen schon im Ansatz zu erspüren. Auf meine Fragen antwortete er, bevor ich sie ganz aussprechen konnte. So als wisse er schon alles, was ich sagen könnte. Später sagte er dazu: »Das gibt einem eine ungeheure Macht, wenn man immer schon im voraus weiß, was der andere sagen will.« Wenn ich eine falsch verstandene Frage zu Ende stellte, wirkte er gefügig, fast unterwürfig. Ich fühlte mich manipuliert, kontrolliert und von dem Patienten abgestoßen. Erst per Überlegung mußte ich mir klarmachen, welche Bedürftigkeit und Abhängigkeit sich hinter diesem Verhalten verbargen.

Dieser Eindruck von dem Patienten aus den Vorgesprächen steigerte sich noch nach Therapiebeginn. Der Patient kam vor seinen Stunden immer relativ früh, setzte sich dann an einen bestimmten Platz im Wartezimmer, von dem aus er den Flur, der zu meinem Behandlungszimmer führt, einsehen konnte. Sobald ich aus meinem Zimmer kam, ließ er mich nicht aus den Augen. In den Stunden versuchte er weiterhin, meine Interventionen nicht zuzulassen, indem er mich sofort unterbrach. Es kam mehrmals vor, daß er gelangweilt auf die Uhr guckte, wenn ich zwei zusammenhängende Sätze sagte. Auf meine Deutungen zeigte er keinerlei oder nur ablehnende Reaktionen. Es kam aber vor, daß er sie in späteren Stunden als eigene Einsichten vorbrachte, zuweilen verbunden mit einer abfälligen Bemerkung über meine therapeutischen Fähigkeiten, weil er die Arbeit im Grunde alleine mache.

Bei all dem sah er mich ununterbrochen an. Ich hatte das Gefühl, er ließe mich nicht aus den Klauen. Später in der Therapie darauf angesprochen, sagte er: »Ich muß wissen, wann die Revolution losgeht.«

Nach den Stunden fühlte ich mich immer schlecht, entwertet, unfähig und hilflos-wütend.

Nachdem ich einige Zeit vorwiegend unter dem Patienten gelitten hatte, wurde mir schließlich die Abwehrfunktion dieses Übertragungsgeschehens deutlich.[21] Der Patient inszenierte von Anfang an per projektiver Identifizierung mit mir seine inneren Beziehungsmuster: Er schob nämlich mir die Rolle des kontrollierten, hilflosen, leidenden Kindes zu, während er die Rolle der sadistischen, kontrollierenden Mutter übernahm.

Mit dieser Inszenierung wollte er vermeiden, sich selbst als dieses elende Kind zu fühlen. Wenn diese Abwehr vorherrschte, erschien das Krankheitsbild des Patienten wie eine narzißtische Persönlichkeitsstörung, in der die Abhängigkeit von den Objekten mit Hilfe eines Größenselbst geleugnet wird. Aber diese Abwehr war sehr labil. Es reichte

---

[21] Hier danke ich Herrn Prof. Dr. Kernberg für seine Unterstützung. Auf seinem Workshop im Februar 1992 in Berlin habe ich diesen Patienten vorgestellt. Außerdem danke ich Frau Dr. Bolk-Weischedel, die mir in schwierigen Therapiephasen zur Seite stand, und Herrn Ross A. Lazar für sein Drängen auf mehr Containment.

schon aus, daß ich darauf bestand, meinen Satz zu Ende zu sprechen, damit sich dieses Muster wieder umdrehte. Er wirkte sofort gefügig und unterwürfig, fühlte sich nun selbst als unterdrücktes Kind. Später in der Therapie wurden auch in diesem Zusammenhang Haß und Todeswünsche deutlich. Sie tauchten auf, wenn die Abwehr des »Hilflosen-Kind-Gefühls« über Rollenumkehr nicht mehr funktionierte, weil sein Gegenüber sich in irgendeiner Weise als überlegen behauptete.

5. Der innerpsychische Konflikt des Patienten

Um den innerpsychischen Konflikt des Patienten zu begreifen, habe ich Mastersons *Psychotherapie bei Borderline-Patienten* (1980) als sehr hilfreich erlebt. Ich werde Mastersons theoretisches Konzept skizzieren und dazu illustrierende Beispiele aus der Therapie bringen. Diese Beispiele stammen zum Teil aus der fortgeschrittenen Therapie. Ich werde dabei häufig den Patienten zitieren. Er hat die Fähigkeit, einen Zusammenhang, den er begriffen hat, sehr treffend auf den Punkt zu bringen.[22]

Masterson geht davon aus, daß die Persönlichkeitsentwicklung des Borderline-Patienten während der Entwicklungsphase der Separation/Individuation blockiert wurde, so daß Loslösung nicht als normale Entwicklung erfahren werden konnte. Sie bleibt mit extremen Verlassenheitsängsten verbunden, so daß der Borderline-Patient Loslösung als wirkliche Begegnung mit dem Tod erlebt.

Mein Patient drückte diesen Zusammenhang so aus: »Ich weiß, daß Säuglinge bei Trennung abschalten und sterben, und ich habe Angst, daß das auf einer höheren Entwicklungsstufe ähnlich ist.«

Den interpersonellen Hintergrund für dieses Erleben bildet nach Masterson die Beziehung zu einer Mutter, die selbst an einem Border-

---

[22] Die Auswahl, in der ich den Patienten in diesem Bericht selbst zu Wort kommen lasse, entwirft aber eher ein falsches Bild vom Sprachverhalten des Patienten während der Therapie. Es sind die Sternstunden, die ich hier zitiere. Tatsächlich benutzte er über lange Zeit ein pseudo-psychoanalytisches Vokabular zu Abwehrzwecken. Anstatt sich auf aktuelle Beziehungen und Gefühle einlassen zu können, überschüttete er mich z. B. mit genetischen, bevorzugt auch ödipalen »Deutungen«.

line-Syndrom leidet. Zur Abwehr ihrer eigenen Verlassenheitsdepression klammert sich diese Mutter an ihr Kind und erlebt dessen Individuationsstrebungen als Bedrohung ihrer Abwehr.

Aus den Berichten meines Patienten wird deutlich, daß er schon sehr früh die große Bedürftigkeit der Mutter erkannt hat. Er erinnerte sich, daß die Mutter ihm als Kind Geschichten von einem rosa Mäuschen mit rosa Handtasche erzählt habe und daß er schon sehr früh gewußt habe, daß das kleine hilflose Mäuschen die Mutter war.

Masterson schildert, daß die »Borderline-Mutter« einen Doppelaspekt der Interaktion herausbildet. Sie belohnt das Kind für Regression und entzieht ihm bei Separation ihre Zuwendung. Intrapsychisch entstehen beim Kind aus diesen Gegensätzen im Interaktionsmuster ganz spezifisch gespaltene innere Objektbeziehungen. Sie setzen sich jeweils zusammen aus Objektrepräsentanzen, Selbstrepräsentanzen und den dazugehörigen Affekten (ebd., S. 63).

Ich will diese inneren Beziehungsmuster als »Beziehung zur strafenden Trennungsmutter« und als »Beziehung zur belohnenden Nähemutter« bezeichnen.[23] Wie sehen diese gegensätzlichen Beziehungsmuster nun aus?

Das eine Beziehungsmuster, die »Beziehung zur strafenden Trennungsmutter«, setzt sich zusammen aus einer Objektvorstellung, die angesichts jeglicher Selbstbehauptung des Kindes feindselig-wütend ist und Zuwendung entzieht. Dem entspricht die Selbstvorstellung, untauglich, schlecht, hilflos und schuldig zu sein. Die dazugehörigen Affekte sind chronische Wut, Frustration, das Gefühl, hintergangen zu werden. Sie verdecken eine dahinterliegende Verlassenheitsdepression, die mit Todesängsten vor Verlassenheit einhergeht.

Das entgegengesetzte »Nähemutter«-Beziehungsmuster besteht aus einer Objektvorstellung, die Unterstützung, Anerkennung und Zuwendung für regressives und anklammerndes Verhalten gewährt. Dem entspricht die Selbstvorstellung, das gute, passive, klagende Kind zu sein. Den dazugehörigen Affekt beschreibt Masterson als sich gut fühlen, gefüttert werden.

Aber auch zu diesem inneren Beziehungsmuster gehören fürchterliche Ängste, die den Verlassenheits- Todesängsten auf der anderen Seite des Erlebens vergleichbar sind. Hier sind es die Ängste, verschlungen

[23] Masterson bezeichnet die gespaltenen Objektbeziehungseinheiten als »entziehende oder aggressive Objektbeziehungs-Teileinheit (EOT)« und als »belohnende oder libidinöse Objektbeziehungs-Teileinheit (BOT)« (ebd., S. 63).

zu werden, nicht lebendig zu sein, lebendig begraben zu sein, die Angst vor dem Selbstverlust.[24]

Die Spaltung der inneren Welt des Patienten in diese gegensätzlichen Beziehungsmuster bewirkt, daß libidinös und aggressiv determinierte Selbst- sowie Objektrepräsentanzen nebeneinander bestehen bleiben. Sie sind nicht integrierbar. Demnach kann Aggressivität nicht neutralisiert werden, und es kann sich keine Objektkonstanz und kein integriertes Selbst herausbilden.

Jedes dieser Beziehungsmuster dient abwechselnd zur Abwehr des anderen, je nachdem, welche dieser Ängste gerade mobilisiert werden.[25]

Am Anfang waren meinem Patienten die beschriebenen Ängste kaum bewußt. Das Oszillieren zwischen beiden Beziehungszuständen lief nahezu reibungslos. Der Patient fühlte keinen starken Leidensdruck. Er äußerte zuweilen, er käme nur zur Therapie, um sich zu vervollkommnen. Er erlebte auf der einen Seite anfangs weder seine Wut, noch die dahinterliegende Verlassenheitsdepression. Auf der anderen Seite erlebte er auch seine Angst vor dem Verschlungenwerden, vor dem Totsein in der Stagnation noch kaum.

Später drückte er diese Spaltung seines inneren Erlebens und das ständige Schwanken zwischen beiden Polen so aus: »Unter dem Kriegsgesetz, unter dem meine Psyche lebt, gilt: Wer nicht für mich ist, ist gegen mich.« Oder: »Was mich niemals lieb haben wird, wird mich vernichten.«

Konkret sah das z. B. so aus: Mit Studiumsbeginn kam der Patient mit einer Studentin ins Gespräch. Als er sie nach einer Woche wiedertraf und feststellte, daß er nicht im Mittelpunkt ihres Interesses stand, erlebte er Haß und Todeswünsche gegenüber diesem Mädchen. Seine

---

[24] Diese Ängste sieht Masterson nicht als zwangsläufig mit der »belohnenden Objektbeziehungsteileinheit« verbunden an. Er benennt lediglich eine Gruppe unter den Borderline-Patienten, die diese Ängste vor dem Verschlungenwerden, vor dem »symbiotischen Strudel« entwickeln, weil die Mutter sich besonders früh und intensiv während der Separations-/Individuationsphase an ihr Kind klammerte (ebd., S. 99). Ich vermute aber, daß die Ängste vor dem Verschlungen-Werden nicht nur bei meinem Patienten ebenso wie die Verlassenheitsängste zum Erleben des Borderline-Patienten gehören. Ich habe diese konträren Ängste auch regelmäßig bei Patienten im Kindesalter, die in einem Loslösungskonflikt befangen waren, wiedergefunden.

[25] In Mastersons Darstellung kommt m.E. die wechselseitige Abwehrfunktion der inneren Beziehungsmuster zu kurz.

realitätsfremden Ansprüche kommentierte er: »Ich erwarte automatisch, daß andere mich in die Arme schließen, ich hab es so erlebt.«

Das »Trennungsmutter«-Muster, das in diesem Beispiel aktiviert wird, kann sowohl durch ein Objekt ausgelöst werden, das sich nicht ausreichend zuwendend verhält, als auch dadurch, daß der Patient Autonomiestrebungen in sich selbst wahrnimmt. Fühlte er sich z. B. in einer Therapiestunde gut und selbständig, so fand zur Abwehr regelmäßig eine Bewegung zurück zur Mutter statt. Er guckte in einer solchen Situation auf die Uhr und sagte auf meine Nachfrage: »Es macht mich verrückt, daß ich nicht sofort zurück zu meiner Mama kann, bei meiner Mama sitzen, mit ihr Kaffee trinken, essen.«

Im Verlauf der Therapie begann der Patient zunehmend, seine Verlassenheitsdepression zu spüren, z. B. wenn er von zu Hause weg zur Universität oder ins Kino ging oder wenn er in einem Seminar irgendeine Aufgabe erfüllen mußte, wie einen Versuch beschreiben oder ein Formular ausfüllen. Das verzweifelte Gefühl, das ihn dann überfiel, beschrieb er so: »Warum ist meine Mama nicht bei mir, ist sie etwa tot?« Oder: »Warum macht meine Mama das nicht für mich, dann kann sie nur tot sein.« Die spezifische Angst, die den Patienten im Zusammenhang mit Separation überfiel, wurde allmählich immer deutlicher. Wenn er sich auch nur in kleinsten Ansätzen selbständig fühlte, einen Impuls oder eine Phantasie in Richtung Loslösung entwickelte oder einen Reifungsschritt in der Therapie machte, wurde er von Todesängsten befallen. Sein Erleben war: »Wenn ich mich entwickle, muß ich sterben. Wenn ich etwas für mich selbst will, werde ich verlassen.« Oder: »Mit meiner Selbständigkeit töte ich Mama, und dann bin ich verlassen und muß selbst sterben.« Sehr oft kam er mit folgender Phantasie in die Therapie: Er lebt allein in einer leeren grauen Wohnung mit Blick auf die Mauer. Die Eltern sind tot, und er wird auch sterben. Um diesen Todesängsten zu entgehen, die zwangsläufig mit dem »Trennungsmutter«-Beziehungsmuster verbunden sind, regredierte der Patient nun zum anderen Pol seines inneren Erlebens. Er floh zurück in Mutters Schoß, in der Hoffnung, sich hier gut und sicher zu fühlen, gefüttert und belohnt zu werden.

Mein Patient drückte diese Flucht in die Regression nach etwa zwei Jahren Therapie folgendermaßen aus: »Das geht darauf zurück, daß ich keine Individualität habe, bei ihr an der Brust, an der Nabelschnur hänge. Das geht viel weiter zurück. Ich gebe meine Individualität auf, weil sie bloß Ärger gebracht hat.«

Aber auch hier, in der Regression, erwartete den Patienten – wie gesagt – eine ebenso bedrohliche Angst: die Angst vor dem Verschlungenwerden, vor dem Selbstverlust.

Der Borderline-Patient steckt also in der ausweglosen Situation, daß er an beiden Polen seiner gespaltenen inneren Welt nicht leben kann. Er flieht von dem einen Pol zum anderen, um der jeweils spezifischen Bedrohung zu entgehen. Auf der anderen Seite seiner gespaltenen Selbst- und Objektkonstellation erwartet ihn aber eine ebenso gefährliche Bedrohung. Seine Alternativen heißen: Wenn ich selbständig bin, werde ich verlassen und muß sterben. Wenn ich unselbständig, wiedervereinigt mit der Mutter bin, bin ich lebendig begraben, bin ich tot, ein Nichts. Ich möchte dazu einen Traum des Patienten aus der 55. Stunde berichten:

Der Patient befindet sich in einer großen Halle mit vielen Fenstern, viel Marmor, rosafarben. Das ganze sieht aus wie ein Museum, altmodisch, von der Struktur wie eine Burg, obwohl es ein modemes Gebäude ist. Innen ist es terrassenförmig angelegt, im ersten Stock läuft eine Galerie vor den Fenstern entlang. Der Patient berichtet: Ich saß da. Da war noch ein älterer Mann, mit dem ich gesprochen habe, ein typischer Professor, Senator. Ich sagte: »Mister Bex, wir werden dieses Haus heute nicht verlassen.« Draußen ging die Sonne unter. Er: »Doch, doch, wir können es noch schaffen.« Die Regierung hatte Anweisung gegeben, man dürfe sich nach Anbruch der Dunkelheit nicht mehr bewegen, nicht mehr rausgehen. Draußen drohte die Gefahr eines bewaffneten Überfalls. Ich sagte: »Das ganze Museum wird versiegelt, wir bleiben drin, bis wir sterben.« Ich habe überlegt, wie lange wir noch leben könnten: »Da sind ja Toiletten, also noch Frischwasser.« Später lag ich auf den Stufen, fragte ihn, ob er mir vergibt, daß ich verhindert habe, daß wir rausgehen. Er: »Ist doch nicht so schlimm, daß wir sterben.«

Dann wurde der andere zur Oma. Gleißender Sonnenuntergang schien durch die Fenster rein. Ich hörte Oma's Stimme. Ich schlief ein, und während ich sagte: »Du vergibst mir doch«, schob sie mir Häppchen von Essen in den Mund. Es waren jetzt keine Marmorstufen mehr, auf denen ich saß, sondern Omas Sofa.

Ich fragte, wie er sich gefühlt habe. »Hilflos, wie sterben, vorher wie Kräfte schwinden.« Mit diesem Traum, der beide Seiten des innerpsychischen Konflikts des Borderline-Patienten verdeutlicht, will ich meine Zusammenfassung und Ergänzung von Mastersons Theorie und die Beispiele aus der Therapie dazu abschließen.

Kernberg (1988) kritisiert Mastersons Konzept. Er schreibt, daß Masterson die ödipale Thematik ausklammere, obwohl sie im Material, das diese Patienten bringen, überdeutlich würde (ebd., S. 129). Außerdem wendet er ein, daß die inneren Beziehungsmuster nicht nur in dieser Polarisierung auftreten, sondern komplizierter seien (ebd., S. 131ff.).

Ich denke, daß mit Blick auf diesen Fallbericht beide Kritikpunkte richtig sind. Die ödipale Thematik spielt in ihrer spezifischen Abwandlung, wie sie für präödipale Störungen typisch ist (Rohde-Dachser, 1987; Storck, 1987), auch bei meinem Patienten eine große Rolle. Auf die ausgeprägten Inzestphantasien des Patienten einzugehen, wäre ein eigenes, sehr faszinierendes Thema, das ich aber in diesem Bericht nicht mehr unterbringen konnte. (An der Veränderung der Inzestphantasie, einschließlich der veränderten Rolle des Vaters, läßt sich die Genesung des Patienten ablesen.)

Auch der zweite Kritikpunkt, daß sich die inneren Beziehungsmuster nicht nur in dieser Polarität zeigen, bestätigt sich im Laufe der Therapie und wird in der Übertragungsbeziehung deutlich. Hier wurde ich nicht nur alternativ zur »Trennungsmutter« oder zur »Nähemutter«, sondern es gab eine ganze Reihe von abgewandelten Beziehungsmustern, die jeweils der Abwehr eines anderen, ängstigenden Beziehungsmusters dienten. Ein Beispiel dafür ist die oben beschriebene Inszenierung, in der der Patient die Selbstrepräsentanz des kontrollierten, hilflosen, leidenden Kindes auf mich übertrug, während er die kontrollierende, sadistische Objektrepräsentanz übernahm. In einer anderen Therapiephase dominierte ein anderer Inhalt die projektive Identifizierung, den ich nicht weniger quälend empfand als den der Entwertung. In der Gegenübertragung fühlte ich mich nun physisch von dem Patienten abgestoßen, spürte – oft von Schuldgefühlen begleitet – einen ausgesprochenen Widerwillen gegen ihn. Aus einem Drang nach Abgrenzung heraus hatte ich über lange Zeit das Bedürfnis, mir nach Stundenende die Hände zu waschen. Hier übernahm er die Objektrepräsentanz der verschlingenden, Individualität tötenden Mutter, und ich übernahm die Selbstrepräsentanz, die zum Überleben um Abgrenzung kämpft.

Trotz dieser – wie Kernberg betont – komplizierteren inneren Beziehungsmuster, sehe ich das Verschlungenwerden oder Verlassenwerden, das jeweils als tödliche Bedrohung empfunden wird, doch als Grundstruktur des innerpsychischen Konflikts des Borderline-Patienten an.

Die Arbeit an diesem inneren Konfliktmuster zog sich durch die ganze Therapie. Der Weg hinaus aus dem ausweglos erscheinenden

Kreislauf öffnete sich bei meinem Patienten schließlich einerseits über den Zugang zu seiner Aggressivität, andererseits über die Erfahrung, daß die Regression eine Sackgasse war, die besonders nach der Bearbeitung der Nekrophilie für den Patienten kaum mehr gangbar war. Ich möchte zunächst mit der aggressiven Entwicklung beginnen.

6. Zugang zur Aggressivität

Bei meinem Patienten blieb die aggressive Seite zunächst abgespalten und projiziert oder – wie im Übertragungsgeschehen – per projektiver Identifizierung im Gegenüber placiert. Ich war wütend darüber, wie der Patient mich behandelte, aber der Patient fühlte sich, auch wenn ich ihm vor Augen führte, was er mit mir machte, als jesusgleich in seiner Aggressionslosigkeit. Er sagte z. B.: Die Menschheit habe ihn zwar getreten, aber er wolle ihr mit Güte und Freundlichkeit begegnen.

Diese Abwehrstruktur geriet nach einem ¾ Jahr Therapie schließlich durch ein äußeres Ereignis ins Wanken: durch den Suizid des Freund-Feindes (ein Drittel Freund, zwei Drittel Feind hatte der Patient diese einzige Beziehung zu einem Gleichaltrigen charakterisiert). Der junge Mann hatte sich auf grauenvolle Weise umgebracht. Er hatte keinen Abschiedsbrief hinterlassen.

1½ Jahre nach diesem furchtbaren Ereignis sagte der Patient: »Ohne Uwes Tod wäre alles nie so eskaliert, hätte sich nie was verändert. Uwes Tod hat mir das Leben gerettet.« Erst zu dieser Zeit konnte der Patient beginnen, Ansätze von Trauer und Mitgefühl mit dem verlorenen Freund zuzulassen.

Ich denke, das Abwehrsystem des Patienten konnte nach diesem Suizid v. a. deshalb nicht mehr tragfähig bleiben, weil der Patient spürte, wie ähnlich er diesem Menschen gewesen war und in welcher Gefahr er daher selbst schwebte.

Zur Unterstützung der Abwehr entwickelte der Patient aber zunächst eine Zwangssymptomatik. Sie bestand aus einem inneren Argumentieren von Rede und Gegenrede, wobei er bestimmte Gedankengänge in vorgegebener Reihenfolge immer wieder in sich ablaufen lassen mußte. Vor allem in eigentlich angenehmen Situationen, wie Essen oder Im-Kino-Sitzen, ließ ihm dieses Zwangsdenken keine Ruhe.

Nacheinander nahmen die Zwangsgedanken verschiedene Inhalte an. Zunächst quälte den Patienten die Frage, ob es ihm lieber wäre, daß Uwe tot ist oder daß Uwe eine Freundin gefunden hätte. Das Ich des Patienten schien hier zwischen ödipalen Todeswünschen und Überich-Ansprüchen hin und her gerissen zu sein.

In dem darauf folgendem System von Zwangsgedanken war die ödipale Thematik nicht mehr so deutlich, aber es ging weiterhin um die Frage: »Darf ich aggressiv sein oder darf ich es nicht?«

Konkret plagte den Patienten nun die Vorstellung, er könnte beim Einkaufen an einen unfreundlichen Verkäufer geraten. Dürfte er nun ebenfalls unfreundlich sein oder müsse er freundlich bleiben, um nicht schuldig zu werden? Der Verkäufer könnte ja herzkrank sein und ausgelöst durch die Frechheit des Patienten einen Herzanfall bekommen. Auch könnte es sein, daß der Verkäufer sich wiederum an dem Patienten räche.

Real fürchtete sich der Patient zu dieser Zeit vor dem Einkaufen ebenso wie vor allen eigenständigen Auftritten in der Öffentlichkeit. Bisher hatten Eltern und Oma ihm möglichst alle Pflichten abgenommen. Ungeübt in Dingen der praktischen Lebensführung, fürchtete er zu versagen, sich zu blamieren und gleichzeitig die mörderische Wut, die dann in ihm aufsteigen könnte. Seine Aggressionen standen ihm noch nicht zur Verfügung, um damit in dosierter Form Alltagssituationen bewältigen zu können. Aber er begann damals, sie in sich wahrzunehmen – als ungeschliffen und mörderisch.

In bestimmten Situationen wurde er von Haßgefühlen und sadistischen Phantasien überschwemmt. Es zeigte sich hier ein typischer Scham-Schuldkonflikt (Wurmser, 1993). Der Patient fühlte sich durch ein Ereignis beschämt, in seinem Selbstgefühl abgewertet. Der Auslöser dafür war z. B. ein Mädchen, das sich nicht für ihn interessierte, oder ein verliebtes Paar in der U-Bahn, das dem Patienten vor Augen führte, daß er noch immer keine Freundin hatte, oder ein Schritt in die Selbständigkeit, der nicht besonders glorreich verlief, z. B. wenn der Patient einkaufte und ihm fiel an der Kasse etwas herunter. Die Haßgefühle des Patienten galten dann seinem Selbst. Er fühlte sich wertlos, beschämt. Um diesem unerträglichen Zustand zu entkommen, verschob der Patient seine Haßgefühle vom Selbst auf das Objekt. Jetzt wurde das desinteressierte Mädchen, der erfolgreiche Konkurrent oder ein zufalliger Beobachter seiner Ungeschicklichkeit gehaßt und manchmal in der Phantasie brutal zugerichtet. Die Scham wurde in Schuld verwandelt.

Ich werde jetzt den Anfang der 78. Therapiestunde schildern: Der Patient kam mit einem strahlenden, erwartungsvollen Lächeln und redete gleich los. Gleichzeitig lag in seiner Haltung, seinem schnellen Sprechen mit heller Stimme auch etwas, womit er sich klein machte.

Er berichtete, daß er einen Schreck bekommen habe, als er gehört habe, was mit Mathias Rust passiert war. (Mathias Rust war der junge Mann, der seinerzeit mit einem Sportflugzeug von allen Kontrollen unbemerkt auf dem Roten Platz in Moskau gelandet war. Einige Zeit später schrieben die Zeitungen wieder über ihn. Er hatte eine junge Frau, die ihn abgewiesen hatte, mit Messerstichen verletzt.) Der Patient sagte: »Ich habe mich ein Stück weit mit ihm identifiziert.« In der Zeitung habe gestanden, dieses Verhalten käme durch eine starke Bindung an die Mutter zustande. Die würde besonders bei Männern unglaubliche Aggressionen auslösen. Er sagte, er habe verstanden, warum er so betroffen sei. »Als Antagonist zu meiner Angst vor den Verkäufern ist meine Aggression da. Wenn meine Angst vor den Verkäufern abgebaut wird, wird meine Aggression da sein. Das erklärt endlich meine Schuldgefühle. Von meinen Eltern weiß ich, daß Aggressionen nicht gut sind, obwohl sie selbst aggressiv sind. Ich habe Schuldgefühle, daß was rauszischen könnte. Das kommt von dem Wissen, eine Atombombe in sich zu haben.«

Im nachhinein ist mir klar geworden, daß diese Mathias-Rust-Geschichte eine Parallele im Übertragungsgeschehen hatte. Wie dieser junge Mann möchte mein Patient bewundert werden – auch von mir. In seiner Tendenz, sich klein zu machen, zeigt sich seine Angst, von mir abgelehnt zu werden bzw. seine Angst vor seinem mörderischen Haß, den diese Ablehnung auslösen würde. Meine Arbeit an der Übertragung war aber über lange Zeit an diesem wesentlichen Punkt begrenzt. Sie sparte diesen destruktiven Aspekt aus. Die mörderischen Aggressionen des Patienten nahm ich nur wahr und bearbeitete sie nur, soweit sie die Eltern oder andere Objekte betrafen. Es dauerte noch fast zwei Jahre, bis die Aggressivität des Patienten auf der Übertragungsebene zentrales Thema der Therapie wurde. Der Grund lag vor allem darin: Ich hatte Angst. Und diese Angst war mir lange Zeit nicht bewußt. Im nachhinein läßt sich damit ein bestimmtes Körpergefühl erklären, das sich eingestellt hatte, sobald ich den Patienten erwartete: Ich begann zu frieren, bekam eiskalte Hände.

Bis es soweit war, daß ich nicht mehr umhin konnte, meine Angst und seine mörderischen Gefühle mir gegenüber wahrzunehmen, passierten noch wichtige Dinge in der Therapie. Vielleicht waren sie noch notwendig, bevor wir uns diesem brisanten Thema stellen konnten.

7. Bearbeitung der Nekrophilie und Loslösung aus der Regression

Zunächst gelang es uns, seine Symptomatik Nekrophilie zu verstehen. Der Patient brachte viel Material zu diesem Thema in die Therapie: Er berichtete von sadistischen, mit sexueller Erregung verbundenen Kinderspielen, an die er sich bis ins 11. Lebensjahr zurückerinnerte. Er hatte eine Puppe hingerichtet, begraben, sie später wieder ausgegraben und erneut hingerichtet mit vielen Fortsetzungen. Er brachte einen Stapel Kinderzeichnungen in die Therapie, die Variationen des gleichen Themas darstellten: Ein schlafendes oder naiv in die Welt blickendes Kind war von gräßlichen Figuren umgeben, die es aber nicht wahrzunehmen schien. Diese Figuren hießen Leichenhacker, Leichenkratzer, Leichenschrammer und betätigten sich ihren Namen entsprechend.

Der Patient berichtete außerdem von Träumen, von Phantasien und von bewußter Faszination, die von Leichen, Gräbern u. ä. ausging.

Es gab auch Hinweise, daß er sich vom Faschismus angezogen fühlte. Es ist mir sehr schwergefallen, den Patienten mit dieser Symptomatik zu akzeptieren. Er berichtete z. B. von der Besichtigung eines Konzentrationslagers ohne das geringste Anzeichen von Betroffenheit und Mitgefühl. Es gab Situationen, da habe ich nur meinen Abscheu, meinen Haß gegen den Patienten gespürt. Ich fühlte mich krank vor Abscheu. Ich wünschte mir, ihn rausschmeißen zu können und nie mehr mit ihm zu tun haben zu müssen.[26]

---

[26] Tatsächlich gab es zwei Zeitpunkte, zu denen ich die Therapie hätte aufhören können. Zunächst hatte der Gutachter entschieden, daß der Patient nach 120 Stunden von einem Erwachsenentherapeuten weiterbehandelt werden sollte. Es gelang mir aber, den Gutachter umzustimmen. Die zweite Möglichkeit war nach 180 Stunden mit dem Ende der Kassenfinanzierung gegeben. Trotz aller Belastungen hat es aber auch bei dieser Therapie ein Gefühl der Hoffnung gegeben, das im Ernstfall überwog. In eher hoffnungslosen Therapiephasen habe ich diese Entscheidungen allerdings mehr als eigene Größenphantasien interpretiert.

Ich hatte Erich Fromm (1983, S. 415 ff.) gelesen, der Hitler als Nekrophilen beschreibt, und Stoller (1973), dessen Sichtweise etwas weniger schreckenerregend ist. Er stellt Perversion als einen Versuch dar, eine Traumatisierung in der Kindheit in einen Triumph des Erwachsenen zu verwandeln.

Die Traumatisierung meines Patienten sehe ich in seiner spezifischen Mutter-Kind-Beziehung. Es ist die Beziehung zu einer unpersönlichen Mutter, die zwar überbehütend ist, aber aufgrund ihrer eigenen Störung keinen wirklichen Kontakt zu ihrem Kind aufnehmen kann. Der Patient ist mit seinen *eigenen* Gefühlen einsam geblieben, hat kein Containment gefunden, kein spiegelndes Verstehen seiner eigenen Gefühle und Regelungen. Es gab nur diese verschmolzene Beziehung und keinen Weg hinaus.

Als wir die Symptomatik auf diesem Hintergrund schließlich verstanden hatten, lernte ich von dem Patienten, daß darin neben allem Schrecklichen auch ein Moment der Hoffnung enthalten ist.

Ich möchte nun den Patienten zu Wort kommen lassen: Nach dem Fall der Berliner Mauer, in der 85. Stunde, schilderte er, was es ihm bedeute, daß Berlin wieder zusammenwachse. Das erinnere ihn an »pseudoerotische Gefühle«, als er als Kind diese Puppe wieder ausgegraben habe. »Ich klammerte mich an das Alte. Was tot ist, wird wieder lebendig.« »Das alte Berlin bedeutet, wie zu Lebzeiten begraben zu sein.«

In der 96. Stunde erzählte der Patient einen Traum. Er bezeichnete ihn als »schönen, scheußlichen Traum«, als Alptraum, der ihm Angst gemacht habe. *»Unser Haus, alles war viel größer, mit Gängen und gekachelten Räumen. Alles war voll mit Leichen. Die Haut war abgezogen. In meinem Zimmer, es war auch größer, überall Leichen, seziert, mit abgezogener Haut, in allen möglichen Stellungen, z. T. an die Wand genagelt wie an ein Kreuz. Bröseliges, braunes Muskelfleisch. Im Bett lagen schon welche, auf allen Gebrauchsgegenständen Leichen. Ein schrumpeliger Kopf lag auf dem Kopfkissen. – Es war noch eine andere Person im Zimmer. Um Abstand von den Leichen zu halten, mußte ich mich an die andere Person drängen. Der andere schreckte etwas zurück wie vor homosexuellem Kontakt.«*

Als der Patient aufwachte, hatte er Angst davor, homosexuell zu sein, für homosexuell gehalten zu werden.

Er kam dann in seinen Assoziationen zum ersten Mal zu seinem Wunsch nach einer positiven Beziehung zum Vater. Ihm fiel ein, daß er als Kind mehr Nähe zum Vater gesucht habe, ähnlich wie zur Mutter, aber er habe Angst gehabt, als schwul, als weichlich angesehen zu werden. Die Mutter habe er als Symbol dafür angesehen, zu Hause angekettet zu sein. Er habe sich gewünscht, mehr von der Mutter wegzukommen, mit dem Vater rauszugehen, erwachsen zu sein wie der Vater. Tatsächlich habe er aber die Angebote des Vaters nicht nutzen können.

Als ich nach den Leichen im Traum fragte, sagte der Patient: »Die ganze Faszination für das Dunkle, Gruselige akzeptiere ich als Ausdruck dafür, daß ich mich selbst für tot halte und daß was Totes noch immer so viel action verursacht.«

Zum Ende der Stunde sagte er: »Die Faszination und die Erregung bei der Vorstellung, daß die U-Bahnlinie Potsdamer Platz das alte Berlin wieder zusammenfügt, sind die gleichen wie bei den pseudoerotischen Gefühlen, als ich die Puppe ausgegraben habe. Es geht nicht um Leichen, sondern darum, daß Totes wieder zum Leben erweckt wird. Es ist ein positives Symbol: Die Vorstellung, was tot ist, wird wieder lebendig.«

Nach dieser Stunde trat die Nekrophilie in den Hintergrund. Im dritten Therapiejahr hatte der Patient sie überwunden. Gleichzeitig stand ihm die Regression in die Abhängigkeit zur Abwehr von Eigenständigkeit nun nicht mehr ungebrochen zur Verfügung.

In der folgenden Zeit ging es vorwiegend um die Angst des Patienten vor dem nun anstehenden Entwicklungsschritt, aber er war für ihn immerhin denkbar geworden. Er sprach über seine Angst davor, erwachsen zu werden, und davor, daß er sich von den einfachen täglichen Handgriffen überfordert fühlte. »Ich habe es nicht gelernt, daß man etwas tun muß, um etwas zu erreichen.« Er klagte auch über den »apathischen Sog«, den er immer spürte, »der mich trotzig darauf beharren läßt, daß ich mich bedienen lasse«. Er räumte sein Zimmer aus, strich alles weiß, sagte: »Ich habe die Reste meiner Kindheit weggeräumt.« In der nächsten Stunde weinte er zum ersten Mal sehr verzweifelt in der Therapie. Er erlebte seine Verlassenheitsgefühle.

Anschließend war die Trauer vorüber, er freute sich, Umwelt und Farben wieder wahrnehmen zu können. Gleichzeitig berichtete er, daß ihn der Zweifel plagte, die Therapie werde ihn dazu bringen, zu sein wie jeder andere. Andererseits habe er zum ersten Mal gedacht, daß Erwachsensein Spaß machen könne.

Die darauffolgende Stunde war die letzte vor meiner sechswöchigen Sommerpause. Er bat sehr nachdrücklich um einen Zusatztermin mit der Begründung, daß er Angst um sich habe, Angst vor dem Alleinsein habe, der Individualismus erschrecke ihn. Er sprach außerdem darüber, wie wichtig der Vater für ihn sei, daß zu Hause alles zusammenbrechen würde, wenn der Vater stürbe. Die Mutter sei so unreif. Wenn es dem Kind, also dem Patienten, schlechtginge, würde sie Vorwürfe machen, hysterisch werden.

Ich entschloß mich, ihm keine Zusatzstunde zu gewähren. Ich vertraute meinem Gefühl, das mir riet, dem Patienten zu zeigen, daß ich ihm die Selbständigkeit zutraute und auch zubilligte. Ich behielt aber einen Zweifel zurück, ob diese Entscheidung richtig war.

Nach den Ferien berichtete der Patient listig lächelnd seine Phantasie im Zusammenhang mit seinem Wunsch nach einer Zusatzstunde: »Ich habe gedacht, Sie kommen mit einem Tablett und sagen zu mir: ›Wo ich doch das schöne Essen gemacht habe!‹«

Mir wurde deutlich, daß ich in Gefahr gewesen war, ihm in die Falle zu laufen. Mit seinem Betteln um die Zusatzstunde hatte er versucht, die »strafende Trennungsmutter« zu besänftigen, als würde er sagen: »Sieh doch, ich will ja gar nicht selbständig sein. Ich brauche dich doch.« Hätte ich ihm die Zusatzstunde gewährt, wäre ich nicht nur mit den Häppchen auf dem Tablett gekommen, sondern ich wäre zwangsläufig in seinem Erleben auch zur Mutter geworden, die für Autonomie bestraft. Statt dessen konnte eine neue Objektbeziehung entstehen – jenseits der Masterson-Beziehungsmuster –, eine, die Separation anerkennt.

8. Mörderische Aggressionen in der Übertragung

Ich setze jetzt an dem Punkt wieder ein, an dem ich die Gefahr erlebe, daß der Patient seine mörderischen Aggressionen mir gegenüber agiert.

In den Monaten vor dieser Stunde, die ich jetzt schildern werde, haben die aggressiven Phantasien und die aggressive Spannung, unter der der Patient stand, sehr zugenommen, ohne daß er ein Agieren immer vermeiden konnte. So fuhr er mit dem Fahrrad in rücksichtsloser Geschwindigkeit durch Parkanlagen und gefährdete dabei mehrfach andere Menschen. Er sprach von »Schädeleinschlagen« und »Abschlachten«. Die Adressaten dieser Regungen waren neben den Eltern andere

Objekte, von denen er sich abgelehnt fühlte, die seinen Wunsch nach bedingungsloser Liebe frustrierten.

Zu Hause gab es in dieser Zeit zwischen Vater und Sohn mehrfach gewalttätige Schlägereien, bei denen nach Aussagen des Patienten leicht ein Mord hätte passieren können. Auch übermittelte mir der Patient, daß die Eltern schon mehrfach gedroht hatten, mich umzubringen. Einmal, als der Patient im Treppenhaus meiner Praxis Feuerwehrleute getroffen hatte, begrüßte er mich mit den Worten: »Ich dachte schon, mein Vater hätte seine Drohung wahr gemacht, Sie umzubringen.«

Ich bekam Angst um mich und auch um meine Familie. Ich konnte meine Angst nun nicht länger verdrängen. Auch hatte ich mit Hilfe meiner Supervision verstanden, daß ich dem Patienten kein ausreichendes Containment biete, solange ich die Destruktivität des Patienten aufgesplittert auf die verschiedenen Objekte bestehen lasse, anstatt diese Gefühle auf mich zu zentrieren und damit dem Patienten zu zeigen, daß sie aushaltbar und integrierbar sind. Aber bevor ich noch in dieser Hinsicht aktiv werden konnte, war der Patient bei diesem Thema angelangt, als hätte er meine Bereitschaft dazu gespürt. Als ich den Patienten zur 190. Stunde aus dem Wartezimmer abholte, sah ich in seinem Blick etwas Stechendes und war alarmiert. Er begann die Stunde mit den Worten: »Komisch, ich fühle irgendwie Angst. Auf die Situation hier bezogen. Eine Mischung aus Aufregung und Angst.«

Über einige Umwege kam er dazu, daß er Angst hatte, jemanden umzubringen. Ihm fiel ein Film über einen Frauenmörder ein. Nachdem ich seine Äußerungen immer wieder auf die Übertragungsebene bezog, sprach er über seine Angst bei unserer Begrüßung, davor, daß seine Hände schwitzen, daß er stolpern könnte, daß er sich blamieren könnte und darüber wütend werden könnte. Er sprach auch über seine Angst davor, daß ich Angst kriegen und ihn wegschicken könnte. Er erwähnte seine Vorstellung, mit mir allein in der Praxis zu sein und die damit gegebene Möglichkeit, einen Mord begehen zu können. Ihm fiel ein, daß er damit tun würde, was die Eltern wollen. »Sie wären stolz auf mich«, sagte er. »Ich mache, was ich früher immer verpaßt habe.« Daran schlossen sich Phantasien, daß ich schreien könnte wie eine Prostituierte, die ermordet wird, daß ich als Geist wiederkäme und mich rächen würde, daß Polizei käme und alles sehr peinlich würde.

Ich erlebte ihn zum Teil etwas weggetreten und in seinen Phantasien gefangen und spürte meine Angst sehr stark.

Unmittelbar nach der Stunde hatte ich einerseits Angst, aber andererseits auch ein ruhiges Gefühl bei dem Gedanken: »Jetzt ist es endlich so weit.« Und: »Wir werden es durchstehen.«

Mit mehr Abstand zu der Stunde nahm meine Angst zu. Der auffallende Blick des Patienten und sein Weggetretensein, als er über den Prostituiertenmord phantasierte, ließen mich unsicher werden, ob ich mich auf die Fähigkeit des Patienten zur therapeutischen Ich-Spaltung und zur Realitätsprüfung verlassen konnte. War er vielleicht doch einer Psychose nahe?

Auch meine Kolleginnen in der Praxis bekamen Angst. Einige Tage lang war ich von meiner Angst bestimmt. Ich hatte das Gefühl, in einer Falle zu sitzen, aus der ich keinen Ausweg finden konnte. Mir fiel eine Assoziation des Patienten aus einem Film zu einem seiner Träume ein. Er hatte von einem Parasiten berichtet, der sich den Menschen aufs Gesicht legt, den Schwanz um den Hals windet. Sobald man versucht, ihn abzureißen, würgt er sein Opfer. Wird er durchgeschnitten, strömt ganz saures Blut heraus, das sich durch mehrere Stockwerke ätzt.

Ich hatte das Gefühl, daß dieses Bild, das damals die Verklammerung des Patienten mit seiner Mutter zeigte, nun meine Situation beschrieb.

In der folgenden Zeit achtete ich darauf, nicht mehr allein mit dem Patienten in der Praxis zu sein, steckte mir, um mich sicherer zu fühlen, auch eine Tränengasspraydose in die Tasche.

Die folgenden Stunden strukturierte ich stark, indem ich darauf drängte, immer wieder zum Thema zurückzukommen. Es wurde deutlich, daß es sich nicht um festgefügte Mordphantasien handelte, die die beschriebene Stunde überdauert hätten. Wir verstanden die verschiedenen Aspekte, die in seinen Mordphantasien gebündelt waren. Dazu gehörte die ödipale Thematik mit seinem Vorwurf, daß ich mich für meine Zuwendung bezahlen ließe. Am meisten aber beschäftigte ihn zunächst sein Schamgefühl. Auf dieses Thema kam er immer wieder zurück. Seine Beschreibung erinnerte an den Schamkonflikt, wie ihn Wurmser (1987, S. 128) darstellt. Der Patient sagte: »Dieses Schäme-Gefühl kommt, wenn ich mich bei anderen einschleime, obwohl ich ihnen eigentlich den Schädel einschlagen sollte. Ich höre, wie mein Vater sagt: ›Die lachen doch nur über dich.‹ Das war ein typischer Ausspruch, wenn meine Eltern mich dabei erwischt haben, daß ich versucht habe, mit anderen was zu tun zu haben.« Es ist, als würde ein Mord an der Therapeutin die Abhängigkeit und damit das Schamgefühl für immer aufheben und als würde der Konflikt, der zwischen Beziehungswunsch und Triangulierungsverbot besteht, damit beseitigt.

Nachdem wir so weit gekommen waren, sagte der Patient: »Ich fühle mich erleichtert. Was die Schamgedanken betrifft, hab ich jetzt was verstanden.« Aber nach einer Pause fuhr er fort: »Die Mordgedanken haben auch noch eine andere Seite. Sie spielen da noch eine andere Rolle. Sie sind nicht nur in Konkurrenz mit den Eltern, sondern Sie sind auch die Eltern an sich.« Er erklärte, was er damit meinte: »Ich habe gelernt, alle halten mich für ein Stück Dreck. Ich habe ständig Angst, wenn ich was falsch mache, werde ich sofort verlassen. – Und das ist meine Reaktion auf das Verlassenwerden: Bevor ich sterbe, nehme ich Sie noch mit.«

Ich ergänzte: »Sie heben damit das Verlassenwerden auf. Sie nehmen die Therapeutin mit. Das ist dann wie vereint sein im gemeinsamen Sterben.«

Diesmal nahm er meine Intervention sofort auf. Er wirkte überrascht: »Das ist ein neuer Gedanke. Ich sehe immer Himmel vor mir, Backsteingebäude, lange Baumreihen, Kanal, Friedhöfe. Der Gedanke ist mir noch nie gekommen: Töten, um meine Einsamkeit aufzuheben. Deshalb vielleicht empfinde ich Töten nicht so schlimm. Die Einsamkeit ist viel schlimmer. Angenehm die Vorstellung, Uwe, der jetzt tot ist, die Hunde, die tot sind, warten am Eingang, daß ich komme, beschützen mich gleich.« Nochmal sagte er: »Das war eben eine große Entdeckung. Der graue Himmel über dem Kanal, die Wolken haben sich gelichtet, die orangene Sonne ist durchgebrochen.«

Ich ging aus der Stunde mit einem feierlichen Gefühl. Meine Angst war verschwunden. Ich war sicher, daß die Gefahr des Ausagierens vorbei war. Der Haß war gebannt, weil der Patient ihn verstanden hatte, sich damit akzeptieren konnte, und weil er nun auch die dahinterliegenden libidinösen Beziehungswünsche an seine Therapeutin erleben konnte. Die Integration seiner gegensätzlichen Selbstrepräsentanzen war ihm möglich geworden, und auch die Therapeutin konnte er mehr als ganzes Objekt erleben, das gehaßt und geliebt wird. Gleichzeitig nahmen die Depression und damit auch seine Gefühle von Leere und Nichtigkeit deutlich ab.

9. Das Ende der Therapie

In den noch folgenden 15 Monaten Therapie veränderte sich der Patient sehr. Um seiner sozialen Isolierung zu entkommen, nahm er aus eigenem Antrieb zu einer psychosozialen Freizeiteinrichtung Kontakt auf, die vorwiegend stationär behandelte psychisch Kranke nachbetreute. Neben anderen Freizeitangeboten entschied er sich dort für eine regelmäßig tagende Gesprächsgruppe. Er bemühte sich außerdem aktiv und erfolgreich um Beziehungen zu Gleichaltrigen und befreundete sich mit mehreren Kommilitonen. Auch zu Mädchen versuchte er Kontakt aufzunehmen. Er verliebte sich. Daraus wurde allerdings noch nichts. Er zog zu Hause aus. Zunächst in die leerstehende Wohnung einer Bekannten der Familie, dann in eine eigene Wohnung. Seine neuen Freunde halfen ihm beim Renovieren.

Diese Erfolgsmeldungen sollen aber nicht darüber hinwegtäuschen, wie schwer dem Patienten viele dieser Schritte immer wieder gefallen sind und wie oft wir immer wieder an den schon bekannten Problemen arbeiten mußten.

So überfielen den Patienten, z. B. wenn er sich in seiner Wohnung Essen zubereitete, noch regelmäßig Schuldgefühle im Sinne von: »Mit meiner Selbständigkeit töte ich Mama.« Oder er entwickelte ein Gefühl des Grauens verbunden mit der Vorstellung, in der Küche könnten verweste Lebensmittel liegen. Dazu assoziierte er: »Wenn ich Mama verlasse, stirbt sie. Das Essen ist Mama. Wenn sie anfängt zu verwesen, muß ich sie wegschmeißen. Das Essen weint dann. Ich muß es trotzdem essen. Ich darf die totgefaulte Mama nicht verlassen.«

Erst neun Monate nachdem er zu Hause ausgezogen war, freute der Patient sich über seine neue Wohnung. Er erzählte, wie er sie verschönert habe, Farbe reingebracht habe.

Die Eltern haben die Verselbständigung des Patienten nicht nur überlebt, sondern sie hat auch ihnen offensichtlich eine gewisse Entwicklung ermöglicht. Die Mutter hat erfolgreich eine Abmagerungsdiät gemacht, und die Eltern gönnen sich jetzt regelmäßig recht exotische Urlaubsreisen. Wie sehr sich der Patient während der Therapie verändert hat, wurde mir ganz besonders an der Veränderung meiner Gegenübertragungsgefühle deutlich. Als ich den Patienten etwa ein Vierteljahr vor Therapieende nach einer kurzen Therapiepause wieder zu seiner Stunde erwartete, stellte ich fest, daß ich mich auf ihn freute. Diese Erfahrung war für mich der überzeugendste Beweis dafür, daß der Patient auf dem Wege war, gesund zu werden. Er selbst konnte meine Freude über ihn in dieser Situation nicht nur wahrnehmen, sondern sich auch selbst ein bißchen darüber freuen.

Ein wesentliches Ziel hatte der Patient allerdings während der Therapie nicht erreicht. Er hatte noch immer keine Freundin gefunden. Seine sexuellen Erfahrungen beschränkten sich auf einige Versuche mit Prostituierten.

Zum verabredeten Ende unserer Therapie hatte er sich einen Verhaltenstherapeuten gesucht, einen männlichen Therapeuten also, mit dem er gezielt an diesem Problem weiterarbeiten wollte. Ich erlebte diese Entscheidung des Patienten als progressive Entwicklung im Sinne von Triangulierung.

Im Februar 1994, ein Jahr nach dem Ende der Therapie, rief mich der Patient einer Bescheinigung für sein BAFöG wegen an. Er hatte eine Freundin gefunden. Es ging ihm gut.

10. Nachbemerkung

Heute, neun Jahre nach Erscheinen des Artikels, fallen mir vor allem drei Aspekte auf.

Erstens ist der Umgang mit den unbewußten Beziehungsmustern unserer Patienten inzwischen selbstverständlicher geworden. Das war damals noch »Neuland«.

Zweitens haben mich meine klinischen Erfahrungen davon überzeugt, daß der in diesem Fall zwar passend mit Mastersons Theorie beschriebene innerpsychische Konflikt durchaus nicht auf alle Borderline-Patienten zutrifft. Es gibt auch deutlich andere Gründe dafür, daß mit aggressiven Affekten verbundene Repräsentanzen nicht von libidinös determinierten neutralisiert werden können, daß also keine Objektkonstanz und kein integriertes Selbst entstehen können.

Drittens würde ich heute in einigen der hier beschriebenen Therapieszenen mit Deutungen noch vorsichtiger umgehen – gerade bei Patienten mit schweren Störungen in der Entwicklung der Persönlichkeit. Vor allem in der Anfangszeit der Therapie mußte der Patient meine Deutungen als Stärke erleben, durch die er sich klein und abhängig gemacht fühlte. Ich meine, es sollte eher ein therapeutischer Raum geschaffen werden, in dem der Patient die Deutung selbst entdeckt, etwa so wie es uns bei der Bearbeitung der Nekrophilie gelungen war.

Zwei Jahre nach Beendigung der Therapie habe ich den Patienten noch einmal getroffen. Ich erkannte ihn plötzlich in dem jungen Mann, neben den ich mich in die U-Bahn gesetzt hatte. Er war gerade dabei, sich einen Reisepaß zu besorgen, um einen Freund in einem fernen Land zu besuchen. Er wirkte wie ein gesunder junger Mann, dem sein Leben gefällt.

11. Literatur

Fromm, E (1977): *Anatomie der menschlichen Destruktivität.* Rowohlt, Reinbek

Kemberg, O. F. (1988): *Innere Welt und äußere Realität.* Verlag Internationale Psychoanalyse. München, Wien

Kemberg, O. F., u.a. (1993): *Psychodynamische Therapie bei Borderline-Patienten.* Verlag Hans Huber, Bern

Masterson, J. F. (1980): *Psychotherapie bei Borderline-Patienten.* Klett-Cotta, Stuttgart

Rohde-Dachser, Ch. (1987): »Ausformungen der ödipalen Dreieckskonstellation bei narzißtischen und bei Borderline-Störungen.« In: *Psyche* 9: S. 773-799

Stoller, R. J. (1979): *Perversion. Die erotische Form von Haß.* Rowohlt, Reinbek

Stork, J. (1987): »Bilder und Urbilder der ödipalen Idee.« In: ders. (Hrsg.): *Über die Ursprünge des Ödipuskomplexes.* Frommann-Holzboog, Stuttgart: S. 9-67

Wurmser, L. (1987): *Flucht vor dem Gewissen.* Springer, Berlin, Heidelberg

Wurmser L. (1993): »Das mißhandelte Kind – Zum Umgang mit Seelenblindheit und Seelenmord in der Therapie schwerer Neurosen.« In: *Beiträge zur analytischen Kinder- und Jugendlichen-Psychotherapie.* 77: S. 1-27

Jochen Raue / Angelika Wolff

Das Diagnose-Profil des Instituts für analytische Kinder- und Jugendlichen-Psychotherapie Frankfurt a. M.[27]

1. Vorbemerkung

Es war einmal ein Bildhauer, der sich über einen riesigen Granitblock beugte. Jeden Tag hieb und hackte er an dem formlosen Stein herum, und eines Tages besuchte ihn ein kleiner Junge. »Was suchst du denn?« fragte der Junge. »Abwarten«, sagte der Bildhauer. Nach einigen Tagen kam der Junge wieder, und nun hatte der Bildhauer ein schönes Pferd aus dem Granitblock herausgemeißelt. Der Junge starrte das Pferd sprachlos an. Dann drehte er sich zum Bildhauer um und fragte: »Woher hast du denn gewußt, daß das darin steckt?« (Gaarder, *Sofies Welt*, S. 132)

Diese Geschichte könnte ein grundlegendes Problem psychoanalytischer Diagnosefindung gut illustrieren. Denn steht nicht häufig das analytische Material eines Patienten vor uns wie ein Granitblock, in dem wir nichts sehen können? Und erliegen wir nicht oft der Verführung, wie der Bildhauer vorzugehen, und präsentieren dann dem Patienten eine diagnostische Gestalt in der Annahme, es läge nur an uns, sie herauszuhauen?

---

[27] Diese Arbeit ist im Zusammenhang mit einer Arbeitsgruppe im Jahr 1992 entstanden. An dieser Arbeitsgruppe nahmen außer den Autoren teil: Otto Goldschmidt, Ulrike Jongbloed-Schurig, Angela Köhler-Weisker, Gertrud Reerink und Jörg Scharff. Elisabeth Müller-Brühn hat die Arbeit engagiert und kritisch begleitet und mit wichtigen Anregungen bereichert.
Der Text wurde für diese Veröffentlichung überarbeitet.

2. Entstehungsgeschichte

Als wir vor Jahren für das Institut für analytische Kinder- und Jugendlichen-Psychotherapie in Frankfurt einen Computer anschafften, wuchsen die Phantasien, was alles wir nun damit bewerkstelligen könnten, ins schier Unermeßliche. Endlich, so dachten wir, würden wir das reichlich anfallende (und seit über 20 Jahren angesammelte) Fallmaterial der am Institut durchgeführten und dokumentierten Erstinterviews auswerten können. Endlich würden wir die in kollegialen Arbeitszusammenhängen kursierenden, häufig spontan entstehenden und durchaus interessanten Hypothesen – z.B. die über eine Zunahme von Überich-Störungen – belegen oder auch falsifizieren können, statt uns immer nur die Köpfe heiß zu debattieren, viel dabei zu lernen, aber doch zu keinem vorzeigbaren Ergebnis zu kommen. Nicht zuletzt waren wir auch unter berufspolitischen Gesichtspunkten von dem überall ertönenden Ruf nach Psychotherapieforschung beeindruckt.

Nun ist das am Institut archivierte Fallmaterial in der Tat ein reicher Schatz. Allerdings ist es in der vorliegenden Form schwer zu verwerten: Bis auf wenige ausgewählte statistische Angaben und eine ausführliche Fragebogenerhebung von anamnestischen Daten besteht es nämlich in seinen spezifisch psychoanalytischen Teilen aus frei erstellten Protokollen der Erstinterviews mit Eltern, Kindern und Jugendlichen. Diese Protokolle stammen zumeist von Ausbildungskandidaten, und häufig – wenn auch keineswegs systematisch – sind ihnen psychodynamische oder diagnostische Überlegungen beigefügt. Diese Überlegungen folgen in der Regel dem Stil freier theoretischer Assoziation – ein Verfahren, das gut geeignet sein mag, psychoanalytische Vorgehensweise zu üben und sich vor vorschnellen Kategorisierungen zu hüten. Gleichwohl haftet ihm natürlich – auch formal – eine weitgehende Beliebigkeit an, die es als diagnostische Auswertung der Interview-Protokolle für weitere, z.B. vergleichende, Forschungszwecke zunächst ungeeignet macht.

Wir verabschiedeten uns ziemlich bald von der Idee, das Archivmaterial auszuwerten; wir dachten auch längst nicht mehr an den Computer und seine Möglichkeiten oder auch Zwänge. Wir wandten uns vielmehr der Frage zu, ob es überhaupt eine Möglichkeit gäbe, wenigstens die zukünftigen Interviewfälle jeweils am Ende der Erstuntersuchung vom jeweiligen Interviewer nach einem bestimmten Raster auswerten zu lassen. Zu diesem Zweck bildete sich eine Arbeitsgruppe, die in folgendem gedanklichen Spannungsfeld diskutierte: Einerseits erschien es spontan einleuchtend, Kriterien zu erarbeiten, anhand derer die unbewußte Dynamik eines Falles einigermaßen geordnet und verdichtet erfaßt werden kann; es erschien sogar sinnvoll, mit einem verbindlichen Kriterienkatalog eine gewisse Konzeptualisierung zu erzwingen. Dies müßte ja den grundsätzlich geltenden Charakter der Vorläufigkeit keineswegs außer Kraft setzen. Andererseits aber wurde auch die Gefahr gesehen, das Verständnis des jeweils einzigartigen Falls in ein Schema zu zwängen, welches das kreative psychoanalytische Denken des Interviewers einengen, schlimmstenfalls sogar seine »gleichschwebende Aufmerksamkeit« während des Erstinterviews stören könnte.

Übrigens spiegelt dieses Spannungsfeld die dialektische Spannung oder auch chaotische Ordnung in der Technik des Erstinterviews selbst wieder, so wie wir es in Frankfurt handhaben: Zum einen versuchen wir, einen strukturarmen Raum zu schaffen, in dem die unbewußte Trieb- und Beziehungsdynamik eines Patienten gemäß dem Wiederholungszwang sich möglichst frei und in einer zunächst durchaus chaotisch erscheinenden Szene entfalten wird; zum anderen wollen wir gemeinsam mit dem Patienten ein analytisches Sinnverständnis dieser Szene erarbeiten und greifen mit Interventionen, Deutungsversuchen oder auch Fragen durchaus strukturierend in den Prozeß ein. In der Sprache psychoanalytischer Technik könnte man idealtypisch sagen: Wir fügen der gleichschwebenden Aufmerksamkeit eine Stufe psychoanalytischen Denkens hinzu, in das die theoretischen Konzepte der Psychoanalyse eingegangen sind, und das gleichwohl eng angelehnt an die aktuell erlebte innere Welt des jeweiligen Patienten ist.

Es ist eine knifflige Angelegenheit mit dem psychoanalytischen Denken: Die eine Gefahr besteht – grob gesagt – darin, daß man in der Dynamik des Interviews sozusagen steckenbleibt, vom Material überschwemmt wird und die innere Welt des Patienten zu wenig begrifflich erfaßt, also nicht deuten kann; die andere besteht darin, daß Theorie übergestülpt, der Patient nicht wirklich verstanden wird – man also letztlich auch nicht deuten kann.

Diese Schwierigkeit ist allen Klinikern wohl vertraut; sie ist nicht etwa den Kandidaten während ihrer Ausbildung vorbehalten. In der Ausbildung muß ihr daher ein zentraler Stellenwert zugewiesen werden. So ergab sich für die Arbeitsgruppe, die sich mit dem Diagnose-Profil-Projekt befaßte, zwangsläufig der Leitgedanke, daß das Diagnose-Profil den Lernprozeß psychoanalytischen Denkens in der Ausbildung bereichern und intensivieren solle; und vermutlich würde es ja auch hauptsächlich im Rahmen der Ausbildung angewendet.

Der Gesichtspunkt der Ausbildung bekräftigte nun wiederum die Notwendigkeit der alltäglichen Handhabbarkeit des Profils, er brachte aber auch die Gefahren von Vereinfachungen und Verkürzungen verschärft ins Blickfeld. Auch unsere Auseinandersetzung mit dem Hampstead-Profil stand durchaus unter der Prämisse der Vereinfachung bzw. besseren Handhabbarkeit. Seit vielen Jahren wurde bereits im Rahmen der Ausbildung regelmäßig ein Seminar zum Hampstead-Profil angeboten und dieses Profil auch probeweise angewendet. Das Seminar stieß meist nicht auf besonders große Gegenliebe bei den Kandidaten, und das nicht nur, weil das Hampstead-Profil zu erstellen sehr aufwendig ist. Ein gewichtigerer Kritikpunkt war der, daß die Arbeit mit dem Hampstead-Profil in der Tendenz trocken objektivistisch wirkte, weil der subjektive Faktor in unserer Art des szenischen Verstehens der Übertragungs-Gegenübertragungsdynamik, der unser Fallverständnis lebendig macht, weitgehend entfällt, vielleicht sogar in London als Spekulationen befördernd betrachtet würde. Und in der Tat haben wir in der Frankfurter Tradition des psychoanalytischen Erstinterviews wohl gute Fähigkeiten im phantasievollen freien Assoziieren zu einem Fall entwickelt. Ursächliche Zusammenhänge begründet festzuhalten und von Spekulationen zu trennen, kurz: ein diagnostisches Profil zu entwerfen fällt uns dagegen eher schwer.

Wir haben es dennoch nicht aufgegeben und legen mit dieser Arbeit die vorläufig jüngste von mehreren verworfenen bzw. geänderten und ergänzten Fassungen des Diagnose-Profils vor. Bei der bisherigen haben wir die Erfahrung gemacht, daß seine Erstellung Mühe kostet, weil es auf differenzierte Erfassung ausgerichtet ist, daß diese Mühe aber durchaus lohnend ist, weil sie das Verständnis der Psychodynamik vertieft und genauer formulieren hilft.

Daß dabei spannende theoretische Fragen aufkommen (wie z.B. in einem Fall die nach dem genetischen Zusammenhang bzw. der Unterscheidung der Abwehrmechanismen der projektiven Identifizierung und der Identifikation mit dem Aggressor), kann uns bisher lediglich als »Abfallprodukt« erscheinen, aus dem rasch viele weitere Forschungsfelder und Projekte entstehen können. Und ähnlich wie das Hampstead-Profil kann auch unseres ein gutes Instrument zur Evaluierung von Behandlungsverläufen werden, wenn es zu Beginn, in der Mitte und am Ende einer Psychotherapie erstellt wird und die Ergebnisse miteinander verglichen werden.

3. Literaturübersicht und theoretische Überlegungen

Die Frage, wie ein psychischer Vorgang, psychische Konflikte und deren Ursachen bzw. Motive beschrieben werden können, und welche Gesichtspunkte dabei von Bedeutung sind, beschäftigt bis heute die Psychoanalyse, insbesondere dann, wenn es um die Formulierung einer Diagnose geht. So schlägt Sigmund Freud z. B. in seiner Arbeit *Das Unbewußte* vor, eine solche Beschreibung eine »metapsychologische Darstellung« zu nennen, »wenn es uns gelingt, einen psychischen Vorgang nach seinen dynamischen, topischen und ökonomischen Beziehungen zu beschreiben« (Freud, GW X, S. 281).

Mit den Begriffen »Ergänzungsreihe« oder »ätiologische Reihen« versucht Freud ebenfalls, den vielfältigen inneren und äußeren Einflüssen, einschließlich der konstitutionellen Faktoren bei der Entstehung psychischer Konflikte und Symptome, Rechnung zu tragen (Freud, GW XI, S. 360 u. 376f.).

Es hat also schon sehr früh Versuche gegeben, klinisch-psychoanalytisches Material in eine metapsychologische Form, wie Freud es nennen würde, zu gießen, um zu einem systematischen, möglichst vollständigen Bild unbewußter seelischer Konflikte und Phänomene zu kommen.

Freud, so sei noch angemerkt, wies darüber hinaus in den zitierten Überlegungen bereits auf die immensen Schwierigkeiten hin, eine möglichst vollständige Beschreibung psychischer Vorgänge bei seinen erwachsenen Patienten überhaupt zustande zu bringen.

Betrachtet man sich die Entwicklung der Kinderanalyse, so fällt in diesem Zusammenhang auf, daß erst relativ spät Versuche gemacht wurden, sich mit diagnostischen Überlegungen und Beschreibungen systematisch zu beschäftigen.

Anna Freud hat sich als erste in ihrem Werk ausführlich mit Fragen der Entwicklung, der Symptomentstehung und der Diagnose beim Kind beschäftigt. In ihrer Arbeit *Wege und Irrwege der Kinderentwicklung* beschreibt sie ihr Konzept der Entwicklungslinien in der kindlichen Entwicklung und versucht, einen systematischen Überblick pathologischer Abweichungen in der Kinderentwicklung zu geben (A. Freud, Bd. 111, 1965/1980). In diesem Kontext entwickelt sie ein metapsychologisches Entwicklungsbild, das als erster Versuch gelten kann, Maßstäbe und Bewertungen pathologischer Entwicklungen beim Kind aufzustellen (A. Freud, ebd., S. 2254ff.).

Aus diesem Entwicklungsbild entstand das bereits genannte diagnostische Profil des heutigen Anna Freud Centres (London), das sogenannte Hampstead-Profil, unter dem Leitgedanken einer Klassifizierung der Persönlichkeit in ein diagnostisches Schema und einer ausführlichen Untersuchung des »inneren Bildes des Kindes, das Informationen *über* die Struktur seiner Persönlichkeit, die dynamischen Vorgänge innerhalb der Struktur, einige ökonomische Faktoren *über* die Triebaktivität und die relative Stärke der Es- und Ich-Kräfte, seine Realitätsanpassung und einige genetische Voraussetzungen enthält« (Nagera/Bolland, 1969, S. 534). Die Anlehnung an Freuds Forderungen für eine metapsychologische Darstellung ist deutlich erkennbar.[28]

Die enorme Erfassungsbreite des Hampstead-Profils sowie sein Anspruch, auch Forschungszwecken zu genügen, machen eine Fülle zu klassifizierenden Materials *über* einen Patienten notwendig, so daß die Handhabbarkeit leidet und die klinisch-diagnostische Anwendbarkeit erschwert wird. Daß die Ausrichtung des Profils zu Lasten der Erfassung des Übertragungs-Gegenübertragungsgeschehens im Interviewprozeß geht, soll nur noch einmal erwähnt werden.

S. I. Greenspan legt in seinem Konzept des »Clinical Interview of the Child« ebenfalls einen Versuch vor, Beobachtung und Diagnostik zu systematisieren. Rein ichpsychologisch orientiert untersucht er die Entwicklung des Kindes fast ausschließlich nach Gesichtspunkten wie Ichfunktionen, -niveaus und -fähigkeiten, ohne die Beziehungsaspekte im Interview einzubeziehen (vgl. Greenspan, 1981).

In seiner Bemühung, die Indikation psychoanalytischer Psychotherapie bei Kindern und Jugendlichen genauer zu erfassen und zu untersuchen, stellt Dieter Bürgin wiederum die Beziehung zwischen Patient und Therapeut in den Mittelpunkt seiner einführenden Bemerkungen und formuliert dann 20 Gesichtspunkte für die Diagnose, die sich auf die Bandbreite der psychischen Entwicklung (Triebentwicklung, Ob-

---

[28] Die weitere systematische Arbeit am Profil und fortlaufende Modifizierungen (vgl. z. B. A. Freud, M. Kris et al., 1977) führten letztlich zum Aufbau des »Hampstead Index«, mit dem klinische und theoretische psychoanalytische Forschung ermöglicht werden sollte.

jektbeziehungen, Abwehrmechanismen etc.) beziehen (Bürgin, 1992). Unklar bleibt aber, welche Rolle die reklamierte Beziehung Patient-Therapeut für die Diagnose und Indikation wirklich spielt, legt Bürgin doch nachfolgend vor allem Wert auf die Erfassung der Funktionsfähigkeit oder Dysfunktionalität des Ichs des Patienten (vgl. Bürgin, 1992, S, 27ff.). Bürgin bleibt somit hinter dem formulierten Anspruch und zieht sich, pointiert gesagt, wiederum auf das relativ sichere Terrain der Ichentwicklung zurück.

Bei allen guten und brauchbaren Überlegungen für eine systematische diagnostische Beurteilung und Formulierung scheint immer wieder die Schwierigkeit zu bestehen, neben den verschiedenen Entwicklungs- und Persönlichkeitsaspekten die zentralen Faktoren des dynamischen Prozesses im Interview, nämlich Übertragung, Gegenübertragung und szenische Elemente, zu integrieren, obwohl deren Bedeutung für Diagnose und Indikation häufig festgestellt wird.

A. Limentani wies kürzlich noch einmal auf das Problem hin, zu einer relevanten Diagnose zu kommen (Limentani, 1993). Er spricht von der grundsätzlichen Skepsis vieler Psychoanalytiker Diagnosen gegenüber und relativiert deren Bedeutung, wenn er auf die Tendenz hinweist, Biographik und Symptomatik in den Vordergrund zu rücken, mit der Folge, daß Diagnosen psychiatrischen Charakter behalten oder regelrechte »Minianalysen« werden (Limentani, a.a.O., S. 74). Treffend stellt er fest: »Zu viele Schlußfolgerungen auf der Basis dieser Erkenntnisse können außerordentlich irreführend sein, weil keines der beobachteten Phänomene zur Übertragungsneurose, die noch auftreten wird, gehören muß.« (a.a.O., S. 74)

Trotzdem unterstreicht er die Bedeutung der »Gesamtreaktion« des Interviewers nach dem Erstgespräch. Dieser Reaktion, die er in Abgrenzung zur Gegenübertragung auch Intuition nennt, weist er – bei »allem wissenschaftlichen Streben« – einen hohen Stellenwert für die Diagnose und für die Beurteilung der Analysierbarkeit zu (a.a.O., S. 81ff.).

Argelander betonte in seinem Ansatz bereits 1970 die Bedeutung szenischer und situativer Informationen für den Interviewprozeß – er meint damit das Erleben und die Gestaltung der Situation unter Einbeziehung aller Gefühlsregungen und Vorstellungsabläufe –, die er als gleichrangig neben objektiven und subjektiven Informationen ansieht (Argelander, 1970, S. 14).

Für die Diagnostik bei Jugendlichen stellt Salzberger-Wittenberg das Übertragungs-Gegenübertragungsgeschehen in den Mittelpunkt ihrer

Überlegungen und versucht, dieses als Grundparameter der psychoanalytischen Situation nutzbar zu machen. Dabei stellt sie ihr Interesse an der im Interview akualisierten inneren Gefühlssituation des Patienten über alles, versucht, seine Ängste, Aggressionen, seinen Schmerz u.a. in sich aufzunehmen und zu sehen, ob und wie sie diese »verdauen und verbalisieren« kann, um dann zu beobachten, welche Folgen sich im Interviewprozeß einstellen (Salzberger-Wittenberg, 1994, S. 7ff.). Dies läßt dann im weiteren Aussagen zur Aufnahmefähigkeit des Patienten, seiner Fähigkeit, Angst und Schmerz auszuhalten, sowie über sein Interesse an psychoanalytischer Arbeit zu (a.a.O.).

Wie aus den bisherigen Überlegungen ersichtlich, mußten bei der Formulierung unseres diagnostischen Profils erhebliche Probleme und Schwierigkeiten entstehen, sollte das Kriterium der Handhabbarkeit mit dem Anspruch der Vollständigkeit in der theoretischen Erfassung und der Auswertung der Dynamik des Interviewprozesses integriert werden.

Mit dem nun folgenden »Diagnose-Profil des Instituts für analytische Kinder- und Jugendlichen-Psychotherapie Frankfurt a. M.« haben wir versucht, diese Prämissen zu erfüllen. Daß dahinter unsere Überzeugung steht, daß psychoanalytisches Denken immer um die unbewußte Konfliktdynamik und deren Verarbeitungen kreist und daß diese Besonderheit eine psychoanalytische Diagnostik prägen muß, wird am Text erkennbar sein.

4. Das Diagnose-Profil des Instituts für analytische Kinder- und Jugendlichen-Psychotherapie Frankfurt a. M.*

4.1 Symptome/Gründe des Kommens

Bei der Angabe der Symptome ist – evtl. in einer Klammer – anzumerken, von wem (Eltern, Ärzte, Lehrer oder vom Patienten selbst) sie beschrieben wurden.

Zu vermerken sind auch Zeitpunkt bzw. Anlaß des Auftretens der

* Für diese Veröffentlichung haben wir die neueste, im Jahr 2002 gültige Version des Profils eingesetzt.

Symptome (wann? phasenweise? situationsbedingt?) und ihre Charakteristik (z.B. ob ichsynton oder -dyston; wer leidet?)

Die Symptome könnten den folgenden Orientierungskriterien zugeordnet werden:
- Ängste und Phobien
- Zwänge, Besessenheiten, Rituale, Zeremonien
- Affektstörungen
- Am Körper auftretende Störungen
- Störungen des Sozialverhaltens (Kontakte etc.)
- Störungen des Sexualverhaltens
- Störungen der Ichfunktionen
  a. Spiel- und Arbeitsverhalten (z.B. Konzentrationsstörungen)
  b. Realitätsprüfung
  c. Regressives Verhalten
- Anderes

4.2 Wichtige Angaben zur Anamnese

a) familiäre Bedingungen; aktuelle Lebenssituation
b) bedeutsame Informationen aus der Lebens- und Krankheitsgeschichte

4.3 Szenischer Befund im Interview

Hier sollen der szenische Auftakt und wichtige Szenen, die den Verlauf des Interview prägend gestaltet haben, kurz skizziert und kommentiert werden.

Dabei soll auch der Kontakt zum Patienten beschrieben werden, ferner sein Umgang mit Affekten und Gefühlen wie Angst, Neid, Eifersucht, Scham, Schuld, Freude oder Haß, und es soll eine Aussage über seine affektive Flexibilität, Modulierbarkeit oder Labilität gemacht werden.

Auffallende Merkmale im Verhalten oder der Motorik (z.B. »wirkt debil« o. ä.) können hier festgehalten werden.

4.4 Übertragung/Gegenübertragung

Unter Einbeziehung der vorherigen Punkte sollen zum spontanen Übertragungsgeschehen Hypothesen gebildet werden: Inwieweit sind in Spielsequenzen, in Szenen, Bemerkungen und Dialogen Übertragungen enthalten und ggfs. Gegenübertragungsreaktionen wahrzunehmen?

Dabei ist auf die Situationsangemessenheit bzw. -unangemessenheit der Reaktionen des Patienten zu achten.

Schließlich ist die Fähigkeit des Patienten, eine Übertragungsbeziehung eingehen zu können, einzuschätzen.

Die Besonderheiten der Übertragungssituation mit Kindern müssen hier berücksichtigt werden; d.h. zu unterscheiden ist ggfs.:

– die Übertragung von vorwiegend üblichen Beziehungsweisen (z. B. die Tendenz zu sadomasochistischen Interaktionen.); diese können später zu Übertragungen im engeren Sinn werden;

– die Übertragung gegenwärtiger Beziehungen und Konflikte (gegenwärtige, wirklichkeitsbezogene Konflikte durch Geburt eines Geschwisters o. ä.);

– die Übertragung von früheren Erlebnissen, wobei es im Erstinterview schwierig ist, diese von der Übertragung gegenwärtiger Probleme zu unterscheiden.

4.5 Abwehrmechanismen

Es geht darum, die Hauptabwehrmechanismen, die dem Ich zur Verfügung stehen, zu beschreiben und ihr entwicklungspsychologisches Niveau zu reflektieren. Auch auffallende, sich wiederholende Abwehrmaßnahmen (Dauerspielen u.ä.) sollten genannt werden.

Ferner sollte kurz eine Einschätzung gegeben werden, gegen welche spezifische Angst, Schuld, Scham oder andere schmerzliche Gefühle und Affekte (z.B. Depression) bzw. Triebwünsche sich die Abwehr richtet. Zudem sollte überlegt werden, inwiefern die Abwehraktivitäten ggfs. zu Ich-Einschränkungen beitragen.

4.6 Umgang mit Angst/Realitätsprüfung

In diesem Punkt sollte kurz beschrieben werden, wie der Patient Angst erlebt bzw. zeigt und wie sein Ich darauf reagiert (Einschätzung von Angsttoleranz und Realitätsprüfung).

Die Qualität der Angst sollte genauer bestimmt werden (Überich-Angst, Kastrationsangst, Angst vor Liebesverlust, Trennungsangst, archaische Ängste), möglichst mit Beispielen für Angstinhalte.

Hier sollte auch angeführt werden, ob traumatische Faktoren eine Rolle spielen (Tod eines Elternteils, Mißbrauch, Unfälle u. ä.).

4.7 Objektbeziehungen

Die Reife der Objektbeziehungen soll zunächst durch die Art der Objektbesetzung (z.B. narzißtisch, anaklitisch, analsadistisch, ödipal verführend etc.) charakterisiert werden.

Daraus ergibt sich die Aussage über erreichte/nicht erreichte Objektkonstanz und eine Einschätzung, ob die Objektbeziehungen der Entwicklungsphase gerecht werden.

An dieser Stelle sollten wichtige Objekte für den Patienten kurz beschrieben werden.

4.8 Entwicklungsniveau

Mit Entwicklungsniveau ist vor allem die Frage nach dem Erreichen der »Phasendominanz« bzw. nach gravierenden Abweichungen von der altergemäßen Entwicklungsphase gemeint.

Dies spiegelt sich auch in der Ichfähigkeit des Patienten wider, die Interviewsituation für sich zu nutzen (altersgemäß zu spielen, zu sprechen, Beziehung aufzunehmen und die Realität des Interviewers und der Situation wahrzunehmen) und auf Klärungen, Konfrontationen und Interpretationen des Therapeuten zu reagieren. Auch die Symbolisierungs- und Phantasiefähigkeit bzw. gravierende Defizite und Störungen in diesem Bereich sollten vermerkt werden.

Ferner gehört zu diesem Punkt eine Einschätzung, ob das Kind/der Jugendliche über ein annehmbares, dem Alter und der Entwicklung entsprechendes Selbstkonzept (Selbstwertgefühl, Selbsteinschätzung u.a.) verfügt. Dabei kann auch die Erwartung des Interviewers ein Gradmesser sein (wenn z.B. das, was der Patient anbietet, von dieser erheblich abweicht).

Die Qualität libidinöser und aggressiver Manifestationen (z.B. narzißtische/objektgerichtete Wut, Destruktivität, Haß u. ä.) sollte, wenn möglich, kurz beschrieben werden.

Schließlich: Wie ausgewogen erscheint die Überichentwicklung, welche Qualität (strafend, wohlwollend, sadistisch etc.) hat das Überich und – natürlich immer auf die Entwicklungsphase bezogen – wie ist der Grad der Internalisierung und die Reife des Überich (z.B. primitiv-rigid, differenziert, primitive Idealisierung u.ä.)?

4.9 Dynamische und strukturelle Einschätzung der Konflikte

Hier sollte nun eine genaue Eingrenzung und Einschätzung der hauptsächlichen Konflikte und der Art der Störung – also Neurose, Entwicklungsstörung, frühe Störung (narzißtische, Borderline, psychotische) – vorgenommen werden. Dabei ist die Einschätzung, ob sie intrapsychisch oder interpersonell-familial, vom äußeren Kontext abhängig oder verinnerlicht sind, von zentraler Bedeutung.

Auch die Frage der Triangulierung spielt hier eine Rolle: Sind die Konflikte eher dyadisch oder haben sie triangulären Charakter und sind eher ödipal?

Für *Jugendliche* ist hier noch eine separate Einschätzung vorzunehmen:

- Inwieweit ist eine Entwicklungskrise eingetreten?
- Wie gefährdet ist der Jugendliche? Wie weit muß er seine Abwehr in den Dienst der Bewältigung der Angst im Gefolge seines »breakdowns« stellen?
- Wie ist die Gefährdung am Ende der Adoleszenz einzuschätzen, wenn die endgültige Sexualorganisation festliegt?
- Steht die Entwicklung unter dem Vorzeichen der Abwehr, hat sie einen Stillstand erreicht oder ist eine Entwicklungssperre eingetreten? Dies ist wichtig für die Einschätzung, ob eine Störung aufgrund einer Identitätskrise vorliegt oder ob infolge von Identitätsdiffusion die Störung auf einem tieferliegenden Strukturproblem beruht.

4.10 Progressive vs. regressive Entwicklungskräfte/Ressourcen

Dieser kurze Punkt ist besonders hinsichtlich der Indikation und einer Behandlungsprognose von Bedeutung. Neben der Frage nach der Quantität des »Vorwärtsdranges« stehen Fragen, ob ein Kind oder Jugendlicher auf Trost und/oder Sicherheit spendende, reale Beziehungen und auf entsprechende internalisierte Erfahrungen zurückgreifen kann, welche kreativen und Sublimierungsfähigkeiten vorhanden sind und welches Grundvertrauen zu sich selbst, dem eigenen Körper und der Außenwelt aufgebaut werden konnte.

4.11 Eltern/Bezugspersonen

Kurze Beschreibung der:
- Paarbeziehung
- Beziehung zum Kind (unter Einbeziehung von Geschwistern)
- evtl.: charakteristische Abwehr/»Familienstil«

Kurze psychodynamische Einschätzung der neurotischen Konflikte/Störung der Eltern hinsichtlich der Behandlungsprognose.

4.12 Diagnose

Die Diagnose stellt eine Zusammenfassung aller bisher gewonnenen Erkenntnisse dar. Es sollte sowohl eine Symptomdiagnose (z.B. Anorexia nervosa), als auch, wenn möglich, eine Strukturdiagnose gestellt werden.

4.13 Indikation

Die Indikation leitet sich vor allem aus den Punkten 3, 6, 9 und 10 her und sollte bei Kindern einen Bezug zu Punkt 11 enthalten.

4.14 Nichtverstandenes

Hier geht es um die Frage, was der Interviewer nicht verstanden hat und – wenn möglich – welche Gründe ihm dafür wichtig erscheinen.

5. Kommentar

Das Profil ist auf das diagnostische Vorgehen bezogen, wie es am Frankfurter Institut im Laufe seines Bestehens auf der Basis des szenischen Interviews (Argelander, 1970) entwickelt wurde. Diese Vorgehensweise bei der diagnostischen Untersuchung von Kindern beinhaltet in der Regel ein Elterngespräch, dem ein oder mehrere Kinderinterviews folgen, und abschließend ein oder zwei Abschlußgespräche wiederum mit den Eltern. Im Zentrum der Untersuchung steht dabei das dynamische Geschehen zwischen Therapeut, Eltern und Kind, während ein Fragebogen zur Entwicklung des Patienten separat an die Eltern ausgegeben wird, um notwendige Daten zu erhalten. Bei Jugendlichen ist das Verfahren ähnlich, mit dem Unterschied, daß, je nach Alter, das vorgeschaltete Elterngespräch entfällt und sich die Gespräche mit Eltern mehr auf die Informationsebene beschränken.

Ziel des psychoanalytischen Vorgehens im Interview ist – wie im Kapitel 3 bereits dargelegt –, daß sich das szenische und Übertragungsgeschehen möglichst frei und ungestört entfalten und die Aufmerksamkeit auf die unbewußten Inszenierungen und Übertragunggestaltungen des Patienten gerichtet werden kann. Das diagnostische Profil, das nun im Einzelnen erläutert werden soll, dient dazu, diesen offenen Prozeß zu reflektieren, zu ordnen und seine Struktur, die er im Interviewverlauf annimmt, zu formulieren:

Der *erste* Punkt des Profils soll der Ordnung der sichtbaren, manifesten Symptome dienen, die im Laufe der Interviews genannt werden.

Anna Freud unterscheidet in ihrer Arbeit über die Klassifizierung der kindlichen Symptomatik zwischen »eigentlichen Symptomen und anderen Störungen«, wobei es ihr darum geht, »Symptome im engeren Sinn von all den sonstigen Gründen zu trennen, aus denen ein Kind zu Diagnose und Behandlung (...) verwiesen wird« (A. Freud, Bd. IX, S. 2515). Eine auf den ersten Blick einfache, aber doch sehr schwierige Einschätzung, wobei die Schwierigkeit auch ein Indikator sein kann für das Niveau der Störung (also neurotisch oder nicht u.ä.).

Zur besseren Orientierung können die genannten sieben Orientierungskriterien Verwendung finden, die aus dem Hampstead-Index stammen und die eine qualitative Einordnung und Überprüfung ermöglichen sollen, ohne daß sie auf jeden Patienten gleichermaßen zutreffen müssen (vgl. Bolland/Sandler, 1977).

In diesem ersten Punkt geht es also um eine erste Würdigung der Symptome, die oft für sich gesehen wenig aussagen und erst im Verlauf der diagnostischen Untersuchung ihren Stellenwert erhalten.

Als ein Beispiel kann das »Einnässen« gelten, das für sich genommen als Symptom noch wenig aussagt. Erst die Klärung von Fragen wie: ob der Patient schon einmal die Kontrolle besaß oder nicht; vor allem aber, welche Phantasien, Vorstellungen und Objektbezüge er mit dem Einnässen verbindet, geben Hinweise auf das Erkrankungsniveau.

Der *dritte* Punkt trägt der Bedeutung der »szenischen Informationen« Rechnung (vgl. Argelander, 1970). Dieter Bürgin beschreibt mit Begriffen wie Kontakt und Emotionalität weitere Aspekte szenischen Verstehens (Bürgin, 1993, S. 23). Es muß betont werden, daß es oftmals kleine und nebensächlich erscheinende Szenen bei der Anmeldung und der Begrüßung, beim ersten Blickkontakt, während der Sitzung oder an deren Ende sind, die auf das Übertragungsgeschehen und seine Dynamik sozusagen ein Blitzlicht werfen.

Dies führt zu dem *vierten* Punkt, der im Hinblick auf das eigentlich psychoanalytisch bedeutsame Geschehen einen zentralen Stellenwert hat, aber einige Schwierigkeiten aufweist. Die Beschreibung von Gegenübertragungsreaktionen ist gerade bei Kindern oftmals kompliziert und erschwert. Ist es heute unbestritten, daß die Gegenübertragung ein wichtiges Mittel für den Analytiker darstellt, seinen Patienten, dessen Reaktionen und Verhalten verstehen zu können (Sandler/Dare/Holder, 1973, S. 57 ff.), so kann sie im Prozeß mit dem kindlichen Patienten mannigfaltigen Störungen unterliegen, so daß sie nicht mehr eindeutig als Gegenübertragung zu verifizieren ist. Morton Chethik beschreibt eindrucksvoll, wie die Verwirrung des Therapeuten über ein agierendes Kind, dessen Not und Widerborstigkeit ihn zum Mitagieren verleiten und zur Preisgabe der analytischen Haltung bringen kann (Chethik, 1989, S. 23ff.).

Ein Beispiel

Der 4jährige Sven betrat den Therapieraum und warf sämtliche Sachen vom Spielregal, verstreute alles auf dem Boden und ließ dem Therapeuten kaum Zeit, irgendetwas zu denken. Dem Impuls zu folgen, ihn sofort zurechtzuweisen, hätte durchaus nahegelegen, jedoch gelang es dem Therapeuten, sich zusammenzunehmen, so daß sich der destruktive Haß und die Hilflosigkeit des Patienten voll entfalten konnten, denn Spielen war ja nun in dem Chaos nicht mehr möglich. Erst das Aufräumen vor dem Ende der Sitzung und Svens Erleichterung darüber machten einerseits den durchgebrochenen Haß auf die Mutter deutlich, mit der er über seine Neurodermitis so eng und quälend verbunden war, aber auch den intensiven Gegenübertragungswunsch des Therapeuten, ihm eine bessere, abgegrenztere Beziehung anzubieten, also die guten Anteile der Mutter zu repräsentieren und zu verstärken.

So kann der Therapeut – allein durch den Altersunterschied und seine Erfahrung bedingt – schnell in die Position der »besseren Eltern« geraten und damit zu einer Rollenübernahme »verführt« werden, die ihn von der analytischen Haltung entfernt. Chethik unterscheidet deshalb ausdrücklich Gegenübertragungsreaktionen von den sonstigen Reaktionen auf das Kind (counterreaction), die etwas mit dem Kindertherapeuten selbst und z.B. seinem Erwachsensein zu tun haben (Chethik, 1989, S. 26). Insofern kann die Reflexion der Gegenübertragung als permanentes Ringen um die analytische Haltung verstanden werden.

Schwierigkeiten können sich auch bei der Beurteilung der Übertragung ergeben, weshalb nochmals auf die Bedeutung der Unterscheidung der Übertragungsformen hingewiesen wird: die Übertragung von gewohnten üblichen Beziehungsweisen, die Übertragung gegenwärtiger Konfklikte, zu der auch das »Überlaufen« aktueller Konflikte von zu Hause in die analytische Interviewsituation zu rechnen ist sowie die im psychoanalytischen Verständnis eigentliche Übertragung früherer Erfahrungen, zu der naturgemäß nur Hypothesen aufgestellt werden können (vgl. Sandler/Kennedy/Tyson, 1982, S. 101-133).

Ein Beispiel
Der 7jährige Lukas, der mit seiner alleinerziehenden Mutter, die immer wieder von ihren Männern verlassen wurde, lebt, baut während des Interviews eine Schlafzimmerszene im Puppenhaus und kommentiert: »Ich gehöre ins Bett der Mutter!« Er lacht und will dann alles Mögliche über den Therapeuten wissen, worauf dieser die Anworten verweigert. Darüber wird er wütend und meint: »Dann beantworte ich Dir auch nichts.« Der Therapeut hatte sofort die Idee eines ödipalen Konfliktes: Lukas will die Mutter haben und denkt, er besitzt sie auch. Nach längerem Nachdenken gelangte er aber eher zu der Überzeugung, daß dies eine theoretisch zwar richtige, dennoch aber aktuell nicht ganz zutreffende Einschätzung war. Mutter und Sohn lagen nämlich zu der Zeit im Kampf mit dem neuen Freund der Mutter, und es mußte erst einmal davon ausgegangen werden, daß der Patient diesen aktuellen Konflikt in die Szene trug, damit zunächst etwas von seinem gewohnten realen Umgang mit

solchen Konflikten ausdrückte und erst in zweiter Linie eine Übertragung früherer Erfahrungen einbrachte. Dies mag manchem unwesentlich erscheinen. Aber auch geringfügige Fehleinschätzungen bestimmen oftmals die Interventionslinie; diese ist aber für das Verstehen des aktuellen Konflikts des Patienten und für das Zustandekommen eines Arbeitsbündnisses mit ihm bzw. für sein Gefühl, sich angenommen und verstanden zu fühlen, von konstitutiver Bedeutung.

Eng an diesen Punkt angelehnt ist der *fünfte.* Die Wahrnehmung von Abwehrtätigkeiten und Abwehrmaßnahmen gehört mehr oder weniger ins Übertragungsgeschehen und stellt zugleich einen zentralen Zugang zu diesem dar. So können Ängste, Haß oder innere Konflikte und vor allem ihre Stärke und Intensität oftmals nur über Abwehrtätigkeiten wahrgenommen und erschlossen werden.

Zudem kann erst, wenn in einer Spielsequenz oder Aktion deren Abwehrcharakter zu spüren ist, in einem zweiten Schritt die Überlegung erfolgen, welche Abwehrmethode oder welcher Abwehrmechanismus dieser zugrunde liegt (Sandler/A. Freud, 1989, S. 81ff.).

Man kann also sagen: Das Erkennen von Abwehrmaßnahmen stellt die Voraussetzung für die Beurteilung der Qualität der Abwehrmechanismen und der Abwehr überhaupt dar (vgl. dazu bei schweren Persönlichkeitsstörungen: Kernberg, 1988, S. 32ff.)

Den Umgang mit der Angst im *sechsten* Punkt zu beurteilen, korrespondiert häufig mit der Frage der Einschätzung, welche Gefühle der Patient abwehren muß (vgl. A. Freud, 1977, S. 2523).

Auch der innere Zugang des Patienten zu seiner Angst ist für die Beobachtung von Bedeutung.

Ein Beispiel

So war bei zwei gleichaltrigen vorpubertären Jungen mit Angstsymptomatik festzustellen, daß der eine die Interviewsituation so erlebte wie seine nächtliche Angst, die ihn veranlaßte, nicht mehr in seinem Zimmer schlafen zu können: Er war wie gelähmt, konnte nichts sagen und war sichtlich von der Angst absorbiert. Der andere hingegen gelangte trotz der enormen inneren Bedrohung zu der Aussage, er habe vor allem vor seinen Vorstellungen, die er mit bestimmten Situationen verbinde, Angst und erreichte damit ein wesentlich höheres Toleranzniveau, die Angst im Gespräch zu ertragen.

Der Umgang mit der Angst bestimmt nicht nur die Abwehr des Patienten, sondern auch – womit wir beim *siebten* Punkt wären – seinen Umgang mit den Objekten und gibt insofern Auskunft über die Qualität oder Brüchigkeit seiner inneren Objektbeziehungen, so daß die drei letzten Punkte – Abwehr, Angst, Objektbeziehungen – in einem engen Zusammenhang zu sehen sind und sich oft überschneiden und ergänzen werden.

Der *achte* Punkt – das Entwicklungsniveau – stellt nun für die diagnostische Beurteilung einen ersten Kristallisationspunkt dar, in dem Ichentwicklung, narzißtische, Trieb- und Überichentwicklung die Hauptbeurteilungskriterien darstellen, soweit sie aus dem bisher gewonnenen Material beschrieben werden können (vgl. insbesondere zum Selbstkonzept: Bolland/Sandler, 1977, S. 125-132; A. Freud, 1965/1980, S. 2175ff.; zur Beurteilung der selbstheilenden Kräfte bzw. wie ein Kind sich psychisch reorganisieren kann: Greenspan, 1981).

Die Einschätzung des Entwicklungsniveaus ist Voraussetzung für den nächsten, den *neunten* Punkt, bei dem es um die Beurteilung geht, welche Qualität die Konfklikte eines Patienten haben. Anna Freud führte dazu die Begriffe des äußeren, des internalisierten und des inneren Konflikts ein (vgl. A. Freud, 1965/1980, S. 2260).

Diese Unterscheidungen helfen, das Niveau zu erfassen, auf dem sich die Störung des Patienten abspielt, ob es eher neurotisch ist oder ob es sich um eine Entwicklungsstörung handelt.

Hier scheidet sich auch der Weg der diagnostischen Beurteilung von jugendlichen Patienten, deren Störung differentialdiagnostisch noch einmal mit Hilfe des Lauferschen Begriffs der »Entwicklungskrise« (Developmental Breakdown) untersucht werden soll, was insbesondere für die Behandlungsprognose und die innere Flexibilität, d.h. vor allem den Umgang mit der Abwehr, von Wert ist (Laufer/Laufer, 1989). Auch Kernbergs Begriff der Identitätsdiffusion kann hilfreich sein, Störungen in der Adoleszenz, insbesondere im Hinblick auf eine Psychosegefährdung, ab- und einzugrenzen (vgl. Kernberg, 1988, Kap. 3).

Die Beschreibung der Punkte *zehn, zwölf* und *dreizehn* wird nun kaum noch Schwierigkeiten machen. Je nach Art des Falles, des Interviewverlaufes und der vorgefundenen innerpsychischen Möglichkeiten des Patienten wird eine differenzierte Strukturdiagnose oder auch nur eine Symptomdiagnose möglich sein.

Der *elfte* Punkt – die Beurteilung der Eltern und Bezugspersonen – birgt in sich noch einmal einige Schwierigkeiten, insbesondere deshalb, weil es oft kaum möglich ist, eine genügend differenzierte und verläßliche Aussage zu einer fraglichen Pathologie der Eltern zu machen.

Trotzdem ist es angebracht, das Material über die Eltern, das im Untersuchungsverlauf aufgetaucht ist, auf seine psychodynamische Bedeutung für den Entwicklungsstand und die mögliche therapeutische Arbeit mit dem Kind hin zu überprüfen, um wenigstens zu einer Hypothese über mögliche Abbruchstendenzen oder die Elastizität des Arbeitsbündnisses zu kommen.

Ein Beispiel
Die Mutter, eine kurz nach der Geburt der farbigen Tochter aus Amerika zurückgekehrte Deutsche, kommt mit dem 7jährigen Mädchen immer gemeinsam zum Interview, da sich die Tochter nicht von ihr trennen kann. Es wird eine schwere Separationsproblematik sichtbar mit massiven Aggressionen auf Seiten der Patientin und einer sehr mangelhaften inneren Verankerung der triangulären Situation. Die Mutter selbst ist mit vier Brüdern aufgewachsen, und es werden in den Interviews ihre unterschwelligen Haß-, Rivalitäts- und Neidgefühle spürbar. Trotzdem kann man mit ihr arbeiten, und sie scheint eine genügend gute Motivation für eine Behandlung zu haben. Die vereinbarte Therapie scheitert dann daran, daß die Mutter sich erst auf einen Brief des Therapeuten hin sehr lange nach den Ferien meldet und Anlaß gibt, die Behandlungszusage zu überprüfen, nachdem sie sich wie nie im Interview zuvor am Telefon empört: »Schuld ist das deutsche Schulsystem!« Die Beratungen, die ihr in einem folgenden Gespräch dann erst einmal angeboten werden, lehnt sie entrüstet mit einem Schwall von Entwertungen ab, sie entschließt sich zu anderen Maßnahmen wie Ernährungsumstellung u.ä. Erst durch ihr Agieren konnte in diesem Fall die Macht der Ambivalenz der Mutter deutlich werden, die ihr völlig unbewußt blieb und die sie projektiv an der inszenierten Infragestellung der Behandlungszusage als Ambivalenz des Therapeuten erlebte, bei dem sie ihren Haß und den Neid auf die Brüder unterbrachte.

Der letzte Punkt *»Nichtverstandenes«* betont zum einen die Begrenztheit der Erkenntnismöglichkeit und die Wichtigkeit des Zweifelns. Insofern ist er für den Psychoanalytiker von großem Wert. Er soll anregen, offene Fragen und Besonderheiten festzuhalten, die für die weitere Arbeit mit dem Patienten erhebliche Bedeutung haben können.

Es ist hoffentlich nach all diesen Ausführungen deutlich geworden, daß das vorliegende diagnostische Profil im Sinne eines Kontinuums verstanden wird. D. h., aus jedem der einzelnen Punkte ergeben sich die folgenden, und mit jedem der Punkte wurde der Versuch unternommen, das analytische Material immer neuen Einzelprüfungen zu unterziehen, die sich im Verlauf einer diagnostischen Untersuchung in Form von Fragen des Analytikers ergeben und die er einmal mehr oder weniger genau und ausführlich beantworten kann oder auch nicht. Insofern gibt das Profil etwas von dem dynamischen Prozeß und der begleitenden Reflexion des Therapeuten während der diagnostischen Phase wieder. Um es noch einmal mit Anna Freud zu sagen: »Es ist Aufgabe des untersuchenden Analytikers, das ihm vorliegende Material in einen organischen Zusammenhang einzuordnen, d.h. unter die metapsychologischen Gesichtspunkte zu bringen (dynamisch, genetisch, ökonomisch, strukturell).« (A. Freud 1965/1980, S. 2255) Es soll hinzugefügt werden: Soweit es das analytische Material zuläßt.

6. Literatur

Argelander, H.: *Das Erstinterview in der Psychotherapie.* Darmstadt 1970

Bolland, J./Sandler, J.: *Die Hampsteadmethode.* München 1977

Bürgin, D.: »Zur Indikation psychoanalytischer Therapie bei Kindern und Jugendlichen.« In: *Kinderanalyse,* 1. Jg. 1993, Heft 0, S. 22-45

Chethik, M.: *Techniques of Child Therapy.* New York/London 1989

Freud, A./Kris, M. et al: »Psychoanalytic Assessment: The Diagnostic Profile.« In: *An Anthology of the Psychoanalytic Study of the Child,* London 1977

Freud, A.(1936): Das Ich und die Abwehrmechanismen. In: *Die Schriften der Anna Freud,* Bd. I, S. 193-333, München 1980

dies.(1970): Die kindliche Symptomatik. Ein vorläufiger Ansatz zu ihrer Klassifizierung. In: *Die Schriften der Anna Freud,* Bd. IX, München 1980, S. 2509-2537

dies.(1974): Diagnose und Bewertung von Störungen in der Kindheit. In: Bd. X, München 1980, S. 2657-2677

dies.(1965): Wege und Irrwege in der Kinderentwicklung. In: Bd. VIII, München 1980

Freud, S.: Das Unbewußte, GW Bd. X

ders.: Vorlesungen zur Einführung in die Psychoanalyse, 22. und 23. Vorlesung, GW, Bd.XI

Gaarder, J.: *Sofies Welt.* München/Wien 1993

Greenspan, S. I.: *The clinical Interview of the Child.* Washinton, London 1981

Kernberg, O. F.: *Schwere Persönlichkeitsstörungen.* Stuttgart 1988, Teil 1

Laufer, M./Laufer, M. E.: *Adoleszenz und Entwicklungskrise.* Stuttgart 1989

Limentani, A.: »Die Einschätzung der Analysierbarkeit. Ein Kardinalproblem bei der Indikationsstellung,« In: *Zwischen Anna Freud und Melanie Klein.* Stuttgart 1993, S. 66-89

Müller-Pozzi, H.: *Psychoanalytisches Denken.* Bern/Stuttgart/Toronto 1991

Nagera, H./Bolland, J.: »Das Entwicklungsprofil in seiner heutigen Form.« In: *Psyche – Z Psychoanal* 7, 1968, S. 534ff.

Salzberger-Wittenberg, I.: »Psychodiagnostik anhand von Übertragungs- und Gegenübertragungsprozessen. Eine Darstellung an Erstinterviews mit Jugendlichen.« In: Arbeitskreis DGPT-VAKJP, Heft 6/1994, S. 6-28

Sandler/Kennedy/Tyson: *Kinderanalyse.* Gespräche mit Anna Freud. Frankfurt 1982

Sandler mit A. Freud: *Die Analyse der Abwehr.* Stuttgart 1989

Sandler/Dare/Holder: *Die Grundbegriffe der psychoanalytischen Therapie.* Stuttgart 1973

The Hampstead Child-Therapy Clinic: *Leitfaden für das Diagnostische Profil.* Unveröffentliches Manuskript

Nachweis

Gerhard Scheffler (2003): Originalbeitrag

Barbara Rocholl (2002): Originalbetrag. Überarbeitete Fassung eines Vortrages

Manfred Kappeler (2003): Originalbeitrag

Elisabeth Müller-Brühn (1998): Erstveröffentlichung in: Jongbloed-Schurig/Wolff (Hrsg.): *„Denn wir können die Kinder nach unserem Sinne nicht formen." Beiträge zur Psychoanalyse des Kindes- und Jugendalters.* Frankfurt a. M.

Klaus Aichele/Christiane Lutz (1978): Erstveröffentlichung in: *Beiträge zur analytischen Kinder- und Jugendlichenpsychotherapie,* Heft 24, 1/1978, Waiblingen

Christa Behrendt-Hain (1979): Erstveröffentlichung in: *Beiträge zur analytischen Kinder- und Jugendlichenpsychotherapie,* Heft 29, 3/1979, Waiblingen. Mit einem aktuellen Nachtrag versehen.

Barbara Diepold/Rüdiger Haar (1982): Erstveröffentlichung in: *Kind und Umwelt,* Heft 37, 3/1982, Waiblingen. Mit einem aktuellen Nachtrag versehen.

Jörg Wiesse (1983): Erstveröffentlichung in: *Kind und Umwelt,*Heft 39, 1/1983, Waiblingen

Uta Einnolf (1989): Erstveröffentlichung in: *Kind und Umwelt,* Heft 64, 4/1989, Waiblingen. Mit einem aktuellen Nachtrag versehen.

Barbara Pfleiderer (1990): Erstveröffentlichung in: *Kind und Umwelt,* Heft 66, 2/1990, Waiblingen

Uta Einnolf (1991): Erstveröffentlichung in: *Kind und Umwelt,* Heft 71, 3/1991, Waiblingen. Mit einem aktuellen Nachtrag versehen.

Rose Ahlheim (1993): Erstveröffentlichung in: *Beiträge zur analytischen Kinder- und Jugendlichenpsychotherapie,* Heft 77, 1/1993, Waiblingen

Irmgard Kreft (1994): Erstveröffentlichung in: *Analytische Kinder- und Jugendlichen-Psychotherapie,* Heft 84, 4/1994, Frankfurt a. M. Mit einen aktuellen Nachtrag versehen.

Jochen Raue / Angelika Wolff (1995/2002): Erstveröffentlichung in: *Analytische Kinder- und Jugendlichen-Psychotherapie,* Heft 86, 2/1995, Frankfurt a. M. Überarbeitete Fassung des Jahres 2002.

Die Autorinnen und Autoren

Rose Ahlheim, Jahrgang 1943, Dipl. Päd. und Sonderschullehrerin, analytische Kinder- und Jugendlichen-Psychotherapeutin, arbeitet in freier Praxis in Marburg. Dozentin und Supervisorin am Institut für Analytische Kinder- und Jugendlichenpsychotherapie Hessen e. V., Frankfurt a. M. Veröffentlichungen in Fachzeitschriften und Büchern.

Klaus Aichele, Jahrgang 1940, analytischer Kinder- und Jugendlichen-Psychotherapeut, Dozent und Kontrollanalytiker am C. G. Jung Institut Stuttgart, Beratungslehrer an einem Berufsschulzentrum, zahlreiche Publikationen und Vorträge.

Christa Behrendt-Hain, Jahrgang 1944, Fachlehrerin an einer Sonderschule für schwererziehbare Mädchen, Ausbildung zur analytischen Kinder- und Jugendlichen-Psychotherapeutin am Institut für Psychotherapie in Berlin, Mitarbeiterin an der Erziehungsberatungsstelle des Bezirks Wedding/Mitte und niedergelassen in eigener Praxis. Schwerpunkte: Migrantenfamilien, sexueller Missbrauch, Therapien von Säuglingen und Kleinkindern, Essstörungen.

Barbara Diepold, Dr. phil., gest. 2000, analytische Kinder- und Jugendlichen-Psychotherapeutin, Dozentin und Kontrollanalytikerin am Institut für Psychoanalyse und Psychotherapie Göttingen. Veröffentlichungen u.a. über Borderline-Entwicklungsstörungen bei Kinder, den Spielraum zwischen Narzißmus und Triebdynamik.

Uta Einnolf, Jahrgang 1938, lebt in Hannover, Ausbildung als analytische Kinder- und Jugendlichenpsychotherapeutin in Berlin und als Paar- und Familienpsychotherapeutin in München. Dozentin und Supervisorin am Winnicot-Institut Hannover. Tätigkeit von 1977 bis 2000 am Winnicot-Institut. Seit 2000 in eigener Praxis als Paar- und Familientherapeutin, Mitglied der Psychotherapeutenkammer Niedersachsen. Redakteurin der Zeitschrift *Analytische Kinder- und Jugendlichen-Psychotherapie* (AKJP).

Rüdiger Haar, analytischer Kinder- und Jugendlichen-Psychotherapeut, Dozent, Kontrollanalytiker und stellvertretender Vorsitzender am Institut für Psychoanalyse und Psychotherapie Kassel. Veröffentlichungen u. a. über Gruppenpsychotherapie mit Kindern und Jugendlichen, therapeutische Beziehungsebenen in der analytischen Kinder- und Jugendlichen-Psychotherapie

Manfred Kappeler: Jahrgang 1940, Bäcker, Sozialarbeiter, staatlich geprüfter Psychagoge, Studium der Erziehungswissenschaft, Promotion und Habilitation. 25 Jahr Praxis der Sozialen Arbeit: Heimerziehung, Bewährungshilfe, Offene Jugendarbeit, Drogenarbeit, Fort- und Weiterbildung sozialpädagogischer Fachkräfte. Seit 1989 Professor für Erziehungswissenschaft/Sozialpädagogik an der Technischen Universität Berlin, Geschäftsführender Direktor des *Instituts für Sozialpädagogik*. Schwerpunkte in Forschung und Lehre: Außerschulische Jugendarbeit, Jugend und Drogen, Geschichte der Sozialen Arbeit, Soziale Arbeit und Menschenrechte. Zahlreiche Veröffentlichungen.

Irmgard Kreft, Diplom-Psychologin und Diplom-Soziologin, analytische Kinder- und Jugendlichen-Psychotherapeutin in freier Praxis. Supervisorin und Dozentin am Institut für Psychotherapie, Berlin, dort von 1998 bis 2002 Leiterin des Weiterbildungsausschusses für analytische Kinder- und Jugendlichen-Psychotherapie.

Christiane Lutz, in freier Praxis niedergelassene analytische Kinder- und Jugendlichen-Psychotherapeutin, Dozentin und Kontrollanalytikerin am C. G. Jung Institut Stuttgart und an der Stuttgarter Akademie für Tiefenpsychologie. Arbeitsschwerpunkte: Einzel- und Gruppentherapie bei Kindern und Jugendlichen, Paarberatung, Familientherapie. Vortragstätigkeit und Mitarbeit beim Rundfunk, zahlreiche Buch- und Zeitschriftenveröffentlichungen.

Elisabeth Müller-Brühn, analytische Kinder- und Jugendlichen-Psychotherapeutin (VAKJP) in eigener Praxis, Dozentin, Supervisorin, vormals leitende Mitarbeiterin am Institut für Analytische Kinder- und Jugendlichen-Psychotherapie in Hessen in Frankfurt a. M., Mitglied der Association for Child Psychoanalysis (ACP). Veröffentlichungen zur Kinder- und Jugendlichen-Psychotherapie und deren Geschichte; Herausgeberin von: Berger, Jan: *Freiheitsstrafe. Tagebuch eines jugendlichen Gefangenen.*

Jochen Raue, analytischer Kinder- und Jugendlichen-Psychotherapeut in eigener Praxis in Hofheim. Dozent und Kontrollanalytiker. Bis 2003 Redakteur der Zeitschrift *Analytische Kinder- und Jugendlichen-Psychotherapie (AKJP).* Aufsätze in Fachzeitschriften.

Barbara Rocholl, Jahrgang 1938. Ergotherapeutin und analytische Kinder- und Jugendlichen-Psychotherapeutin in freier Praxis und in einer Beratungsstelle tätig. Dozentin und Kontrolltherapeutin am Berliner Institut für Psychotherapie.

Scheffler, Gerhard, Dr. phil., Jahrgang 1939, analytischer Kinder- und Jugendlichen-Psychotherapeut in freier Praxis, Dozent und Supervisor am Institut für analytische Psychotherapie bei Kindern und Jugendlichen in Heidelberg, Gastdozent in Mainz und Bad Dürkheim. Veröffentlichungen und Vortragstätigkeit.

Jörg Wiesse, Prof. Dr. med., Arzt für Psychotherapeutische Medizin, Psychoanalyse. Chefarzt der Klinik für Kinder- und Jugendpsychiatrie/Psychotherapie in Nürnberg und Professor für Psychotherapie an der Universität Erlangen-Nürnberg.

Angelika Wolff, Jahrgang 1945. Lehrerin, analytische Kinder- und Jugendlichen-Psychotherapeutin in freier Praxis, von 1991 bis 2003 Leiterin des Instituts für analytische Kinder- und Jugendlichen Psychotherapie in Hessen e. V. Frankfurt, Dozentin und Supervisorin. Veröffentlichungen zu verschiedenen Themen aus dem Bereich der Kinder- und Jugendlichen-Psychoanalyse.